Collection « Études africaines »

dirigée par Denis Pryen et son équipe

Forte de plus de mille titres publiés à ce jour, la collection « Études africaines » fait peau neuve. Elle présentera toujours les essais généraux qui ont fait son succès, mais se déclinera désormais également par séries thématiques : droit, économie, politique, sociologie, etc.

Dernières parutions

Balla CISSÉ, *Le mirage de la IVe République du Mali. 22 juillet 2023-6 juillet 2024*, 2024.

Ernest-Marie MBONDA, *Pouvoir, droits et justice en Afrique, Essais de philosophie politique appliquée*, 2024.

Jean-Alexis MFOUTOU, *Stigmatisation et discriminations au Congo-Brazzaville. L'homme devient étranger à l'homme*, 2024.

Jean OTEMIKONGO MANDEFU YAHISULE (dir.), *Gouverner l'État en temps de crise, Survivre à la mort programmée de l'État congolais*, 2024.

Joachim E. GOMA-THETHET, *Les cols bleus de Pointe-Noire. La révolution congolaise au bout de la chanson (1965-1972)*, 2024.

Stéphane NGWANZA, Rodrigue TASSE (dir.), *La francophonie dans les relations internationales contemporaines. Un instrument de projection de l'Afrique dans un monde multipolaire*, 2024.

Sidiki KABA, *Modélisation de la mortalité des enfants de moins de 5 ans en guinée, Apport des modèles multiniveaux et des méthodes de décomposition*, 2024.

Konin AKA, *Le patrimoine musical traditionnel et son rôle dans la société ivoirienne. Tome 2*, 2024.

Konin AKA, *Les instruments et genres musicaux traditionnels en Côte d'Ivoire. Tome 1*, 2024.

Danièle DARLAN, *Protéger la constitution quoi qu'il en coûte. Une vision pour la Cour constitutionnelle de la République centrafricaine*, 2024.

Les technologies numériques

Nouvel allié
de la Couverture santé universelle (CSU)
au Cameroun

5-7, rue de l'École-Polytechnique ; 75005 Paris

http://www.editions-harmattan.fr/

ISBN : 978-2-336-49372-5
EAN : 9782336493725

Denis Ngae et Chevalier de Dieu Kutche Tamghe

Les technologies numériques

Nouvel allié de la Couverture santé universelle (CSU) au Cameroun

Préface de Louis Richard Njock

L'Harmattan

Du même auteur

Ngae, D. (2020). Appropriation des technologies de l'information et de la communication et performance hospitalière au Cameroun (Doctoral dissertation, Madison International Institute and Business School MIIBS).

Ngae, D., Tamghe, C. D. D. K., & Essomme, I. (2020). ICT appropriation, working conditions and hospital performance in the Cameroonian context. In Information and Knowledge Management (Vol. 10, No. 3, pp. 48-61).

Ngae, D., Tamghe, C. D. D. K., & Essomme, I. (2020, April). The effects of ICT ownership on hospital performance in the Cameroonian context. In Information and Knowledge Management (Vol. 10, No. 3).

Ngae, D. (2021). Le numérique comme instrument d'appui à la lutte contre la COVID-19. Dans P. Batibonak, et S. Batibonak (dir.), Revue Africaniste Inter-Disciplinaire – RAID : Perceptions socio-écolo-économiques des acteurs en quête de bien-être (3e éd., p. 279-311). Monange.

Ngae, D, & Essomme, I. (2021). Adoption des innovations technologiques dans les hôpitaux publics en Afrique subsaharienne: une expérimentation au Cameroun. In 32ème Congrès de l'AGRH.2021 Paris 13-15 octobre.

Ngae, D. (2022). *La pratique du numérique en milieu hospitalier camerounais: un levier de performance du système de santé.* L'Harmattan.

Le numérique a le pouvoir de transformer la santé en la rendant plus accessible, plus efficace et plus équitable.

Docteur MANAOUDA Malachie

Ministre de la Santé Publique

REMERCIEMENTS

Nous tenons à exprimer notre profonde gratitude envers toutes les personnes qui ont contribué à la réalisation de ce projet. Votre soutien inestimable a été essentiel tout au long de ce projet, et nous tenons à vous exprimer nos sincères remerciements.

Tout d'abord, nous souhaitons adresser nos remerciements les plus sincères à Dieu Tout Puissant. Nous sommes profondément reconnaissants pour ses énormes et innombrables bénédictions, ainsi que pour la force et la persévérance qu'Il nous a accordées pour mener ce projet à terme. Sans Sa guidance et Son soutien constant, cette réalisation n'aurait pas été possible.

Nous tenons à exprimer notre reconnaissance au **Professeur Louis Richard NJOCK**, **Secrétaire Général du Ministère de la Santé publique**, qui a honoré notre ouvrage en y apposant sa préface. Votre engagement envers notre travail et votre soutien précieux sont une source d'inspiration pour nous, et nous vous en sommes profondément reconnaissants.

À nos parents de regrettée mémoire, nous voulons rendre hommage. Vous avez sacrifié votre bonheur et votre confort pour nous assurer une vie décente. Vos valeurs, votre dévouement et votre amour continuent de nous guider dans nos actions. Votre héritage est une source d'inspiration constante.

Nous souhaitons exprimer notre gratitude à nos enfants aimants. Vous avez supporté un tribut lourd pour que nous puissions réaliser ce rêve, et nous vous en sommes éternellement reconnaissants. Votre soutien indéfectible et votre amour inconditionnel ont été une force motrice tout au long de ce voyage.

Nous tenons également à remercier sincèrement les responsables du Ministère de la Santé Publique que nous avons rencontrés. Votre aide précieuse et votre soutien tout au long de la conduite du travail de terrain ont grandement facilité notre mission. Votre engagement envers l'amélioration de la Couverture Santé Universelle au Cameroun est une source d'inspiration pour nous.

Enfin, à tous ceux qui ont apporté leur soutien, leur expertise et leur encouragement tout au long de ce projet, nous vous adressons nos plus sincères remerciements. Vos contributions ont été essentielles à la réussite de ce livre. Votre engagement envers notre vision commune de la santé universelle est une source d'inspiration et nous vous en sommes profondément reconnaissants.

PRÉFACE

Les technologies numériques sont aujourd'hui au cœur de la transformation de nos sociétés et de nos économies. Elles offrent des opportunités sans précédent pour améliorer la qualité de vie, l'accès à l'éducation, la participation citoyenne, la protection de l'environnement et le développement durable. Elles sont également un levier essentiel pour renforcer les systèmes de santé et garantir le droit à la santé pour tous.

L'accès aux soins de santé est un droit fondamental pour tous. Pourtant, au Cameroun, comme dans de nombreux pays d'Afrique subsaharienne, la couverture sanitaire universelle reste un défi majeur. Le programme de couverture santé universelle (CSU) mis en place par le gouvernement camerounais vise à assurer à l'ensemble de la population l'accès aux soins et services de santé essentiels de qualité, sans difficultés financières. La CSU est un projet de développement participatif, qui implique tous les acteurs du secteur de la santé, mais aussi les partenaires techniques et financiers, les collectivités territoriales, le secteur privé, la société civile et les communautés.

La mise en œuvre effective du programme de CSU au Cameroun se heurte à de nombreux obstacles. Dans cet ouvrage, **Denis NGAE et Chevalier de Dieu KUTCHE TAMGHE** explorent le potentiel des technologies numériques pour contribuer à la réussite du programme de CSU au Cameroun. Les auteurs analysent les différentes applications des technologies numériques dans le domaine de la santé, telles que la télémédecine, les dossiers médicaux électroniques, et les systèmes d'information sanitaire. Ils montrent comment ces technologies peuvent aider à améliorer l'efficacité et l'efficience du système de santé, à réduire les coûts, et à améliorer l'accès aux soins pour les populations rurales et marginalisées.

L'ouvrage s'appuie sur des exemples concrets d'initiatives utilisant les technologies numériques pour améliorer la santé au Cameroun. Il se propose d'analyser les enjeux, les opportunités et les défis liés à l'utilisation des technologies numériques dans le cadre de la mise en œuvre de la CSU au Cameroun. Il présente les principes, les objectifs, les modalités et les résultats du programme de CSU, ainsi que les innovations technologiques qui le soutiennent, telles que le système d'enrôlement et de délivrance des cartes CSU, le système d'information sanitaire, le système de paiement électronique, le système de télémédecine, etc. Il met également en lumière les bonnes pratiques, les leçons apprises, les perspectives et les recommandations pour renforcer l'efficacité, l'efficience, l'équité et la qualité du système de CSU, grâce aux technologies numériques.

Ce livre est une contribution importante au débat sur la CSU au Cameroun. Il offre une perspective novatrice et pragmatique sur le rôle que peuvent jouer les technologies numériques pour améliorer l'accès aux soins de santé pour tous. Il sera d'un grand intérêt pour les décideurs politiques, les professionnels de la santé, les chercheurs, et tous ceux qui se soucient de l'avenir de la santé au Cameroun.

Docteur Denis NGAE est un expert en santé numérique et en technologies numériques. Il a une expérience de plus de 29 ans dans le domaine des technologies de l'information et de la communication (TIC), et a travaillé avec de nombreuses organisations internationales, dont l'Union Internationale des Télécommunications (UIT), l'OMS et la Banque mondiale. Il est passionné par l'utilisation des technologies numériques pour améliorer la santé des populations dans les pays en développement.

Chevalier de Dieu KUTCHE TAMGHE est Docteur en Sciences Appliquées du Développement, Expert en Gestion des Ressources Humaines et Management de la performance au travail. Il cumule une longue expérience de manager dans des entreprises nationales et multinationales. Passionné par l'enseignement et la recherche, il est auteur d'une dizaine d'articles scientifiques couvrant plusieurs champs disciplinaires dans des sciences humaines et sociales.

Ce livre s'adresse à tous les acteurs et les parties prenantes impliqués dans le domaine de la santé au Cameroun, ainsi qu'à tous les lecteurs intéressés par les questions de développement, de santé publique et de technologies numériques. Il se veut un outil de sensibilisation, de plaidoyer, de partage d'expériences et de capitalisation des connaissances. Il vise également à contribuer au débat public et à nourrir la réflexion sur les politiques et les stratégies à adopter pour faire de la CSU une réalité au Cameroun, dans le respect des principes des Objectifs de développement durable.

Nous espérons que cet ouvrage vous apportera des informations utiles, des éclairages pertinents et des pistes de réflexion pour accompagner le processus de la CSU au Cameroun, et que vous le lirez avec intérêt et plaisir.

Professeur Louis Richard NJOCK
Secrétaire Général du Ministère de la Santé publique du Cameroun

TABLE DES MATIERES

SIGLES ET ABREVIATIONS

5G : Cinquième génération de réseaux de téléphonie mobile, succédant aux générations précédentes comme la 2G, 3G et 4G.
3D : Trois dimensions
ADN : Acide Désoxyribonucléique, est la molécule qui contient l'information génétique de tous les organismes vivants, des plus simples aux plus complexes.
AES : Advanced Encryption Standard
ANOR : Agence des Normes et de la Qualité
API : Application Programming Interface (Interface de programmation d'applications)
BCG : Bacille de Calmette-Guérin est le vaccin contre la tuberculose
BEI : Banque européenne d'investissement
CAN : Coupe d'Afrique des Nations
CHU : Centre Hospitalier Universitaire
CNS : Comptes nationaux de la santé
COVID-19 : Novel coronavirus infectious disease 2019
CRVS : Civil registration and vital statistics (Système d'enregistrement des faits et de statistiques d'état civil)
CSU : Couverture Santé Universelle
Detectron2 : Système open-source pour la détection d'objets et la segmentation sémantique
DfM : ONG Médecins pour Madagascar
DHIS2 : District Health Information Software 2 (Systèmes d'information sanitaire de district 2)
DICOM : Digital imaging and communications in medicine
DIIG : Guide d'investissement pour la mise en œuvre numérique
DME : Dossiers médicaux électroniques
DSE : Dossiers de santé électroniques
EHRCom : Electronic Health Record Communication
FBP : Financement Basé sur la Performance
FHIR : Fast Healthcare Interoperability Resources
GAVI : Alliance mondiale pour les vaccins et la vaccination
GRADE : Grading of Recommendations Assessment, Development, and Evaluation

HIPAA : Health Insurance Portability and Accountability Act
HL7 : Health Level Seven (sept niveaux de santé).
IA : Intelligence Artificielle
IAoT : Intelligence Artificielle des Objets connectés
IdO : Internet des objets
IdOM : l'Internet des objets médicaux
IHE : Integrating the Healthcare Enterprise (Intégrer l'informatique de santé)
iHRIS : Integrated Human Resources Information System
IoMT : Internet des objets médicaux (Internet of Medical Things)
IoT : Internet of Things
IRM : Imagerie par résonance magnétique
MINSANTE : Ministère de la Santé Publique du Cameroun
MOOC : Massive Open Online Course
ODD : Objectifs de Développement Durable
OIT : Organisation Internationale du Travail
OMS : Organisation Mondiale de la Santé
ONG : Organisation Non Gouvernementale
OpenEHR : Une spécification standard ouverte en informatique de la santé qui décrit la
gestion, le stockage, la récupération et l'échange de données de santé dans des DSE.
OpenELIS : Open Electronic Laboratory Information System
OpenHIE : Open Health Information Exchange
OpenHIM : Open Health Information Mediator
OpenLIMS : Open Laboratory Information Management System
OpenMRS : Open Medical Record System
OpenSRP : Open Smart Register Platform
PACS : Système d'archivage et de communication d'images médicales
PAGIRN : Programme d'Appui à la Gouvernance des Infrastructures Régionales et Nationales
PCR : Polymerase Chain Reaction (Réaction de polymérase en chaine)
PERACE : Projet d'Électrification Rurale et d'Accès à l'Électricité
PIB : Produit Intérieur Brut
PNB : Produit national Brut
PNDS : Plan National de Développement Sanitaire
PVVIH : Personnes vivant avec le VIH et le sida

RA : Réalité Augmentée
RGPD : Règlement général sur la protection des données
RIS : Système d'information en radiologie
ROI : Retour sur investissement
SIAMED :Système de Gestion du Processus d'Approbation des Médicaments
SIDA : Syndrome d'immunodéficience acquise
SIG : Systèmes d'information géographique
SIL : Système d'information de laboratoire
SMS : Short Message Service (service de messagerie court)
SND30 : Stratégie Nationale de Développement-Cameroun 2030
SNOMED CT : Systematized Nomenclature of Medicine – Clinical Terms
TB-Palu : Tuberculose et Paludisme
TIC : Technologies de l'information et de la communication
UIT : Union internationale des télécommunications
UNICEF : Fonds des Nations Unies pour l'enfance
USD : Dollar des États-Unis
VIH : Virus de l'immunodéficience humaine

LISTE DES TABLEAUX

Chapitre 1 : Avancée vers la Couverture Sanitaire Universelle : Le Cameroun a-t-il choisi la bonne approche ?

Introduction

Dans le contexte actuel de la santé mondiale, la question de la couverture sanitaire universelle (CSU) revêt une importance capitale. Au cœur de cette dynamique, l'expérience du Cameroun offre un terrain d'analyse riche en enseignements et perspectives. Le chapitre plonge au cœur des enjeux, des défis et des opportunités inhérentes à la progression vers la CSU dans ce pays d'Afrique centrale. En examinant de près les piliers fondamentaux de la CSU, tels que l'accessibilité financière, la disponibilité des services de santé, la qualité des soins et la protection sociale, ce chapitre vise à offrir une perspective éclairée sur la trajectoire du Cameroun vers la réalisation de la CSU. En outre, il s'agit d'explorer les implications politiques, économiques et sociales de cette démarche, ainsi que d'identifier les leçons clés tirées de cette expérience pour d'autres contextes nationaux et internationaux.

En abordant ces thématiques de manière approfondie, ce chapitre aspire à contribuer de manière significative au dialogue global sur la CSU, tout en offrant des pistes de réflexion stratégique pour les décideurs, les praticiens de la santé, les chercheurs et les acteurs engagés dans la promotion de systèmes de santé inclusifs et équitables à travers le monde. Ce faisant, il met en lumière l'importance cruciale de la collaboration internationale et de l'adaptation des politiques de santé pour répondre aux besoins évolutifs des populations dans un environnement mondialisé en mutation constante, soulignant ainsi la nécessité d'une approche holistique et collaborative pour relever les défis complexes de la santé à l'échelle mondiale.

Ce chapitre, en soulignant la pertinence des initiatives locales et internationales, invite à une réflexion approfondie sur la construction de systèmes de santé résilients et adaptatifs, capables de répondre aux besoins diversifiés des communautés dans un contexte de mondialisation croissante. Il met en avant l'importance d'une approche intégrée et participative dans la formulation et la mise en œuvre des politiques de santé, favorisant ainsi une meilleure prise en charge des enjeux de santé publique à l'échelle locale et globale. Cette approche souligne également l'impératif de tenir compte des dimensions culturelles et sociales dans la conception de stratégies de santé efficaces, afin de garantir une réponse adaptée et inclusive aux besoins variés des populations.

1.1. Les principes et les objectifs de la couverture santé universelle

La CSU est une révolution dans le domaine des soins de santé. C'est un concept révolutionnaire qui vise à garantir un accès égal aux soins de santé de qualité pour tous, indépendamment des revenus ou du statut social. La mise en œuvre de cette approche nécessite une planification stratégique et la création de systèmes de soins de santé accessibles et abordables. La CSU est une idée essentielle qui peut transformer le secteur des soins de santé pour le meilleur, en garantissant un accès égal aux services de santé pour tous. Nous aborderons dans cette section la définition du concept de CSU ainsi que ses implications pratiques.

1.1.1. Qu'est-ce que la couverture santé universelle ?

La couverture santé universelle (CSU) est une approche de la politique de santé qui est comme une lueur d'espoir, garantissant que chaque personne a accès à des services de santé essentiels de premier ordre sans avoir à se soucier des charges financières. Elle change véritablement la donne dans le monde de la santé ! Selon l'Organisation mondiale de la santé (OMS), la CSU consiste à faire en sorte que chacun, quel que soit son milieu ou son niveau de revenu, puisse bénéficier d'un large éventail de services de santé (OMS, 2013). De la prévention au traitement, en passant par la réadaptation et la promotion de la santé, la CSU vise à fournir des soins complets répondant aux besoins de chaque individu. Et le plus important, c'est que ces services sont non seulement accessibles, mais aussi accessibles à tous. Ces services sont non seulement accessibles, mais aussi de grande qualité, ce qui permet à chacun de recevoir les meilleurs soins possibles.

Imaginez un monde où personne n'aurait à choisir entre se faire soigner et payer ses factures. C'est le pouvoir de la CSU ! Elle fait tomber les barrières financières qui empêchent souvent les gens de recevoir les soins de santé dont ils ont besoin. Elle permet aux individus et aux communautés de donner la priorité à leur santé sans se soucier du coût. Elle élimine les disparités dans l'accès aux soins de santé et nous rapproche de la réalisation de l'équité en matière de santé pour tous. La CSU n'est pas seulement une politique, c'est un mouvement. Elle témoigne de notre engagement collectif à faire respecter le droit de chacun à la santé. Elle promeut l'inclusion, la justice sociale et les droits de l'homme.

La CSU est aussi un concept novateur qui vise à révolutionner l'accès aux soins de santé pour tous les individus. L'OMS a défini trois éléments clés de la CSU qui sont essentiels pour atteindre cet objectif. Le premier élément est l'accès aux services de santé essentiels. Cela signifie que chaque personne devrait avoir le droit de recevoir l'ensemble des services de santé nécessaires, indépendamment de ses antécédents ou de sa situation financière. De la prévention des maladies à la réadaptation et aux soins palliatifs, personne ne devrait se voir refuser les soins dont il a besoin pour vivre en bonne santé. Cela inclut également l'accès aux médicaments et vaccins essentiels, afin que personne ne soit laissé pour compte lorsqu'il s'agit de traitements vitaux. Le deuxième élément de la CSU est la protection financière. Il ne suffit pas d'avoir accès aux services de santé, il faut aussi pouvoir se les offrir sans être confronté à des difficultés financières. Cela signifie que les systèmes de santé doivent être conçus de manière à protéger les individus contre les dépenses de santé catastrophiques. Personne ne devrait avoir à choisir entre sa santé et sa stabilité financière. En mettant en œuvre des mécanismes efficaces de financement de la santé, tels que des régimes d'assurance ou des subventions publiques, il est possible de faire en sorte que chacun ait les moyens de rechercher et de recevoir les soins dont il a besoin.

Le troisième est la qualité ! Il s'agit d'un concept qui vise à garantir l'accès de tous à des services de santé de qualité, indépendamment de leur capacité à payer. Le concept de CSU promet donc un avenir où personne ne sera laissé pour compte lorsqu'il s'agira d'accéder aux services de santé essentiels. Imaginons encore ce pays où la prévention, le traitement et la rééducation des maladies sont accessibles à tous, quel que soit leur statut socio-économique. Imaginons aussi une société où les individus peuvent se faire soigner sans craindre d'être ruinés. Telle est la vision de la CSU ! En travaillant sur ces trois éléments clés - l'accès aux services de santé essentiels, la protection financière et des soins de santé de qualité pour tous - nous pouvons véritablement transformer la manière dont les soins de santé sont dispensés et garantir un avenir plus sain pour tous.

1.1.2. Quels sont les principes et les objectifs de la couverture santé universelle selon l'OMS ?

Dans leur ensemble, les trois composantes de la CSU que sont l'accès aux services de santé essentiels, la protection financière et des soins de santé de qualité, se rejoignent pour souligner l'importance de l'accès universel aux soins de santé et de la prévention des difficultés financières ou de l'exclusion. Il est très encourageant de voir que l'OMS reconnaît et défend ces principes dans sa définition de la CSU (OMS, 2023). L'équité est un principe fondamental de la CSU, qui garantit à chaque individu et à chaque communauté un accès égal aux services de santé dont ils ont besoin. Il est encourageant de savoir que, quels que soient sa capacité à payer, son lieu de résidence, son âge, son sexe, son appartenance ethnique ou son statut social, chacun mérite et doit recevoir les soins de santé dont il a besoin. Ce principe favorise l'équité et la justice au sein du système de soins de santé, en veillant à ce que personne ne soit laissé pour compte.

Le principe des droits est essentiel pour garantir que personne ne se voit refuser l'accès aux soins de santé. Toute personne a le droit de recevoir des soins de santé de qualité sans avoir à faire face à des difficultés financières ou à être exclue pour quelque raison que ce soit. Ce principe reconnaît et promeut la dignité et la valeur inhérentes à chaque individu, soulignant que les soins de santé devraient être un droit humain fondamental.

La solidarité est au cœur de la CSU. Elle met l'accent sur l'idée que nous sommes tous concernés et que les risques et les ressources associés aux soins de santé doivent être partagés au sein de la société. Ce faisant, nous pouvons réduire les inégalités et éliminer les obstacles financiers qui empêchent les individus d'accéder aux soins dont ils ont besoin. Ce sens de l'unité et de la responsabilité collective est une véritable source du « vivre-ensemble », car il souligne l'importance de veiller les uns sur les autres et de créer un système de soins de santé juste et équitable pour tous. Mais la solidarité n'est qu'une pièce du puzzle. La participation est tout aussi essentielle à la réalisation de la CSU. Elle consiste à impliquer activement les individus et les communautés dans les processus de prise de décision liés aux politiques et aux programmes de santé. Cela signifie que les gens ont leur mot à dire dans la conception, la mise en œuvre et le suivi de ces initiatives. Cela signifie également qu'ils ont le pouvoir de demander aux autorités et aux prestataires de soins de santé de rendre compte de leurs actions. Ce niveau de participation responsabilise les individus, leur donne une voix et garantit que leurs besoins sont satisfaits d'une manière qui correspond à leurs valeurs et à leurs priorités.

L'OMS reconnaît que ces principes sont fondamentaux pour la réalisation de la CSU. Elle comprend que l'accès aux soins de santé ne consiste pas seulement à fournir des services médicaux, mais aussi à créer un système fondé sur la solidarité, où les risques sont partagés, les ressources mises en commun et où tout le monde a un siège à la table. Cette vision des soins de santé est porteuse d'espoir pour des millions de personnes dans le monde, promettant un avenir où personne ne sera laissé pour compte et où l'équité en matière de santé deviendra une réalité pour tous.

Un autre aspect essentiel de la mission de la CSU est de protéger les individus et les familles de l'impact dévastateur des dépenses de santé catastrophiques. Il n'est que trop fréquent que des personnes se retrouvent en situation de ruine financière en raison de factures médicales inattendues. Mais grâce à l'accent mis par la CSU sur la fourniture d'une couverture d'assurance maladie adéquate, ces soucis peuvent devenir une chose du passé. En veillant à ce que chacun ait accès à des régimes d'assurance complets, la CSU évite aux individus et aux familles de sombrer dans la pauvreté en raison des dépenses de santé.

La recommandation de l'OMS aux nations d'élaborer des politiques et des stratégies nationales pour atteindre les objectifs de la CSU change la donne. Elle montre qu'il existe une volonté mondiale de faire des soins de santé un droit fondamental pour tous. En mettant en œuvre ces politiques et stratégies, les pays peuvent créer un système de santé non seulement équitable et inclusif, mais aussi capable de répondre aux besoins de santé de l'ensemble de leur population.

1.1.3. Que signifie l'accès universel aux services de santé?

L'accès généralisé aux services de santé essentiels transforme la situation pour l'ensemble du monde. Imaginez un monde où chacun, quelle que soit son origine ou sa situation, a le droit de recevoir les soins dont il a besoin. C'est un concept exaltant qui fait naître l'espoir et l'enthousiasme dans nos cœurs. Cela signifie que les mesures préventives, les traitements curatifs, l'aide à la réadaptation et même les soins palliatifs sont accessibles à tous les individus. Cela va au-delà de la santé physique, englobant les services de santé sexuelle et reproductive, les soins de santé mentale, les services d'urgence et d'autres interventions vitales en matière de santé publique.

La notion d'accès universel est révolutionnaire car elle abolit les obstacles qui ont longtemps empêché les individus de bénéficier des soins nécessaires. Qu'elles soient dues à des limitations géographiques, à des disparités socio-économiques ou à des préjugés sociétaux, ces barrières doivent être réduites ou éliminées. Personne ne devrait se voir refuser des services de santé essentiels simplement en raison de son lieu de résidence ou de son identité.

En garantissant l'accès universel, nous faisons un grand pas vers la création d'une société juste et équitable. Nous affirmons que le bien-être de chacun est important, indépendamment de son statut socio-économique, de son sexe, de son âge ou de toute autre caractéristique. C'est une notion valorisante qui suscite l'enthousiasme en nous parce qu'elle promet un avenir meilleur pour tous.

Imaginez l'impact que cela aura sur les communautés du monde entier. Les gens n'auront plus à souffrir en silence ou à endurer des douleurs et des souffrances inutiles. Ils auront la possibilité de mener une vie plus saine et de poursuivre leurs rêves sans avoir à supporter le fardeau de soins de santé inadéquats. L'accès universel n'est pas seulement un objectif noble ; c'est une réalité réalisable. Il exige dévouement, collaboration et volonté de faire tomber les barrières. Mais les récompenses sont incommensurables. Nous pouvons créer un monde où chacun a la possibilité de s'épanouir et de prospérer, où personne n'est laissé pour compte. Il y a de quoi être enthousiaste.

Plusieurs mesures toutes efficaces peuvent être prises pour garantir l'accès universel aux services de santé. Ces mesures sont non seulement innovantes, mais elles ont aussi le pouvoir de transformer la vie de millions d'individus dans le monde. Tout d'abord, la mise en place de services de soins de santé primaires accessibles, abordables et de qualité est cruciale. Cela signifie qu'il faut disposer de centres de santé communautaires bien situés et dotés de professionnels de la santé hautement qualifiés. Avec un tel système en place, personne n'aurait à s'inquiéter de ne pas pouvoir recevoir les soins médicaux dont il a besoin.

Outre des services de soins de santé primaires accessibles, des mécanismes de financement équitables sont essentiels pour répartir les coûts dans un esprit de solidarité et éviter les difficultés financières excessives. L'un de ces mécanismes est l'assurance maladie universelle ou d'autres systèmes de prépaiement. En mettant en œuvre ces systèmes, les individus peuvent contribuer à un fonds commun qui sera utilisé pour fournir des services de santé à tous. Cela permet de s'assurer que personne n'est laissé pour compte ou accablé par des frais médicaux exorbitants. L'élaboration de politiques et de programmes visant à réduire les inégalités est une étape cruciale dans la réalisation de l'accès universel aux services de santé. Il est essentiel de s'attaquer aux déterminants sociaux de la santé et d'œuvrer à la création d'une société plus équitable. En s'attaquant à des questions telles que la pauvreté, l'éducation et l'exclusion sociale, nous pouvons créer un environnement où chacun a les mêmes chances d'être en bonne santé.

L'un des aspects clés de ces initiatives est l'accent mis sur la compréhension des défis uniques auxquels sont confrontés les groupes marginalisés et vulnérables lorsqu'il s'agit d'accéder aux soins de santé. Ces personnes sont souvent confrontées à des obstacles supplémentaires, tels que la discrimination, la stigmatisation et des ressources limitées, qui peuvent les empêcher de recevoir les soins dont elles ont besoin. En accordant une attention particulière à leurs besoins, nous faisons un pas important vers la création d'un système de santé plus équitable.

Un autre aspect passionnant de ces efforts est l'engagement à améliorer l'accessibilité physique des services de santé. Il est essentiel que les individus aient un accès facile et pratique aux installations de soins de santé, quelle que soit leur situation géographique. Il s'agit notamment de développer des infrastructures adéquates dans les zones mal desservies, de réduire les distances géographiques entre les communautés et les centres de soins, et de fournir des moyens de transport appropriés. Ces mesures permettront de s'assurer que personne n'est laissé pour compte lorsqu'il s'agit d'accéder aux services de santé essentiels. En outre, la promotion de la sensibilisation et de l'éducation à la santé est une composante essentielle de ces initiatives. En donnant aux individus des connaissances sur leur santé, nous leur permettons de prendre des décisions éclairées et de contrôler leur bien-être. Il s'agit notamment d'informer les gens sur les mesures préventives et les choix de mode de vie qui peuvent avoir un impact positif sur leur état de santé. En étant mieux informés, les individus peuvent participer activement à leur propre parcours de santé et s'efforcer d'atteindre un état de santé optimal.

1.1.4. En quoi consiste la protection financière ?

La protection financière est une composante absolument essentielle de la CSU, et il serait superflu d'insister sur le fait qu'elle est vitale pour garantir que les individus et les ménages ne soient pas accablés par des difficultés financières écrasantes dues aux dépenses de santé. Selon l'OMS (2023), la protection financière consiste à mettre les individus et les familles à l'abri des conséquences financières négatives résultant d'une maladie, d'une blessure ou d'une maternité. N'est-ce pas incroyable ? L'objectif est de faire en sorte que chacun ait accès aux services de santé sans avoir à supporter le lourd fardeau d'obligations financières excessives ou à subir des difficultés économiques. C'est un objectif vraiment noble qui mérite toute notre attention et nos efforts.

Imaginez un monde où personne ne serait obligé de craindre la faillite en raison d'une urgence médicale ou de sacrifier ses besoins essentiels pour avoir accès aux soins de santé nécessaires. C'est le type de société que la protection financière cherche à instaurer. Elle représente une sécurité, garantissant que les personnes et les familles puissent accéder aux soins dont elles ont besoin sans hésitation ni crainte des conséquences financières dévastatrices. Elle permet aux individus de mettre leur santé et leur bien-être en priorité sans compromettre leur stabilité économique.

La mise en place de mécanismes efficaces de protection financière n'est pas seulement une décision responsable, mais aussi un acte empreint de compassion. Cela témoigne de notre engagement envers le bien-être de nos semblables, quel que soit leur statut socio-économique. En mettant en œuvre des politiques et des systèmes qui atténuent les difficultés financières liées aux dépenses de santé, nous faisons un pas important vers la réalisation de la couverture santé universelle et la création d'une société plus équitable.

Nous devons reconnaître l'importance de la protection financière dans le contexte de la couverture sanitaire universelle. Il ne s'agit pas seulement de fournir un accès aux services de santé ; il s'agit de veiller à ce que les gens puissent y accéder sans avoir à supporter un fardeau financier écrasant. Unissons-nous autour de cet aspect crucial de la couverture sanitaire universelle et travaillons ensemble pour un avenir où personne ne devra choisir entre sa santé et sa stabilité financière.

1.1.5. Quelle est l'importance de la qualité des services de santé ?

Le rôle de la qualité des services de santé est central dans la réalisation de la CSU. Selon l'OMS (2019), garantir des services de santé de la plus haute qualité signifie qu'ils sont en parfaite adéquation avec les besoins des patients, compte tenu des ressources disponibles. Cela signifie que les patients peuvent être sûrs que leurs besoins en matière de soins de santé seront satisfaits de manière sûre et efficace. La fourniture de services de santé de qualité ne se limite pas à la satisfaction des besoins fondamentaux des patients ; elle va plus loin. Elle implique une approche holistique qui se concentre sur les besoins et les attentes individuels des patients, ainsi que sur les besoins de populations entières. En fournissant des services de santé fondés sur des preuves scientifiques et conformes à l'éthique, nous pouvons garantir que les patients reçoivent les meilleurs soins possibles.

En outre, l'efficacité, l'équité et la sécurité des services de santé sont également des facteurs cruciaux pour obtenir des soins de santé de qualité. L'efficacité garantit que les ressources sont utilisées efficacement, maximisant ainsi les bénéfices pour les patients. L'équité garantit que les services de santé sont accessibles à tous les individus, indépendamment de leur statut socio-économique ou de leur situation géographique. La sécurité est primordiale pour garantir que les patients ne subissent aucun préjudice au cours de leur parcours de soins.

Lorsque nous pensons à tous ces éléments réunis pour créer un système de services de soins de santé de haute qualité, c'est vraiment passionnant. L'idée que des individus et des populations puissent recevoir des soins qui non seulement répondent à leurs besoins, mais dépassent leurs attentes, mérite d'être célébrée. Elle nous donne l'espoir d'un avenir où chacun pourra accéder aux soins de santé qu'il mérite et où personne ne sera laissé pour compte.

1.1.6. Quelle est la nécessité d'assurer le financement de la CSU ?

Le financement de la CSU est une tâche complexe et difficile, mais l'impact potentiel qu'elle peut avoir sur la vie des gens est immense. Le fait qu'elle nécessite un financement provenant de diverses sources ajoute une couche de complexité supplémentaire, mais ouvre également la voie à des solutions créatives. Chaque pays et chaque système de santé peut avoir ses propres défis et approches, ce qui rend le sujet encore plus intéressant. Lorsqu'il s'agit de financer la CSU, plusieurs sources de financement communes viennent à l'esprit. Le financement public, par exemple, est une méthode éprouvée dans laquelle le gouvernement alloue des fonds provenant des impôts et des cotisations de sécurité sociale. Cette approche garantit que chacun contribue au système de santé et que celui-ci est accessible à tous. Il est étonnant de penser à la manière dont ces fonds peuvent être utilisés pour fournir des services de santé essentiels à ceux qui en ont le plus besoin.

L'assurance maladie obligatoire est une autre source de financement qui peut être utilisée pour financer la CSU. En obligeant les individus à souscrire une assurance maladie, la charge des coûts des soins de santé peut être répartie sur la population. Cela permet non seulement de garantir l'accès de tous aux soins de santé, mais aussi de réduire la pression financière qui pèse sur les individus en cas de maladie ou d'accident. La mise en œuvre de cette approche peut effectivement cultiver un sentiment d'unité et de responsabilité collective au sein d'une société, ce qui est vraiment captivant. La CSU dépend énormément des contributions des travailleurs indépendants, qui sont une source de financement essentielle. Malheureusement, ce groupe rencontre souvent des obstacles pour accéder aux soins de santé. Cependant, en intégrant leurs cotisations dans le système, nous pouvons répondre de manière efficace à leurs besoins en matière de santé.

Le financement mixte, qui combine plusieurs sources de financement, et le financement international sont d'autres possibilités qui peuvent être explorées. La diversité des options disponibles fait du financement de la santé universelle un domaine passionnant et dynamique.

1.1.7. La mise en œuvre de la couverture santé universelle

La mise en œuvre de la CSU est une entreprise importante qui consiste à transformer le système de santé d'un pays pour que chaque citoyen ait accès à des soins de santé de qualité. Ce n'est pas une mince affaire, car chaque pays a ses propres défis et ses propres ressources. Toutefois, la particularité de la CSU réside dans le fait qu'elle peut être adaptée aux besoins et aux priorités spécifiques de chaque pays. Il est vraiment fascinant d'observer les diverses approches adoptées par les différents pays pour la mise en œuvre de la CSU, dans lesquelles ils prennent soigneusement en compte leurs systèmes de santé préexistants et les ressources dont ils disposent. L'une des étapes les plus cruciales de la mise en œuvre de la CSU est l'élaboration d'une stratégie et d'une politique nationale. Cela implique un processus de planification approfondi au cours duquel les objectifs et les indicateurs de performance sont définis, et une feuille de route est créée. Il est essentiel de souligner l'engagement et la collaboration des décideurs politiques, des experts en santé et des autres parties prenantes lorsqu'ils se réunissent pour concevoir un plan global pour la CSU. Ce plan sert de guide pour assurer l'efficacité du processus de mise en œuvre.

Une autre étape cruciale consiste à identifier les populations cibles qui seront couvertes par la CSU. Cela nécessite une compréhension approfondie des besoins et des priorités de la population en matière de santé, ainsi que la prise en compte des groupes vulnérables qui pourraient nécessiter une attention particulière. Il est encourageant de constater que certains pays accordent la priorité à l'équité et à l'inclusion dans leurs plans de CSU, veillant ainsi à ce que même les communautés les plus marginalisées aient accès aux services de santé.

La participation active des communautés est la clé du succès de la mise en œuvre de la CSU. Il est absolument essentiel d'impliquer les populations locales à chaque étape du processus, de la planification à la mise en œuvre et au suivi. Cela permet non seulement de s'assurer que les programmes sont adaptés aux besoins spécifiques de la communauté, mais aussi de donner aux membres de la communauté les moyens de prendre en charge leur propre santé. Il est vraiment important de voir le pouvoir de la participation communautaire en action. Une méthode pour encourager la participation de la communauté consiste à créer des comités de santé communautaire. Ces comités sont formés de résidents locaux passionnés par l'amélioration de la santé et du bien-être de leur communauté. Ils jouent un rôle essentiel dans les processus de prise de décision en apportant des idées et des points de vue précieux qui pourraient autrement être négligés. De plus, des groupes de défense des patients peuvent également être formés pour protéger les droits et les besoins des patients au sein des programmes de CSU. Ces groupes peuvent agir comme une voix pour la communauté, en veillant à ce que leurs préoccupations soient entendues et prises en compte.

Mais cela ne s'arrête pas là. Des mécanismes de rétroaction et de réclamation des utilisateurs doivent également être mis en place pour encourager l'amélioration continue et la responsabilisation. En fournissant aux membres de la communauté une plateforme où ils peuvent exprimer leurs opinions, leurs préoccupations et leurs suggestions, les programmes de santé publique peuvent être constamment améliorés et adaptés pour mieux répondre aux besoins de la communauté. Cela crée un sentiment d'appartenance et de responsabilité parmi les membres de la communauté, car ils sont activement impliqués dans l'élaboration de leur propre système de santé.

Bien sûr, la mise en œuvre de la couverture santé universelle est accompagnée de son lot de difficultés. Les ressources limitées, les obstacles politiques et la résistance au changement ne sont que quelques exemples. Cependant, il est stimulant de voir des pays surmonter ces obstacles avec détermination et innovation. Ils trouvent des moyens créatifs pour maximiser leurs ressources, s'engager avec les communautés et naviguer dans des paysages politiques complexes afin de faire de la santé publique universelle une réalité.

1.2. Quels sont les avantages de la couverture santé universelle ?

La politique de CSU apporte de nombreux avantages. Ses avantages sont importants et d'une grande portée, allant de l'amélioration de la santé globale de la population à la réduction des inégalités en matière de santé, en passant par le renforcement de la solidarité nationale. Les résultats de la mise en œuvre de la couverture maladie universelle dans certains pays sont la preuve de son efficacité, et de plus en plus de pays adoptent cette politique pour l'amélioration de la santé et du bien-être de leurs citoyens. Dans cette section, nous examinerons de plus près ces avantages en mettant en exergue les résultats travaux sur les avantages de la mise en place d'une couverture santé universelle dans divers pays.

1.2.1. L'impact de la couverture santé universelle sur l'économie

Les efforts déployés pour instaurer une CSU sont véritablement louables. Ils touchent non seulement les droits fondamentaux et le bien-être des individus, mais ont également un impact significatif sur l'économie. Il est primordial d'explorer les implications économiques de la CSU afin d'en saisir pleinement les avantages potentiels. Cette sous-section se concentrera sur les diverses façons dont cette politique peut non seulement améliorer la santé des individus, mais aussi stimuler la croissance économique et favoriser une société plus équitable.

Les recherches menées jusqu'à présent ont abouti à des résultats extrêmement encourageants. De nombreuses études ont prouvé que l'accès généralisé à des soins de santé appropriés a un impact positif sur l'économie. En veillant à ce que tout le monde jouisse d'une bonne santé et puisse contribuer de manière active à la société, la CSU stimule la productivité. Une population en bonne santé, sans maladies évitables ni affections chroniques, est plus apte à participer activement à l'économie. Cette augmentation de la productivité se traduit par une croissance économique renforcée.

En outre, la CSU joue un rôle crucial dans la promotion de l'équité sociale. En offrant un accès équitable aux services de santé, quelles que soient les conditions socio-économiques, nous pouvons réduire les inégalités. Cela favorise une société plus juste où chacun a des chances égales de s'épanouir. Cette équité sociale contribue à son tour à la croissance économique en favorisant une main-d'œuvre inclusive et diversifiée.

L'impact des soins de santé sur le capital humain est remarquable, offrant des opportunités économiques accrues. L'accès à des soins de qualité favorise une vie plus saine, améliorant les résultats éducatifs. Les individus en bonne santé sont plus assidus à l'école et obtiennent de meilleurs résultats, ce qui les prépare à un avenir réussi.

Les avantages de la CSU vont au-delà de ce qui a été mentionné. Elle contribue activement à la réduction des taux de morbidité et de mortalité infantiles. En fournissant des soins adéquats pendant la grossesse et après l'accouchement, elle augmente les chances de survie et de croissance des enfants, influençant positivement les familles et garantissant une génération future robuste et prospère.

L'amélioration de la santé maternelle est également un aspect essentiel de la CSU. Des soins adéquats durant la grossesse et l'accouchement réduisent les risques pour les mères et les nouveau-nés, contribuant au bien-être général de la population et renforçant la main-d'œuvre pour une meilleure productivité.

L'impact des soins de santé sur le capital humain est remarquable, offrant des opportunités économiques accrues. L'accès à des soins de qualité favorise une vie plus saine, améliorant les résultats éducatifs. Les individus en bonne santé sont plus assidus à l'école et obtiennent de meilleurs résultats, ce qui les prépare à un avenir réussi.

Les avantages de la CSU vont au-delà de ce qui a été mentionné. Elle contribue activement à la réduction des taux de morbidité et de mortalité infantiles. En fournissant des soins adéquats pendant la grossesse et après l'accouchement, elle augmente les chances de survie et de croissance des enfants, influençant positivement les familles et garantissant une génération future robuste et prospère.

L'amélioration de la santé maternelle est également un aspect essentiel de la CSU. Des soins adéquats durant la grossesse et l'accouchement réduisent les risques pour les mères et les nouveau-nés, contribuant au bien-être général de la population et renforçant la main-d'œuvre pour une meilleure productivité.

Les Nations Unies ont souligné l'importance de la CSU et des systèmes de santé publics pour obtenir des résultats positifs. Elles ont plaidé en faveur de davantage d'investissements, en mettant l'accent sur les soins de santé en tant que droit humain fondamental. Ce progrès considérable témoigne de l'engagement mondial en faveur de l'accès aux soins de santé. Les recherches menées par Rieger et al. (2017) ont mis en évidence l'impact économique et le développement de la CSU, qui améliorent les résultats en matière de santé tout en réduisant les coûts médicaux. La CSU permet d'éviter des factures exorbitantes, d'augmenter la productivité et de favoriser un monde en meilleure santé. Elle contribue à la stabilité sociale et politique en offrant des soins de qualité, créant ainsi une harmonie propice à l'épanouissement. Son impact positif sur les populations vulnérables révolutionne l'accès équitable aux services de santé, offrant ainsi une vie saine pour tous.

L'assurance maladie s'est imposée comme un pilier essentiel de nos existences, et son influence majeure sur la croissance économique ne saurait être minimisée. De nombreuses études ont souligné le rôle primordial de l'assurance maladie dans le développement économique (Rieger et al. 2015 ; Bhasin et Bhardwaj, 2018). En améliorant les résultats sanitaires et en levant les barrières financières à l'accès aux soins, une couverture maladie exhaustive permet aux individus de recevoir les traitements nécessaires sans contraintes pécuniaires. Cela favorise non seulement la santé publique, mais allège également les foyers des fardeaux financiers, les préservant des inquiétudes liées aux dépenses médicales exorbitantes.

De plus, la présence de régimes d'assurance maladie a un impact remarquable sur l'utilisation des soins de santé. Avec une couverture d'assurance, les individus sont plus susceptibles de rechercher des soins en temps opportun et de bénéficier de services préventifs, ce qui entraîne une amélioration globale de la santé. L'augmentation de l'utilisation des services de santé contribue également à la croissance du secteur de la santé, créant plus d'opportunités d'emploi et favorisant l'entrepreneuriat. La protection financière est un autre aspect crucial de l'assurance maladie. Les urgences médicales ou les maladies chroniques peuvent peser lourdement sur les finances des ménages, les plongeant dans la dette ou la pauvreté. Cependant, avec une assurance maladie, les individus et les familles sont protégés de ces charges financières, leur permettant de se concentrer sur leur santé et leur bien-être sans se soucier des conséquences financières des traitements médicaux.

En plus de ses avantages, l'assurance maladie joue un rôle vital dans l'amélioration de la productivité au travail. Un accès à des soins de santé de qualité et à une assurance favorise la santé et la productivité des travailleurs, entraînant une croissance économique accrue. La CSU a un impact essentiel sur l'économie, en améliorant la santé, la croissance économique et l'équité sociale. Sa mise en œuvre vise une société plus saine, prospère et équitable pour tous, éliminant les disparités.

1.2.2. L'impact de la couverture santé universelle sur la santé

Alors que de plus en plus de pays reconnaissent l'importance de fournir une couverture santé universelle, il est crucial d'analyser son impact sur la santé des individus. Cette section examine en détail les effets de la couverture sanitaire universelle sur la santé pour mieux comprendre ses avantages. Un avantage majeur est l'amélioration de l'accès aux soins pour tous, révolutionnant les normes en garantissant des soins pour tous, indépendamment du statut social. Envisagez un monde où chacun peut être soigné sans contraintes financières, transformant ainsi d'innombrables vies. De plus, l'accès universel aux soins de santé est crucial pour la prévention des maladies. Une meilleure accessibilité aux soins encourage les mesures préventives telles que la vaccination et les examens médicaux. Cette approche proactive contribue à la détection précoce des problèmes de santé, améliorant ainsi les résultats thérapeutiques et la qualité de vie. En mettant l'accent sur la prévention, nous réduisons le fardeau des maladies et créons un avenir plus sain. L'accès universel aux soins de santé a également un impact positif sur la santé mentale (Patel, 2016), en offrant des soins abordables et de haute qualité pour prévenir, dépister et traiter les troubles mentaux. C'est une avancée majeure ! En réduisant la stigmatisation associée aux troubles mentaux, cela permet aux individus de rechercher librement de l'aide. Le rapport de l'OMS sur l'impact de la CSU en Afrique subsaharienne souligne les progrès dans la réduction des taux de mortalité maternelle, néonatale et infantile. La CSU a entraîné une réduction significative de la mortalité maternelle (22 %), néonatale (15 %) et infantile (13 %). Ces résultats impressionnants sont universels, indépendamment du niveau de revenu, de la charge de morbidité ou du contexte politique. La CSU transforme la vie des individus, démontrant son efficacité pour améliorer les soins de santé et sauver des vies.

Le rapport[1] publié par "***RBM Partnership to End Malaria***", est un appel à l'action pour les gouvernements, les organisations et les individus du monde entier. Il met en évidence l'interdépendance entre la CSU et l'objectif d'éradication du paludisme. En travaillant

---

[1] RBM Partnership to End Malaria. (n.d.). Achieving Universal Health Coverage and a Malaria-free World: Mutually Reinforcing Goals. Retrieved from https://endmalaria.org/sites/default/files/Malaria%20and%20UHC_EN.pdf

simultanément à la réalisation de ces deux objectifs, nous pouvons créer un monde plus sain pour tous.

De nombreuses études ont mis en évidence l'impact de la CSU sur la réduction des taux de mortalité. Ces études révèlent de manière cohérente une corrélation positive entre la CSU et la diminution de la mortalité. Dans leur étude, Fan et al. (2019) ont entrepris d'évaluer l'impact de l'assurance maladie publique sur la santé globale des adultes, en se concentrant plus particulièrement sur le bien-être physique et mental des bénéficiaires de cette assurance. Pour ce faire, ils ont utilisé les données de l'enquête sur la santé et la nutrition en Chine, une enquête nationale exhaustive qui collecte des informations sur divers aspects de la santé et de la nutrition. En analysant ces données, Fan et al. (2019) ont pu examiner la relation entre l'assurance maladie publique et les résultats en matière de santé des adultes.

Les résultats de l'étude ont révélé un impact positif significatif de l'assurance maladie publique sur l'état de santé physique et mentale des personnes bénéficiant d'une telle couverture. Cela signifie que l'accès à une assurance maladie publique peut entraîner une amélioration générale de l'état de santé des adultes. Il s'agit là d'un résultat majeur, car il met en évidence l'importance de garantir aux individus un accès à une couverture d'assurance maladie abordable et complète.

L'étude souligne également les bénéfices potentiels de l'assurance maladie publique en ce qui concerne la promotion du bien-être mental. La santé mentale est un aspect essentiel de l'état de santé global et son importance ne doit pas être sous-estimée. Les résultats indiquent que l'assurance maladie publique peut jouer un rôle dans l'amélioration de la santé mentale des individus, ce qui peut avoir un impact significatif sur leur qualité de vie globale.

L'OMS a récemment publié son rapport intitulé « **Surveillance de la couverture sanitaire universelle : Rapport mondial de suivi 2023** ». Ce rapport met en évidence la comparaison des résultats de santé entre les pays qui ont adopté la CSU et ceux qui ne l'ont pas fait, révélant des découvertes remarquables. Il souligne que la CSU est directement liée à une réduction significative de la mortalité infantile, de la mortalité maternelle, ainsi que de la prévalence du VIH et de la tuberculose. La mise en place d'une CSU a le potentiel de sauver un grand nombre de vies et d'améliorer le bien-être global des populations. De plus, le rapport révèle que la CSU entraîne une augmentation de l'espérance de vie à la naissance, mettant en évidence les implications profondes de ces résultats. En assurant l'accès à des services de santé essentiels pour tous, nous réduisons non seulement les décès prématurés, mais nous permettons également aux individus de vivre plus longtemps et en meilleure santé. Cette immense réalisation illustre l'influence de la CSU.

Il est essentiel de reconnaître la relation complexe entre la CSU et les résultats en matière de santé, comme le mettent en évidence les études examinées, ce qui encourage de nouvelles recherches pour une compréhension approfondie des mécanismes sous-jacents. Malgré cette complexité, il est évident que la CSU a un impact positif indéniable sur la santé et le bien-être des individus et des communautés. Ce rapport appelle les gouvernements du monde entier à agir en priorisant la CSU. Il est temps de reconnaître les soins de santé comme un droit humain fondamental et de prendre des mesures pour garantir à tous l'accès à des soins de qualité. Les avantages sont clairs : réduction du taux de mortalité infantile et maternelle, prévalence plus faible du VIH et de la tuberculose, et augmentation de l'espérance de vie. L'avenir de la santé mondiale est incroyablement prometteur et, avec la mise en œuvre de la CSU, nous avons le pouvoir de révolutionner la vie d'innombrables personnes.

1.2.3. L'impact de la couverture santé universelle sur la pauvreté

Dans le contexte socio-économique actuel, où les difficultés financières et l'accès limité aux soins de santé sont prédominants, comprendre comment la couverture santé universelle peut soulager la pauvreté est crucial. Cette section explore le domaine des études et recherches, mettant en lumière l'impact profond que la couverture santé universelle peut avoir sur le bien-être économique des individus et des communautés. Les résultats de ces études et recherches sont tout simplement stupéfiants, révélant que lorsque les individus ont accès à des soins de santé abordables et complets, leur situation financière s'améliore de manière significative. En étant débarrassées des factures médicales écrasantes et de la crainte de la faillite, les familles peuvent enfin respirer et se concentrer sur la construction d'un avenir meilleur. La couverture santé universelle a réellement le pouvoir d'aider les gens à sortir de la pauvreté et de leur offrir la sécurité qu'ils méritent. De plus, ces recherches mettent en évidence le fait que la couverture santé universelle profite non seulement aux individus, mais également à l'ensemble des communautés. Lorsque tous ont accès aux services de santé, les résultats sanitaires globaux d'une communauté s'améliorent considérablement. Cela se traduit par une diminution des arrêts maladie, une augmentation de la productivité et, en fin de compte, une économie renforcée. Ce processus enclenche une réaction en chaîne qui commence par la mise en place de la couverture santé universelle et aboutit à une société prospère. L'analyse coûts-avantages réalisée par le Mbeva et al. (2023) au Sénégal révèle des résultats impressionnants. L'universalité de la couverture santé est un investissement rentable, offrant la promesse d'une augmentation de 9% du revenu par habitant d'ici 2030 et d'une diminution de 6 points de pourcentage du taux de pauvreté. Cela se traduit par une amélioration de l'accès aux soins de santé essentiels, ce qui contribue à améliorer le bien-être et la qualité de vie. Les avantages économiques de la couverture santé universelle, soulignés par l'étude de Paul et al. (2016), favorisent la croissance et la réduction des inégalités en Afrique subsaharienne. Ces résultats sont encourageants pour le Sénégal, car ils démontrent que cette couverture peut améliorer la santé, la prospérité et l'égalité sociale. Imaginez un avenir où chaque individu peut bénéficier de services de santé rentables, garantissant une assistance médicale essentielle et favorisant une main-d'œuvre plus robuste et plus industrieuse.

L'analyse coûts-avantages démontre que la couverture santé universelle est un investissement et non une dépense. Son impact positif sur le revenu par habitant et la réduction de la pauvreté est extrêmement prometteur. Les gouvernements devraient accorder la priorité au bien-être de leurs citoyens en considérant la mise en place d'une couverture santé universelle. Avec les bonnes politiques et investissements, cette vision peut devenir une réalité au Sénégal, entraînant des changements positifs pour les générations futures.

Les données du guide de l'Organisation internationale du Travail (OIT) et de l'OMS mettent en évidence un besoin crucial de couverture sanitaire universelle dans les pays à faible revenu (OIT et OMS, 2022). Selon l'OIT (2015), plus de 90 % de la population mondiale n'avait pas de protection sanitaire, ce qui laissait des millions de personnes vulnérables et sans accès aux soins. Plus de la moitié de la population rurale mondiale souffre d'un accès insuffisant aux services de santé. La couverture santé universelle jouerait un rôle essentiel pour combler ces disparités et garantir un accès équitable aux soins de santé fondamentaux, quel que soit le statut socio-économique ou la localisation géographique.

L'étude menée par Zhang et al. (2020) en Chine met en évidence les effets positifs de la CSU sur la réduction de la pauvreté. En analysant les données de l'enquête sur la santé et la nutrition en Chine de 2009 à 2015, les chercheurs ont établi un lien significatif entre la CSU et la diminution de la pauvreté. La CSU a le potentiel de sauver des vies et de sortir les communautés de la spirale de la pauvreté. En offrant un accès abordable aux soins de santé, elle allège le fardeau financier des individus, les encourageant ainsi à investir dans leur éducation, leurs moyens de subsistance et leur bien-être global. La CSU agit comme une sorte de filet de sécurité, empêchant les conséquences désastreuses des dépenses médicales exorbitantes.

Il convient de souligner que les coûts élevés des soins de santé peuvent appauvrir les ménages. C'est là que la couverture maladie universelle intervient en offrant une protection financière essentielle pour contrer cette menace. En rendant les services de santé plus accessibles, en incluant les médicaments et les traitements nécessaires tout en limitant les frais pour les patients, la CSU devient un soutien crucial pour les individus et les familles.

Elle préserve le niveau de vie des foyers et les préserve de la pauvreté.

En se focalisant sur l'amélioration de la santé individuelle, la CSU a le potentiel de changer des vies et de stimuler l'économie. Une population en meilleure santé augmente considérablement la productivité de la main-d'œuvre. Les personnes en bonne santé ont des niveaux d'énergie et de motivation plus élevés, ce qui se traduit par une efficacité et une productivité accrues, favorisant ainsi la croissance économique. De plus, la CSU peut contribuer à réduire les absences en encourageant de meilleures pratiques de santé et en offrant des services de santé accessibles, incitant les individus à donner la priorité à leur bien-être et à rechercher rapidement les soins médicaux nécessaires. Moins d'arrêts maladie se traduisent par une meilleure performance au travail, un facteur essentiel pour le succès et la productivité globale de toute entreprise.

Les avantages de la CSU vont bien au-delà de l'emploi. En encourageant la création d'emplois dans le domaine de la santé et en promouvant les investissements dans les infrastructures médicales, cette organisation stimule la croissance dans ce secteur crucial. Cela se traduit par davantage d'opportunités professionnelles pour les travailleurs de la santé et un meilleur accès aux soins médicaux de qualité pour les personnes dans le besoin, créant ainsi une situation mutuellement avantageuse pour les employés et les patients. Sans oublier l'impact à long terme d'une population en meilleure santé. Les individus en bonne santé sont plus enclins à investir dans l'économie et à saisir les opportunités financières qui se présentent. Ils débordent d'énergie, de confiance et de mobilité pour poursuivre leurs aspirations et contribuer à l'enrichissement de la société. En conséquence, cela favorise une économie prospère où chaque individu a la chance de réussir.

1.3. Mise en œuvre du programme de couverture santé universelle au Cameroun

La couverture santé universelle demeure un objectif essentiel pour tous les pays. Le Cameroun, en tant que pays en développement, a également pour ambition de matérialiser sa vision de couverture santé universelle. Cette vision repose sur diverses initiatives et politiques mises en place par le gouvernement afin d'améliorer l'accès aux soins de santé et de réduire les disparités sanitaires. Cette section examinera les résultats obtenus jusqu'à présent en matière de couverture santé universelle au Cameroun et analysera les défis restants à relever pour atteindre cet objectif crucial.

1.3.1. Les politiques publiques en matière de couverture santé universelle au Cameroun

L'Objectif de développement durable numéro 3, établi par les Nations unies en 2015, vise à assurer une vie saine et à favoriser le bien-être pour tous, à tout âge. La réflexion sur l'impact de cet objectif sur les populations suscite une motivation renforcée pour la mise en place d'initiatives en vue de sa réalisation. Cela implique que chaque individu, quel que soit son âge ou son milieu, devrait pouvoir accéder aux services de santé nécessaires pour mener une vie saine et épanouie. Un élément clé de l'ODD 3 est la CSU, qui garantit à chacun un accès à des services de santé essentiels de qualité, sans contraintes financières. De plus, cet objectif souligne l'importance de fournir à tous des médicaments et des vaccins essentiels, sûrs, efficaces, de qualité et abordables, permettant à chacun de bénéficier des traitements nécessaires pour préserver sa santé.

La reconnaissance par les Nations unies de l'importance de la CSU constitue un pas crucial vers un avenir meilleur. Cela démontre l'engagement des gouvernements et des organisations à donner la priorité au bien-être de leurs citoyens. Cet objectif profite non seulement aux individus, mais a également des répercussions significatives pour la société dans son ensemble. Lorsque les populations sont en bonne santé et ont accès aux soins de santé, elles peuvent pleinement contribuer à leur communauté et à l'économie.

Les politiques de santé publique au Cameroun sont basées sur le pilier "développement du capital humain et du bien-être" de la Stratégie Nationale de Développement 2020-2030 (SND30), crucial pour la prospérité nationale. La SND30 préconise une transformation proactive des secteurs productif, industriel, financier, administratif, social et environnemental. Ces politiques visent à encourager une croissance économique robuste et une prospérité partagée. En opérant des changements structurels, le gouvernement favorise un développement interne et inclusif pour tous.

Un aspect essentiel de ces politiques est de préserver les opportunités pour tous les citoyens, en parallèle à la croissance économique. Le gouvernement s'engage à maintenir le bien-être et la qualité de vie des Camerounais, en mettant l'accent sur le développement du capital humain. Cette approche holistique de la santé publique va au-delà des aspects physiques, en ciblant la promotion de la santé, la prévention des maladies, la gestion des cas et le renforcement du système de santé.

Une initiative clé est la mise en place de la CSU, un pas important pour atteindre les objectifs nationaux et internationaux en matière de santé. La priorité accordée à la santé par le Cameroun est louable et démontre son engagement envers le bien-être de sa population.

Pour assurer le succès de la mise en œuvre de ces objectifs, le Cameroun a élaboré une stratégie globale pour le secteur de la santé, couvrant la période de 2016 à 2027. Cette stratégie détaille les actions spécifiques que le ministère de la santé prendra pour parvenir à une couverture santé universelle et atteindre les objectifs fixés en matière de santé. Cette approche stratégique illustre l'engagement du Cameroun à améliorer les services de santé et à promouvoir une nation plus saine.

Le Plan National de Développement Sanitaire (PNDS), élaboré par le MINSANTE pour la période de 2016 à 2020, représente une étape essentielle vers l'amélioration des soins de santé dans notre pays. Il sert de feuille de route pour l'opérationnalisation de la stratégie, en soulignant les orientations pour les cinq prochaines années. L'un des principaux axes du PNDS est l'amélioration des soins de santé essentiels et spécialisés prioritaires et de qualité, ce qui se traduira par une amélioration de l'accessibilité et de la qualité des services de santé à l'échelle nationale.

Le PNDS met l'accent sur le renforcement des bases du système de santé en améliorant les infrastructures, formant les professionnels de la santé, et en améliorant la gestion des établissements de santé. Ces mesures visent à établir un système de santé solide et durable pour répondre efficacement aux besoins de la population. De plus, le PNDS met l'accent sur la prévention et la lutte contre les maladies courantes, transmissibles et non transmissibles. Cette approche proactive de la santé publique est cruciale pour garantir le bien-être et la longévité de tous. En déployant des interventions efficaces, nous pourrons réduire l'impact de ces maladies sur les individus et la société dans son ensemble.

Le Cameroun met en place progressivement un programme de CSU visant une couverture sanitaire intégrale d'ici 2035. Le gouvernement a initié un vaste programme de CSU pour généraliser l'assurance maladie à tous les citoyens. Cela signifie que chacun pourra accéder à des soins de santé de qualité sans craindre le fardeau financier. Cette initiative révolutionnaire améliorera la vie de millions de personnes en renforçant les systèmes de financement de la santé pour garantir des services essentiels adéquats.

Le programme de CSU se concentre non seulement sur l'extension de l'assurance maladie, mais aussi sur le renforcement des infrastructures et des ressources humaines de la santé. Cela se traduira par une augmentation des établissements de santé pour répondre aux besoins, ainsi qu'une formation accrue et le recrutement de professionnels de la santé pour assurer des soins de qualité. Une mesure spéciale louable est l'offre de soins de santé gratuits aux femmes enceintes, favorisant la santé maternelle et l'accès aux soins pour les plus vulnérables.

Les progrès du Cameroun dans la mise en œuvre de ce programme de CSU suscitent l'optimisme. En mettant l'accent sur l'assurance, le financement, les services essentiels, et l'infrastructure, le pays est sur la voie d'une réforme majeure des soins de santé. L'engagement envers les soins gratuits pour les femmes enceintes démontre une volonté gouvernementale d'équité. Une avancée significative vers une Couverture Santé Universelle totale d'ici 2035 !

1.3.2. Situation sanitaire au Cameroun

Les indicateurs de santé au Cameroun ont montré des progrès mitigés au cours de la dernière décennie. Malgré les défis, l'espérance de vie a considérablement augmenté passant de 52,1 ans en 2000 à 62,5 ans en 2023. Ce progrès remarquable est largement attribué à la réduction de la mortalité infantile. Le système de santé camerounais a réalisé de grands progrès en fournissant des soins de qualité aux nourrissons, garantissant l'accès à une nutrition adéquate, aux vaccinations et aux traitements médicaux. Par conséquent, il y a eu une diminution notable des taux de mortalité infantile, marquant une réalisation significative.

Un autre facteur crucial est la baisse de la mortalité maternelle. Les soins de santé maternelle ont reçu une attention particulière au Cameroun, les efforts étant concentrés sur l'amélioration de l'accès aux soins prénatals et aux sages-femmes qualifiées. Cela a conduit à moins de décès maternels lors de l'accouchement, garantissant des grossesses plus sûres et de meilleurs résultats tant pour les mères que pour les bébés. Les progrès dans la lutte contre les maladies infectieuses telles que le paludisme et le VIH/SIDA ont également contribué à l'augmentation de l'espérance de vie. Les stratégies de prévention améliorées, l'accès aux traitements et les campagnes de sensibilisation ont réduit le fardeau de ces maladies, permettant aux individus de vivre plus longtemps et en meilleure santé.

Au cours de vingt ans, les taux de mortalité infantile ont considérablement diminué passant de 93 pour 1 000 naissances vivantes en 2000 à un taux remarquablement bas de 48 pour 1 000 naissances vivantes en 2023, ce qui représente une réduction remarquable de 48 %. Cela témoigne de l'engagement des professionnels de la santé et des initiatives visant à améliorer la santé et le bien-être des nourrissons. Bien que la diminution des taux de mortalité infantile soit un motif de célébration, il reste encore du travail à faire. Les efforts doivent être intensifiés pour atteindre l'objectif de développement durable de réduire la mortalité infantile de 70 % entre 2015 et 2030, garantissant à chaque enfant la possibilité de s'épanouir et de survivre.

Dans l'ensemble, la réduction des taux de mortalité infantile et maternelle est vraiment inspirante. Cela souligne l'impact de l'action collective et les résultats remarquables possibles lors de la priorisation de la santé et du bien-être des mères et des nourrissons. Les programmes de vaccination au Cameroun ont joué un rôle crucial dans la lutte contre les maladies infectieuses, réduisant significativement la prévalence de maladies telles que la rougeole, la polio et le tétanos. Les investissements gouvernementaux visant à améliorer l'accès aux soins de santé par le biais de nouveaux hôpitaux et centres de santé ont joué un rôle crucial dans ce succès, mettant en lumière un engagement envers la santé publique et la fourniture de services de santé de qualité.

La transformation des causes de décès au Cameroun entre 2000 et 2023 est tout à fait remarquable. Les maladies infectieuses et parasitaires, qui étaient autrefois les principales causes de décès, sont désormais reléguées au second plan par rapport aux maladies chroniques. Cela indique clairement que les efforts déployés dans les programmes de vaccination et les infrastructures de soins de santé ont donné des résultats positifs. C'est un témoignage des progrès de la recherche médicale et des avancées dans le traitement des maladies chroniques.

Les statistiques de l'an 2000 au Cameroun étaient alarmantes, les maladies infectieuses et parasitaires ayant coûté la vie à 39 % de la population. Mais en 2023, il y a de quoi se réjouir. Le paysage des causes de décès a changé et l'avenir s'annonce plus prometteur. Les maladies cardiovasculaires seront désormais la première cause de décès, représentant 26 % de l'ensemble des décès. Cela signifie une amélioration significative des soins de santé et de la sensibilisation, puisque ces maladies non transmissibles n'étaient responsables que de 14 % des décès en 2000. Mais ce n'est pas tout. La lutte contre le paludisme, la tuberculose, le diabète et le cancer a également connu d'énormes progrès. Ces maladies, qui faisaient autrefois d'innombrables victimes, ne représentent plus que 26 % des décès au Cameroun. Bien que ce pourcentage puisse sembler élevé, il est essentiel de reconnaître les efforts déployés pour lutter contre ces maladies.

L'évolution des causes de décès reflète l'engagement d'une nation en faveur du bien-être de sa population. Elle témoigne des progrès de la science médicale et de la mise en œuvre efficace de mesures préventives. La diminution des maladies infectieuses et parasitaires peut être attribuée à l'amélioration des pratiques sanitaires, à l'accès à l'eau potable et à l'éducation généralisée à la prévention des maladies.

À l'horizon 2023, il est évident que le Cameroun est sur la bonne voie. L'accent mis sur les maladies cardiovasculaires et les efforts continus pour lutter contre le paludisme, la tuberculose, le diabète et le cancer sont des signes prometteurs pour un avenir plus sain.

Les données sur la prévalence des maladies courantes au Cameroun mettent en lumière les défis majeurs auxquels le pays est confronté en matière de santé publique. Par exemple, le taux de prévalence du paludisme chez les enfants de moins de cinq ans s'élève à 24 %, dépassant la moyenne mondiale de 14 % ainsi que l'objectif de développement durable de 3 %. Cette donnée souligne l'impact persistant de cette maladie infectieuse. De plus, le taux de prévalence du VIH/Sida chez les adultes de 15 à 49 ans est de 3,4 %, dépassant la moyenne mondiale de 0,8 % et l'objectif de développement durable de 0,3 %. Ce constat met en évidence la significativité de ce taux, de même que l'incidence du VIH/Sida chez les adultes de 15 à 64 ans. En outre, le taux de couverture vaccinale des enfants de moins d'un an contre la diphtérie, le tétanos et la coqueluche s'établit à 74 %, en dessous de la moyenne mondiale de 86 % et de l'objectif de développement durable de 90 %.

Les progrès dans les infrastructures hospitalières au Cameroun sont notables. Le secteur public compte 2 387 établissements hospitaliers, comprenant 7 hôpitaux généraux de 1ère catégorie, 8 hôpitaux centraux de 2e catégorie, 14 hôpitaux régionaux de 3e catégorie, 189 hôpitaux de district de 4e catégorie, 234 centres médicaux d'arrondissement de 5e catégorie, et 1 981 centres de santé de 6e catégorie. En mai 2022, l'ouverture du Centre hospitalier régional de Garoua a marqué un jalon, devenant le troisième hôpital général du pays après ceux de Yaoundé et Douala, utilisé lors de la CAN 2021. Par ailleurs, le Cameroun a bénéficié du soutien de l'OMS pour renforcer sa capacité à faire face aux urgences sanitaires, notamment la pandémie de COVID-19, et pour promouvoir la santé maternelle et infantile, tout en luttant contre les maladies transmissibles et non transmissibles.

Malgré des progrès positifs, le Cameroun reste confronté à divers défis en matière de santé. Les maladies infectieuses et parasitaires demeurent un enjeu majeur, surtout dans les zones rurales. Il est crucial de persévérer dans l'amélioration de l'accès aux soins de santé et la réduction des disparités sanitaires. La mise en place de programmes préventifs et de contrôle des maladies infectieuses et parasitaires est également essentielle. L'accessibilité et la qualité des services de santé dans les établissements de santé sont fondamentales pour atteindre la CSU.

Selon l'OMS, cela dépend en partie du nombre et de la compétence du personnel médical dans ces établissements. Les données disponibles révèlent une pénurie de personnel, avec environ 43 517 professionnels, bien en deçà du minimum requis de 75 697 personnes. Cette situation risque de s'aggraver suite à l'émigration récente de personnels de santé vers des nations développées comme le Canada. Malgré les efforts pour accroître le nombre d'agents de santé qualifiés depuis l'indépendance, des disparités persistent, les professionnels favorisant souvent les régions urbaines aux régions rurales, en raison de difficultés de recrutement et de fidélisation.

1.3.3. Accès aux médicaments, aux vaccins et à la technologie

L'accès aux médicaments, aux vaccins et aux technologies médicales au Cameroun est un défi majeur, surtout dans les zones rurales. Cette inaccessibilité impacte profondément les services de santé, entravant les efforts d'amélioration des résultats de santé. Le coût élevé des médicaments crée une disparité en matière d'accès aux soins de santé, laissant les personnes à faible revenu sans traitement adéquat. De plus, la disponibilité restreinte des médicaments aggrave les inégalités d'accès aux soins, en particulier dans les zones rurales et les pays en développement. Il est crucial de réduire les coûts des médicaments, d'améliorer la chaîne d'approvisionnement et la distribution, et de garantir un accès équitable aux soins de santé pour tous les camerounais.

La qualité variable des médicaments présente un risque pour la santé en raison de la présence de médicaments contrefaits ou de qualité inférieure sur le marché. Renforcer la réglementation et le contrôle de la qualité, de la sécurité et de l'efficacité des produits de santé est essentiel pour protéger les consommateurs. L'impact de la propriété intellectuelle et des accords commerciaux sur le prix et la disponibilité des produits de santé doit également être examiné pour garantir un accès équitable à des médicaments abordables.

Pour assurer un accès aux médicaments sûrs et abordables, le gouvernement a mis en place le Comité national des médicaments, veillant à la qualité, la sécurité et l'accessibilité financière des médicaments au Cameroun. Des initiatives ont été lancées pour garantir la disponibilité des médicaments essentiels dans tout le pays, même dans les régions les plus éloignées. Des mesures ont été prises pour réduire les coûts en négociant des tarifs préférentiels avec les fabricants. De plus, le gouvernement s'est engagé à améliorer la qualité des médicaments en renforçant le Comité national des médicaments.

Le Cameroun bénéficie du soutien d'organisations internationales telles que l'OMS et l'Alliance mondiale pour les vaccins et la vaccination (GAVI) pour une vaccination généralisée. Malgré ces efforts, certaines communautés rencontrent des difficultés d'accès aux vaccins en raison du manque d'infrastructures sanitaires et des coûts élevés. Il est crucial de relever ces défis et de garantir un accès équitable aux vaccins, surtout pour les personnes en difficulté économique.

L'accès à la technologie dans le système de santé est limité dans les zones rurales, affectant la qualité des services. La rareté d'équipements médicaux et de professionnels qualifiés entrave son utilisation efficace, entraînant une opportunité manquée pour améliorer les soins. Le gouvernement agit pour résoudre ces problèmes, visant à combler le fossé urbain-rural en améliorant l'accès à l'équipement médical et en formant plus de professionnels. Ce progrès est crucial pour offrir des soins de qualité à tous, indépendamment de leur lieu de résidence.

Le gouvernement progresse dans l'accès aux soins de santé au Cameroun, mais des défis persistent en termes d'inégalité d'accès. Des investissements durables et des infrastructures solides sont essentiels pour surmonter ces obstacles et assurer un accès équitable aux ressources médicales. Les progrès réalisés sont prometteurs pour une accessibilité accrue aux soins de santé pour tous les Camerounais.

1.3.4. Etat des lieux du financement de la santé au Cameroun

Selon l'Observatoire National de la Santé Publique, les dépenses de santé au Cameroun, équivalant à environ **5,1 %** du PIB, jouent un rôle crucial dans le bien-être de la population. Comprendre l'impact de ces dépenses sur l'accès aux soins et la santé des citoyens camerounais est essentiel. Les financements publics et privés, représentant respectivement 38,7 % et 61,3 %, soulignent la diversité des sources de soutien financier dans le domaine de la santé.

Les financements externes, contribuant à hauteur de 11,6 % des dépenses de santé, mettent en lumière l'implication de partenaires internationaux dans le maintien du système de santé camerounais. Cette coopération internationale est cruciale pour garantir la pérennité des services de santé. Néanmoins, malgré ces efforts, environ 4,6 % des ménages sont appauvris par les coûts directs des soins de santé, soulignant les défis persistants en termes d'accessibilité financière aux soins.

Les dépenses de santé catastrophiques, dépassant 10 % du revenu des ménages, touchent 7,8 % de la population, mettant en évidence la vulnérabilité financière de certains foyers face aux coûts de la santé. Ces statistiques révèlent une réalité inquiétante qui nécessite une action immédiate pour protéger les populations les plus vulnérables. L'aide publique au développement pour la recherche médicale et les soins de santé de base, représentant 0,02 % du PNB, souligne l'importance d'un soutien continu pour améliorer les infrastructures et les services de santé nationaux.

Ces données mettent en lumière l'insuffisance et l'inéquité du financement de la santé au Cameroun, exposant de nombreux ménages à des dépenses élevées et à l'appauvrissement. Il est crucial de mettre en place des politiques et des programmes efficaces pour garantir un accès équitable et abordable aux soins de santé pour tous les citoyens camerounais. Des mesures concrètes sont prises pour améliorer la situation, notamment avec l'élaboration en cours de la politique nationale d'assurance maladie et le programme de couverture sanitaire universelle, démontrant l'engagement à fournir des soins de qualité pour tous.

Des initiatives de sensibilisation et d'éducation visent à promouvoir la prévention des maladies et à encourager des comportements sains. La collaboration avec des organisations internationales et la mise en place de partenariats public-privé visent à renforcer les capacités du système de santé et à favoriser l'innovation dans la prestation des soins au Cameroun. Ces efforts collectifs sont essentiels pour créer un avenir plus sain et prospère pour le peuple camerounais.

1.3.4. Ressources Humaines pour la Santé

Les ressources humaines en santé sont le pilier de tout système de santé, crucial pour le bien-être de la population. Cependant, au Cameroun, des défis majeurs affectent ces professionnels dévoués, notamment une pénurie de personnel qualifié, surtout dans les zones rurales. Selon l'OMS, le Cameroun souffre d'une grave pénurie de médecins, avec seulement 1,8 médecin pour 10 000 habitants, bien en dessous de la moyenne africaine de 2,3 médecins pour 10 000 habitants. Cette statistique alarmante nécessite des actions immédiates pour remédier à cette pénurie.

La rareté de médecins, infirmières, sages-femmes, et autres professionnels de la santé a un impact direct sur l'accessibilité des services de santé essentiels, surtout pour les populations vulnérables et rurales. Cela aggrave les inégalités en matière de santé et entrave la réalisation de la Couverture Santé Universelle à l'échelle nationale. Cette situation crée des disparités dans l'accès aux soins de santé, privant de nombreux habitants des régions mal desservies des services dont ils ont désespérément besoin. Le dévouement et la résilience de ces professionnels face à ces défis sont admirables, tout comme leur engagement à fournir des soins et un soutien à nos communautés.

Malgré les défis, des efforts sont déployés pour résoudre la crise des ressources humaines en santé. Le gouvernement et les parties prenantes reconnaissent l'importance d'augmenter le nombre de professionnels de la santé par le biais de programmes de formation et d'incitations pour encourager le travail dans les régions rurales. En investissant dans le développement et la rétention de ces ressources humaines en santé, l'objectif est de combler les disparités et d'assurer un accès équitable à des soins de santé de qualité pour tous.

En augmentant le nombre de professionnels de la santé, l'accès aux services de santé essentiels peut être amélioré pour tous, sans distinction de lieu de résidence ou de statut socio-économique. Outre les défis actuels du système de santé camerounais, la qualité des programmes de formation pose problème. Des programmes obsolètes ne répondent pas aux besoins actuels des travailleurs de la santé, nécessitant une attention urgente du gouvernement. Comment attendre des professionnels de la santé qu'ils offrent les meilleurs soins s'ils ne sont pas formés selon les standards actuels ?

La rémunération insuffisante et les conditions de travail médiocres des travailleurs de la santé au Cameroun contribuent à la démotivation et aux taux d'attrition élevés. Il est regrettable que des professionnels dévoués, choisis une profession noble, soient sous-estimés et sous-payés. De nombreux talents camerounais sont contraints de partir à la recherche d'opportunités mieux rémunérées à l'étranger, aggravant ainsi les défis du système de santé camerounais. Il est crucial que le gouvernement améliore les conditions de travail et de rémunération pour retenir et attirer les talents. Investir dans notre personnel de santé, c'est investir dans la santé et le bien-être de notre nation.

Une révision approfondie des programmes de formation est essentielle pour garantir leur pertinence et leur actualisation aux besoins actuels. Des actions doivent être entreprises pour améliorer la rémunération et les conditions de travail des professionnels de la santé. Ces mesures sont essentielles pour bâtir un système de santé solide, résilient, et capable de fournir des soins de qualité à tous les Camerounais.

1.3.5. Les services de santé, la gouvernance et les réformes institutionnelles

Les services de santé au Cameroun sont structurés sur trois niveaux. Au niveau central, des politiques nationales et des normes sont établies, garantissant des orientations claires pour la prestation de soins de santé dans le pays. Ce niveau pivot pose les bases d'un système de santé efficace et efficient. Le Ministère de la Santé Publique est responsable de la planification et de la coordination de l'ensemble du système de santé à ce niveau, garantissant l'efficacité et l'efficience. Il collabore étroitement avec les autorités sanitaires régionales, établissant un réseau bien coordonné.

Le niveau intermédiaire supervise et supervise les activités sanitaires dans les dix régions du Cameroun. Faisant le lien entre les niveaux central et périphérique, il garantit des services de santé bien coordonnés et une cohérence de mise en œuvre des politiques dans l'ensemble des régions. Ce niveau alloue et distribue des ressources, garantissant à chaque région un soutien adéquat pour répondre à ses besoins en matière de santé. Les hôpitaux régionaux, les hôpitaux de district et les centres de santé opèrent à ce niveau, jouant un rôle crucial dans la mise en œuvre de divers programmes de santé. Qu'il s'agisse de fournir des soins spécialisés ou de mener des campagnes de vaccination, ils sont à l'avant-garde pour garantir le bon fonctionnement du système de santé. Leur dévouement et leur expertise ont sans aucun doute sauvé d'innombrables vies.

Le niveau périphérique comprend les districts sanitaires et les établissements de santé, jouant un rôle essentiel dans la fourniture directe de services de santé à la population. En regroupant les districts sanitaires et les établissements, il devient plus facile de gérer et de fournir des soins de santé au niveau local, garantissant l'accès des personnes aux soins de santé au sein de leurs communautés, réduisant les barrières d'accès et améliorant les résultats globaux en matière de santé. Avec des postes de santé et des cliniques dans les zones reculées, ils veillent à ce que même les communautés les plus marginalisées aient accès aux soins de santé de base. Leur engagement à aider ceux dans le besoin est vraiment inspirant.

Le système de santé camerounais se compose de deux secteurs : le secteur public et le secteur privé. Le secteur public représente environ 40 % de la prestation de soins de santé, reflétant l'engagement ferme du gouvernement à fournir des soins de santé abordables et accessibles pour tous. D'autre part, le secteur privé comprend diverses entités telles que des organisations à but lucratif, des organisations religieuses et des secteurs privés volontaires. Cette diversité du secteur privé offre une gamme de services de santé pour répondre à différentes préférences et besoins.

Le secteur privé englobe une large gamme de services, des hôpitaux privés aux cliniques et aux cabinets médicaux, offrant une variété d'options pour les personnes recherchant des soins de santé de qualité. En ayant la possibilité de payer pour ces services, les patients peuvent s'attendre à un niveau de soins inégalé par rapport au secteur public. Cependant, malgré les avantages des soins de santé privés, le secteur est confronté à plusieurs défis. L'un des principaux obstacles est le financement insuffisant. Sans ressources financières suffisantes, les prestataires de soins de santé privés peuvent avoir du mal à investir dans des technologies et des équipements de pointe ou à attirer et retenir des talents de premier plan, ce qui pourrait avoir un impact sur la qualité et la sécurité des soins aux patients.

Un autre défi est la pénurie et la répartition inégale des ressources humaines. La demande de professionnels de la santé qualifiés dépasse souvent l'offre, mettant à rude épreuve le système. De plus, une infrastructure inadéquate et des équipements obsolètes dans certains établissements de santé privés peuvent entraver la prestation de soins de qualité. La couverture limitée et l'accessibilité des services sont également des défis pour le secteur des soins de santé privés. Il est essentiel que les services de santé soient accessibles à toutes les personnes, quel que soit leur situation financière. Le secteur doit trouver des moyens d'améliorer l'accessibilité financière et d'étendre la couverture pour que plus de personnes puissent bénéficier des services de santé privés.

La gouvernance du système de santé au Cameroun nécessite depuis longtemps une révision majeure. Caractérisé par un pouvoir de décision centralisé, une coordination médiocre, une régulation insuffisante du secteur privé et une participation limitée des usagers et autorités locales, le système peine à répondre aux besoins de la population. Les réformes initiées dans les années 1990 visent à renforcer la décentralisation, la contractualisation, la participation, la transparence et l'évaluation pour améliorer la gouvernance du système de santé. Ces changements ont transformé l'organisation générale des soins de santé, favorisant un système plus efficace.

La loi n° 2001/1 du 16 avril 2001 a joué un rôle clé en définissant les principes et objectifs du système de santé, garantissant une orientation claire vers des soins de qualité pour tous. Cette loi a établi un cadre solide guidant les actions et politiques de santé, renforçant ainsi l'efficacité du système. De même, la loi n° 2004/17 du 22 juillet 2004 a favorisé la décentralisation en transférant des pouvoirs aux autorités locales, améliorant la coordination des services de santé régionales et adaptant les programmes aux besoins locaux.

La loi n° 2011/12 du 6 mai 2011 a créé le Fonds national de la santé, mobilisant des ressources supplémentaires pour le financement de la santé. Ce fonds a permis d'augmenter les investissements dans les infrastructures, les équipements et la formation des professionnels de santé, améliorant la qualité des soins. Ces réformes institutionnelles ont transformé le paysage de la santé au Cameroun, renforçant le système de santé et le plaçant au centre des préoccupations pour offrir des soins de qualité à la population.

Cependant, il est indéniable que la mise en œuvre de cette réforme a présenté des défis. Malgré les intentions louables et les efforts déployés par les parties concernées, des obstacles ont surgi, entravant les avancées. Bien que la rencontre d'obstacles en cours de route puisse être décourageante, il est crucial de se rappeler que le changement requiert du temps. Ces défis nous permettent d'apprendre et de progresser, en adaptant notre approche pour mieux répondre aux besoins du système et de ses usagers. Avec détermination et persévérance, nous pouvons surmonter ces obstacles pour améliorer la gouvernance du système de santé au Cameroun, un progrès mérité.

L'un des principaux défis de la réforme du système de santé au Cameroun réside dans la centralisation du pouvoir décisionnel, profondément ancrée dans les mentalités. Rompre avec cette tradition n'est pas aisé, exigeant un changement de mentalité et de culture. Il est impératif que tous les acteurs du système de santé comprennent l'importance de la décentralisation et soient prêts à céder un certain contrôle pour le bien commun. De plus, le manque de coordination entre les acteurs complique les initiatives. Une communication et une collaboration efficaces sont cruciales pour la réussite, nécessitant des efforts pour promouvoir le travail d'équipe et le partage des responsabilités.

La faiblesse de la réglementation du secteur privé constitue un autre obstacle à surmonter. Sans surveillance et responsabilisation adéquates, les prestataires de soins privés peuvent privilégier le profit au détriment des patients. Renforcer la réglementation et veiller à son respect favorisera l'équité et garantira à tous un accès à des soins de qualité. Enfin, l'implication et la responsabilisation des usagers sont essentielles pour une réforme significative. Encourager les individus à participer activement à leurs décisions de santé favorisera de meilleurs résultats et des soins centrés sur le patient.

1.3.6. Les services couverts par la CSU au Cameroun

L'un des piliers essentiels de la CSU au Cameroun réside dans la richesse du panier de services offert. En allant des soins préventifs au traitement des maladies chroniques, le programme englobe de manière exhaustive tous les aspects des services de santé. Des vaccinations pour les enfants aux soins prénataux pour les femmes enceintes, en passant par les services d'urgence, chaque individu a accès aux soins nécessaires. Les soins préventifs et promotionnels jouent un rôle clé dans le maintien d'une bonne santé et la lutte contre les maladies. Les vaccins, tels que le BCG et le vaccin contre la Covid-19, ainsi que d'autres immunisations, sont des outils cruciaux pour notre bien-être. Ils agissent comme des boucliers contre les maladies infectieuses, préservant notre santé et notre résilience.

Au-delà des vaccins, les soins préventifs englobent également des interventions en nutrition et santé communautaire. La nutrition est fondamentale pour la santé, et l'accès à des nutriments essentiels est vital. Des services comme la supplémentation en vitamine A et la prise en charge de la malnutrition aiguë sont cruciaux pour le bien-être, en particulier des enfants. L'alimentation du nourrisson et du jeune enfant ainsi que l'intégration du vermifuge renforcent l'impact positif de ces services sur la santé générale.

Les interventions de santé communautaire, telles que le suivi des nouveau-nés et la lutte contre la malnutrition, complètent ce dispositif de soins complet. Les services curatifs, allant des consultations gratuites pour les jeunes enfants au traitement du paludisme, garantissent un accès équitable aux soins pour tous, y compris les femmes enceintes et les nouveau-nés. Cette approche inclusive et holistique assure que chaque individu, quel que soit son statut, reçoit les soins médicaux nécessaires pour une vie saine et épanouie.

De plus, la prise en charge des patients en hémodialyse illustre l'engagement de notre système de santé à répondre à une variété de besoins médicaux. Assurer que les patients en hémodialyse reçoivent les soins nécessaires nous apaise et nous permet d'être sereins. Un autre aspect crucial des soins curatifs concerne l'accès aux traitements antirétroviraux pour les personnes vivant avec le VIH/sida. Ces traitements vitaux améliorent la qualité de vie et réduisent la transmission du virus, représentant ainsi une avancée majeure vers un monde sans sida.

Cette approche holistique s'étend également aux soins de la tuberculose et au dépistage précoce des enfants nés de mères séropositives. En identifiant ces enfants dès le début, nous pouvons leur offrir le soutien et les soins nécessaires pour un avenir plus prometteur et sain. Les soins curatifs englobent également le traitement de l'onchocercose et les services dédiés aux personnes âgées, répondant ainsi de manière ciblée aux besoins de chaque individu de notre communauté.

Cette initiative marque une avancée significative dans le domaine des soins de santé, en offrant une large gamme de services essentiels gratuitement. Avec 185 interventions couvrant la prévention, les soins et le traitement de diverses pathologies, en mettant en avant les besoins des femmes enceintes, des jeunes enfants, des patients en dialyse, des personnes atteintes de tuberculose et des patients VIH positifs. Ce programme inclusif vise à ne laisser personne de côté. En plus des services de santé essentiels, des protocoles infirmiers et médicaux standardisés ont été développés pour les interventions liées au VIH, assurant ainsi des soins cohérents et de qualité.

Cette avancée est cruciale, marquant un progrès vers un accès équitable à des soins de santé de qualité pour tous, indépendamment de leur situation socio-économique ou de santé. L'offre complète de services de santé essentiels et les indicateurs de qualité témoignent de l'engagement des professionnels de la santé et des décideurs politiques à améliorer la vie des individus et des communautés.

1.3.7. Les étapes de la mise en œuvre du programme de couverture santé universelle

Le déploiement de la CSU au Cameroun est une initiative gouvernementale ambitieuse. Le plan d'action pour la CSU constitue un guide complet décrivant les étapes cruciales pour atteindre cet objectif majeur. La phase de planification, qui est la première étape du projet, a débuté en 2015 et s'est poursuivi jusqu'en 2021. Cette étape met l'accent sur la collaboration et la coordination des parties prenantes, garantissant une vision commune et un objectif partagé. La création du Groupe de Travail Technique National de la CSU en 2015 a marqué un jalon essentiel pour évaluer les services de santé essentiels au Cameroun, en examinant l'accessibilité, la participation des ménages et les risques financiers associés aux soins de santé.

La période allant de 2021 à 2023 a renforcé le cadre de gouvernance qui a été mis en place lors de la première phase de la CSU. Cette étape a inclus la création de structures et de processus visant à assurer le bon fonctionnement de la CSU et la fourniture continue de services de santé à la communauté. Un système d'enregistrement des bénéficiaires a été instauré pour identifier et intégrer les personnes éligibles aux services de la CSU. De plus, un mécanisme de financement durable a soutenu les opérations de la CSU, avec le développement d'outils d'accréditation pour assurer la qualité des services de santé.

La communication et la mobilisation communautaire joueront un rôle clé dans la réussite de ce projet. Un plan de communication complet sensibilisera la communauté à ses droits et encouragera une participation active à l'amélioration de la santé. Les prochaines phases du projet s'annoncent prometteuses, avec une gouvernance renforcée, des services de santé clairement définis, un enregistrement efficace des bénéficiaires, des financements durables, des outils d'accréditation et de communication optimisés. L'inauguration de la première phase des services de la CSU à Bertoua, en présence du Ministre de la Santé Publique le 12 avril 2023, symbolise une avancée majeure pour le secteur de la santé au Cameroun, promettant un accès amélioré à des soins médicaux de qualité pour la population.

La première étape de la CSU, qui a été initiée le 12 avril 2023 dans la région de l'Est, avait pour objectif d'enregistrer 2,5 millions de personnes vulnérables, y compris les femmes enceintes, les enfants de moins de cinq ans et les personnes âgées, en donnant la priorité à leurs

besoins spécifiques en matière de santé. Selon le ministre de la santé publique, les chiffres récemment révélés sont tout simplement stupéfiants ! L'analyse des résultats préliminaires de la mise en œuvre de la Phase I du programme de Couverture Santé Universelle (CSU) au Cameroun révèle des avancées significatives depuis son lancement le 12 avril 2023. Plus de 3 millions de personnes ont été enrôlées, dépassant l'objectif initial de 104,17%. Ce succès témoigne de l'engouement de la population pour cette initiative gouvernementale.
Sur le plan de la santé maternelle et infantile, les progrès sont notables. Près de 600 000 femmes enceintes ont bénéficié de consultations prénatales à un coût réduit, et plus de 173 000 accouchements ont été réalisés dans le cadre du programme. La vaccination, pilier de la prévention, a également connu un essor remarquable avec plus d'un million d'enfants ayant reçu le vaccin BCG et plus de 3 millions le vaccin Polio Oral.
Le volet curatif du programme a permis de traiter gratuitement près de 450 000 enfants de 0 à 5 ans pour le paludisme, tandis que plus de 474 000 personnes vivant avec le VIH et plus de 25 000 personnes atteintes de tuberculose reçoivent gratuitement leur traitement. Ces résultats prometteurs soulignent l'impact positif de la CSU sur l'accès aux soins de santé au Cameroun, ouvrant la voie à une amélioration globale de la santé publique dans le pays. En effet, plus de deux millions de personnes ont désormais accès à des consultations, des médicaments, des tests de laboratoire, des accouchements, des séances d'hémodialyse et bien d'autres choses encore. Il est vraiment réconfortant de savoir que tant de personnes reçoivent les soins dont elles ont besoin et qu'elles méritent.

Le Cameroun est actuellement en train d'élaborer une politique nationale d'assurance maladie qui ouvrira la voie à la CSU. Cette politique garantira à chaque citoyen l'accès à des soins de santé abordables, quelle que soit sa situation financière. Mais il ne faut pas ignorer l'état actuel du financement de la santé au Cameroun. A l'heure actuelle, la majorité des dépenses de santé sont couvertes par le paiement direct des usagers. Plus de 70% des dépenses totales de santé sortent directement de la poche des individus et des familles. Cela représente un fardeau immense pour les ménages et les expose au risque de pauvreté et d'endettement en cas de maladie.

Avec 50,4 % provenant de l'État du Cameroun et 49,6 % de divers partenaires techniques et financiers, tels que l'OMS, la Banque mondiale, le Fonds mondial et le Fonds des Nations unies pour l'enfance (UNICEF), la CSU bénéficie d'un solide soutien financier. Cet engagement démontre l'importance accordée à la santé et au bien-être du peuple camerounais. Des idées novatrices ont été proposées pour continuer à financer la CSU. Par exemple, sécuriser les revenus agricoles favoriserait la génération de fonds tout en stimulant la croissance du secteur agricole. De même, l'imposition d'amendes pour les infractions au code de la route pourrait non seulement dissuader ces infractions, mais aussi contribuer aux recettes de la CSU.

De plus, l'introduction de taxes sur l'alcool et le tabac ainsi que l'investissement dans l'hygiène, l'assainissement et le logement sont des pistes pour soutenir le financement de la CSU. En optimisant les contributions obligatoires aux finances publiques, davantage de ressources pourraient être allouées aux programmes et services de santé. Ces diverses sources de financement, variées et prometteuses, ont le potentiel de mobiliser un soutien financier important pour la CSU. Avec un cadre financier robuste en place, la CSU peut poursuivre sa mission de fournir des services de santé de qualité à la population camerounaise. L'engagement du gouvernement et de ses partenaires dans le financement de la CSU est louable, et l'utilisation de ces fonds pour améliorer les résultats des soins de santé au Cameroun est attendue avec impatience.

1.3.8. Enrôlement à la CSU au Cameroun

Le programme de CSU offre aux individus l'opportunité de s'inscrire au système et de profiter des nombreux avantages d'un système de soins de santé universel. Le processus d'inscription à la CSU est pratique, permettant aux individus de s'inscrire de manière autonome, de se rendre dans un centre d'inscription, voire d'être assistés par un agent d'inscription à domicile. Ainsi, une base de données exhaustive est établie, incluant tous les bénéficiaires des soins et services de santé de la phase I de la CSU.

De plus, la conception sécurisée du processus d'inscription assure la confidentialité des données personnelles de chaque individu, renforçant ainsi la confiance dans le système de santé. Les individus peuvent se sentir en sécurité en sachant que leurs informations sont protégées et que leurs besoins de santé seront pris en charge.

L'inscription au système de CSU peut nécessiter la communication d'informations spécifiques telles que le nom, la date de naissance, l'adresse, le genre, l'état civil, la profession et le numéro de téléphone. Ces détails visent à garantir une identification correcte de l'individu et à assurer sa qualification pour les services du système. En plus des informations personnelles, certains documents sont requis pour l'enregistrement, tels qu'une pièce d'identité nationale, un acte de naissance, un titre de séjour, un passeport ou un permis de conduire. Ces documents servent de preuve d'identité et de citoyenneté du bénéficiaire, consolidant ainsi sa position au sein du système de CSU. Si l'individu ne dispose d'aucun de ces documents d'identité, il peut tout de même s'enregistrer avec un document de garant, garantissant ainsi l'équité d'accès aux soins de santé pour tous.

Le processus d'inscription en ligne est tout aussi pratique et accessible à tous. En accédant simplement au site web dédié https://csu.minsante.cm/ou en téléchargeant l'application mobile pour le CSU « ***CameroonHealthCoverage*** », il est possible de compléter le processus d'inscription dans le confort de son domicile. L'obtention d'une carte CSU offre de nombreux avantages. Non seulement cette carte offre une couverture médicale essentielle, mais elle propose également différentes options adaptées aux besoins spécifiques de chaque individu. Qu'il s'agisse d'une personne vulnérable ayant besoin d'aide, une personne non vulnérable prête à contribuer, une personne vivant avec le VIH, la tuberculose ou une insuffisance rénale, il existe une carte CSU pour tous !

Le processus d'obtention de cette carte est tout aussi simple. Après avoir sélectionné le type de carte CSU qui correspond à la situation, le bénéficiaire est appelé à fournir certaines informations nécessaires. Sans crainte, le processus de validation est rapide et efficace. Une fois les informations confirmées, la réception d'un SMS de confirmation assure que vous êtes sur la bonne voie pour obtenir les avantages et les privilèges liés au fait d'être titulaire d'une carte CSU. Mais ce n'est pas la seule chose à prendre en compte ! Comme si le SMS de confirmation n'était pas une raison suffisante de se réjouir, vous avez également la possibilité d'imprimer un reçu. Ce reçu est la preuve que votre demande a été acceptée et contient des informations essentielles. Des détails personnels à votre lieu de résidence, en passant par vos contacts, et même une section pour télécharger votre photo, ce reçu est un enregistrement complet de votre parcours avec la carte CSU.

Pourtant, il y a plus encore ! Une fois que vous avez franchi les étapes nécessaires et obtenu votre carte CSU, vous devenez membre d'un système de soutien. La carte CSU vous permet d'accéder à des services de santé essentiels et de recevoir les soins que vous méritez. Les avantages sont vraiment illimités et, en tant que titulaire d'une carte CSU, vous pouvez être sûr que vos besoins en matière de santé sont pris en compte. Une fois qu'une personne a reçu son reçu d'inscription et sa pièce d'identité, elle est invitée à se rendre dans un centre d'inscription agréé. Là, ils sont accueillis par un agent compétent qui les guidera tout au long de la procédure.

L'agent vérifie soigneusement les informations fournies, s'assurant que chaque détail est exact. Il prend ensuite une photo qui immortalisera à jamais ce moment important. L'agent prend également les empreintes digitales, ajoutant ainsi une couche supplémentaire de sécurité et de personnalisation à la carte CSU. Cette carte deviendra bientôt la clé du porteur pour accéder aux services de santé essentiels.

Une fois ces formalités accomplies, la personne se voit remettre sa carte CSU. Cette carte représente bien plus qu'un simple morceau de plastique. Elle symbolise l'espoir, le progrès et un avenir meilleur. Avec cette carte en main, les personnes peuvent désormais entrer en toute confiance dans les établissements de santé agréés, sachant qu'elles recevront les soins essentiels qu'elles méritent. La carte CSU donne accès à des services de santé de qualité, mais une modeste contribution financière est demandée. Cette contribution varie en fonction du type de carte que possède l'individu. C'est un petit prix à payer pour les immenses avantages et opportunités qu'offre la carte CSU.

1.3.9. Les acteurs et les partenaires impliqués dans la mise en œuvre du programme de couverture santé universelle

La volonté politique du gouvernement camerounais pour la mise en place de la CSU et l'engagement des parties prenantes pour l'atteinte de l'objectif y afférent sont perceptibles. Le gouvernement joue un rôle essentiel en concevant, finançant, réglementant et mettant en œuvre des politiques et des programmes pour promouvoir l'accès aux services de santé essentiels et concrétiser la CSU. L'évaluation de ces politiques et programmes est cruciale pour garantir leur efficacité et leur impact. Le financement public est vital pour assurer la viabilité des programmes de CSU et toucher un maximum de personnes. Le rôle réglementaire du gouvernement est également important pour garantir l'accès à des services de santé en temps opportun. L'effort collectif des acteurs et parties prenantes au Cameroun pour atteindre la CSU est remarquable. Avec le leadership et l'engagement du gouvernement, le Cameroun pourra fournir un accès aux services de santé essentiels à tous ses citoyens.

Les partenaires tels que l'OMS, l'UNICEF, le Fonds mondial de lutte contre le sida, la tuberculose et le paludisme, la Banque mondiale et l'Union européenne jouent un rôle essentiel. Leur expertise, leurs ressources financières et leur soutien logistique sont cruciaux pour améliorer les soins de santé au Cameroun. L'OMS fournit une précieuse assistance technique en utilisant son expertise en santé pour aider le Cameroun à élaborer et à mettre en œuvre des politiques et des stratégies efficaces. Elle soutient la lutte contre les maladies, les programmes de vaccination et le renforcement des systèmes de santé.

L'UNICEF se concentre sur l'amélioration de la santé et du bien-être des enfants en garantissant l'accès à des soins de santé de qualité, en particulier dans les régions reculées. Il assure les vaccinations essentielles, le soutien nutritionnel et l'accès aux services de santé. Le Fonds mondial de lutte contre le sida, la tuberculose et le paludisme soutient le programme CSU en fournissant des ressources financières pour combattre ces maladies et renforcer les systèmes de santé, élargissant ainsi l'accès aux traitements, améliorant les capacités de diagnostic et soutenant la prévention.

La Banque mondiale et l'Union européenne contribuent au succès du programme CSU en fournissant des ressources financières pour le développement des infrastructures et la formation des professionnels de la santé, améliorant ainsi la qualité des services de santé dans tout le pays.

Les bénéficiaires du programme CSU ont accès à des services de santé couverts par le programme. Ils doivent respecter les règles et les normes de qualité des soins. Ils doivent se conformer aux lignes directrices établies par les professionnels de la santé pour recevoir le meilleur traitement possible. Les bénéficiaires du programme CSU sont également encouragés à participer activement à la prévention et à la promotion de la santé. Cela implique de prendre des mesures pour préserver leur santé et leur bien-être, comme des examens réguliers, des vaccinations ou l'adoption d'un mode de vie sain. Il s'agit de donner aux bénéficiaires les moyens de prendre soin de leur santé et de vivre au mieux.

Les collectivités territoriales décentralisées sont responsables de la gestion des services de santé au niveau local et travaillent en collaboration avec les délégations régionales et départementales du ministère de la santé. Leur objectif est de garantir à tous l'accès à des soins de qualité, plaçant ainsi le bien-être des bénéficiaires au premier plan.

Les organisations de la société civile forment l'épine dorsale de tout système de santé, plaidant pour les intérêts et les besoins des utilisateurs. Qu'il s'agisse d'associations de patients, de syndicats, d'organisations non gouvernementales (ONG) ou de médias, ces organisations jouent un rôle essentiel dans la protection des droits et du bien-être des utilisateurs du système de santé. Elles sont la voix du peuple, s'efforçant d'assurer un accès équitable aux soins de santé, d'améliorer la qualité des services et de promouvoir un traitement équitable pour tous.

La défense des droits est primordiale pour ces organisations. Elles œuvrent sans relâche pour sensibiliser aux enjeux de santé et défendre des changements politiques pour le bien commun. Leur plaidoyer met en lumière des questions essentielles comme les droits des patients, les disparités de santé et l'accessibilité des services de santé. En amplifiant les voix des marginalisés, elles contribuent positivement au progrès du système de santé.

En plus du plaidoyer, ces organisations favorisent la mobilisation sociale. Elles incitent les communautés à s'impliquer dans leur santé. Par des événements, des campagnes et des programmes de sensibilisation, elles encouragent la prise en charge de la santé individuelle. Ces initiatives donnent aux individus les moyens de décider en connaissance de cause pour leur bien-être et leurs soins.

Les agents de santé communautaire constituent une autre composante essentielle du système de santé. Ils jouent un rôle crucial dans la prévention et la détection précoce des maladies en fournissant éducation et soutien à leurs communautés. Ces personnes dévouées travaillent sans relâche pour promouvoir la santé et le bien-être au sein de leurs communautés. Elles sensibilisent les membres de la communauté à l'adoption de comportements sains, aux mesures préventives et à l'importance des examens réguliers. En autonomisant les individus grâce à des connaissances et des ressources, les agents de santé communautaire contribuent au développement d'une communauté en bonne santé.

Les ONG jouent un rôle essentiel dans la prestation de services de santé à l'échelle mondiale. En collaborant avec les gouvernements et d'autres parties prenantes, elles assurent une réponse efficace aux besoins de santé des communautés. Ce partenariat unit l'expertise, les ressources et le dévouement de diverses organisations pour offrir des services de santé plus complets. Les ONG sont des moteurs de changement positif dans le domaine de la santé, que ce soit par la fourniture de soins médicaux, le soutien aux campagnes de santé communautaire ou la défense de politiques en faveur de la santé universelle.

Grâce à leur collaboration avec les gouvernements, les ONG étendent la portée des services de santé aux régions éloignées et mal desservies, offrant des soins à ceux qui en étaient auparavant privés. Ces partenariats comblent les lacunes en matière de santé, veillant à ce que personne ne soit laissé pour compte.

De plus, les ONG ne se concentrent pas uniquement sur la prestation immédiate de services de santé, mais également sur la promotion de politiques et de programmes favorisant la santé universelle. Leur collaboration avec les gouvernements et d'autres parties prenantes leur permet de contribuer activement à l'élaboration de politiques de santé inclusives, équitables et durables, entraînant des changements systémiques qui s'attaquent aux causes profondes des disparités en matière de santé.

1.3.10. Les outils et les systèmes de suivi-évaluation du programme de couverture santé universelle

Le suivi et l'évaluation du programme de CSU au Cameroun revêt une importance cruciale pour mesurer les progrès, évaluer les résultats et apprécier l'impact sur la santé de la population. Cette démarche garantit que le programme répond aux besoins de la population et a un impact significatif sur leur qualité de vie. Le suivi et l'évaluation nous permettent de mesurer les avancées, de rendre compte des activités, des ressources et des partenariats du programme de CSU. Ces informations sont essentielles pour identifier les bonnes pratiques et pour améliorer continuellement le programme au profit du peuple camerounais.

Divers types de systèmes de suivi et d'évaluation peuvent être adaptés aux besoins spécifiques du programme de CSU, démontrant l'engagement du gouvernement camerounais envers l'efficacité du programme et les besoins de la population. Le gouvernement adopte une approche proactive en mettant en place des outils pour suivre et évaluer les progrès. Parmi ces outils, le système d'information sur la gestion de la santé permet de contrôler les services de santé fournis.

Le gouvernement a également mis en place un système de comptes nationaux de la santé (CNS), servant de mécanisme de suivi des dépenses de santé. Cela lui permet de surveiller de près la collecte et l'utilisation des fonds dans le secteur de la santé, garantissant ainsi transparence et responsabilité. Ce dispositif facilite l'identification des besoins en ressources supplémentaires et la prévention des gaspillages, assurant une utilisation judicieuse des fonds pour la réalisation de la couverture sanitaire universelle pour l'ensemble de la population camerounaise.

Parmi les initiatives notables du gouvernement, le Financement Basé sur la Performance (FBP) se distingue. Ce système offre des incitations aux prestataires de soins de santé en fonction de leurs performances par rapport aux objectifs de santé. L'impact positif de ce dispositif sur l'ensemble des soins de santé est indéniable. En motivant les prestataires à viser l'excellence et en veillant à ce que les patients reçoivent les meilleurs soins, le FBP encourage l'amélioration continue de la prestation des services de santé.

En plus du FBP, les évaluations d'impact jouent un rôle crucial dans l'appréciation de l'efficacité des programmes de CSU au Cameroun. Ces évaluations permettent de déterminer si les programmes atteignent les objectifs fixés. En menant des évaluations approfondies, le gouvernement peut identifier les domaines à améliorer et effectuer les ajustements nécessaires pour renforcer l'impact de ces programmes. Cet engagement en faveur de l'évaluation garantit une utilisation efficace des ressources et assure que le système de santé continue de progresser et de se perfectionner.

Des systèmes de suivi et de *reporting* surveillent les progrès des programmes de santé publique au Cameroun, essentiels pour garantir le succès. En fournissant un suivi en temps réel des indicateurs clés et une évaluation continue, ces systèmes permettent au gouvernement de détecter les problèmes et d'intervenir rapidement. Un solide système de suivi et de rapport vérifie les avancées des programmes de CSU et leurs résultats. Ces approches renforcent l'efficacité des programmes en identifiant les lacunes. Le système de suivi et d'évaluation révolutionne le secteur de la santé au Cameroun, offrant un retour d'information en temps réel.

1.3.11. Les indicateurs et les sources de données pour le suivi-évaluation du programme de couverture santé universelle

Pour assurer le succès du programme de CSU au Cameroun, il est essentiel d'utiliser une variété d'indicateurs et de sources de données pour obtenir des informations précieuses sur sa mise en œuvre et son efficacité. La surveillance de l'impact de la CSU est primordiale pour repérer les domaines nécessitant une attention spéciale et des améliorations.

La couverture des services de santé est un indicateur clé de l'accessibilité à des services essentiels tels que les consultations, les hospitalisations, les vaccinations et la contraception. Cela évalue l'efficacité des programmes de santé publique. Les aspects financiers sont cruciaux pour déterminer si la CSU protège contre les risques financiers et réduit les dépenses de santé catastrophiques qui menacent la stabilité financière et l'accès aux soins. Diverses sources, telles que des enquêtes nationales et des données médicales, évaluent les progrès des programmes de santé publique au Cameroun pour des décisions éclairées et une amélioration de l'efficacité des initiatives.

Un ensemble d'indicateurs essentiels évalue l'impact de la CSU sur la santé, mesurant les résultats positifs à travers des critères tels que les taux de mortalité, l'espérance de vie et la morbidité. Ces indicateurs mettent en lumière l'effet global de la CSU. Les indicateurs d'équité en santé évaluent l'accès équitable aux soins pour tous, indépendamment du statut socio-économique ou géographique, révélant les disparités d'accès aux soins et veillant à ce que personne ne soit exclu.

Les indicateurs de processus mesurent les avancées des programmes de CSU, mettant en lumière les différentes étapes du projet, l'utilisation des ressources et la qualité de la mise en œuvre. En surveillant de près ces indicateurs, il est possible d'identifier les éventuels obstacles ou défis pouvant perturber l'efficacité du programme, permettant ainsi de prendre des décisions éclairées et d'apporter des ajustements pour maintenir le cap.

Un autre ensemble d'indicateurs pertinents comprend les mesures de résultats, évaluant les changements immédiats ou à court terme générés par les programmes de CSU sur leurs bénéficiaires. Par exemple, ces mesures évaluent l'accès aux services de santé ou la réduction des dépenses médicales personnelles. Ces données concrètes illustrent l'impact réel des programmes sur les individus et les communautés, facilitant ainsi l'évaluation de leur efficacité dans la réalisation des objectifs fixés.

En outre, les indicateurs d'impact examinent les effets à long terme des programmes de CSU sur la santé de la population, offrant une vision globale de leur influence sociétale. Ils reflètent des améliorations durables de la santé, telles que la réduction des taux de mortalité ou l'augmentation de l'espérance de vie. Ces mesures soulignent les avantages à long terme de l'investissement dans ces programmes, plaidant en faveur de leur expansion et de leur durabilité.

La disponibilité et l'utilisation de données précises sont essentielles pour surveiller et améliorer l'efficacité du système de santé. Heureusement, plusieurs sources de données fiables sont disponibles pour recueillir des informations sur ces indicateurs.

Les enquêtes nationales de santé fournissent des informations complètes sur divers indicateurs de santé, aidant à mieux comprendre l'état de santé de la population et à identifier les domaines à améliorer. Les données administratives des prestataires de soins de santé et des programmes d'assurance offrent également des informations précieuses pour évaluer l'utilisation des services de santé et repérer les lacunes en matière de couverture ou d'accès.

Les systèmes d'information et de surveillance de la santé collectent et analysent les données essentielles pour une surveillance continue des indicateurs de santé. Cette surveillance en temps réel permet d'identifier les problèmes, éclairant ainsi les politiques et les décisions. L'utilisation efficace de ces indicateurs est cruciale pour améliorer les programmes de santé au Cameroun. En suivant les progrès et en comprenant les défis, les décideurs peuvent améliorer l'accessibilité et la qualité des soins, garantissant de meilleurs résultats en santé pour la population.

1.4. Les défis liés à la mise en œuvre du programme de CSU au Cameroun

La mise en œuvre de la CSU au Cameroun est confrontée à plusieurs défis qui entravent son progrès et sa réussite. Ces défis sont catégorisés en cinq domaines : le financement, la gouvernance, la prestation de services, la demande et la qualité.

Sur le plan financier, les ressources insuffisantes entravent la mise en œuvre efficace et la durabilité des programmes de CSU, avec une participation du secteur privé restant faible. Les faiblesses en matière de gouvernance conduisent à des services de santé de mauvaise qualité, entraînant des résultats sanitaires médiocres et une satisfaction des patients insatisfaisante en raison de lacunes de coordination et de manque de transparence.

En ce qui concerne la prestation de services, des infrastructures et équipements de santé inadéquats, en particulier dans les zones reculées, entravent l'accès aux soins pour les populations vulnérables. Une pénurie de personnel de santé qualifié dans les régions rurales affecte les efforts d'expansion des services de santé.

Malgré les efforts du gouvernement, la faible participation de la population à la CSU se traduit par des taux d'inscription faibles, avec un faible pourcentage de la population totale inscrite. Les facteurs contribuant à la faible implication comprennent la pauvreté, le manque d'informations et l'éloignement des centres d'inscription.

Pour améliorer l'engagement de la population, des campagnes de communication et de sensibilisation sont nécessaires pour informer sur les avantages de la CSU et les procédures d'inscription en utilisant des canaux adaptés comme la radio, la télévision et les leaders communautaires. Les défis économiques et sécuritaires au Cameroun, y compris l'insécurité et l'instabilité économique, ont un impact significatif sur la mise en œuvre de la CSU en perturbant les services de santé et en réduisant les investissements dans le secteur de la santé.

1.5. Les opportunités à saisir avec la mise en œuvre de CSU au Cameroun

La mise en œuvre de la CSU au Cameroun ouvre de larges horizons pour le système de santé. Elle promet un accès amélioré aux soins pour tous les citoyens en renforçant les infrastructures de santé, en modernisant les hôpitaux, en établissant de nouvelles installations dans les zones sous-desservies et en améliorant les compétences du personnel médical. Cette initiative garantit un accès équitable aux soins de qualité à l'échelle nationale, favorisant le développement de l'expertise locale.

De plus, l'établissement de systèmes d'information et de gestion efficaces est un pilier crucial de la CSU. Cette approche vise à rationaliser les soins de santé, à améliorer la qualité des services pour les patients et à renforcer l'efficacité globale du système de santé. Des systèmes d'information robustes faciliteront l'accès aux dossiers médicaux, permettant des diagnostics et des traitements plus précis.

La CSU met l'accent non seulement sur les soins curatifs, mais aussi sur la prévention des maladies et la promotion de la santé. En sensibilisant à la prévention des maladies et en promouvant des modes de vie sains, cette approche améliore le bien-être global. La CSU joue un rôle crucial dans le développement durable, la réduction de la pauvreté et l'amélioration de la qualité de vie des populations.

En favorisant l'engagement communautaire et en donnant aux citoyens une voix dans la gestion des services de santé, la CSU renforce le sentiment d'appartenance et d'engagement. Cette approche collaborative contribue à des services de santé mieux adaptés aux besoins locaux, améliorant ainsi l'efficacité et l'impact des interventions médicales.

Les contraintes financières limitent l'accès aux soins de santé, mais la CSU surmonte efficacement ces défis. En mutualisant les ressources, la CSU garantit un accès équitable aux services pour tous, quel que soit leur statut financier. Cela favorise l'égalité et réduit les disparités dans l'accès aux soins de santé, soulageant les choix difficiles pour les individus. La CSU garantit les soins de santé comme un droit, pas un privilège, permettant à tous de conserver leur santé sans contraintes financières.

L'impact positif de la mise en œuvre de la CSU dépasse l'accès aux soins de santé. En favorisant la participation communautaire et l'implication dans la prise de décisions, la CSU donne aux individus le pouvoir de prendre en charge leur santé. Ce sens des responsabilités conduit à une plus grande sensibilisation aux mesures préventives et à des choix de mode de vie plus sains. Par conséquent, le taux de productivité augmente car les individus sont en meilleure santé, plus énergiques et capables de contribuer efficacement à la société.

Éliminer les barrières financières à l'accès aux soins de santé est une étape cruciale pour réduire les disparités en matière de santé, garantissant que personne ne soit laissé pour compte. Cela renforce un sentiment de solidarité nationale, unissant les efforts pour soutenir le bien-être de tous. Les initiatives de la CSU à cet égard sont louables et auront un impact significatif sur la société.

De plus, la CSU joue un rôle vital dans la promotion de la recherche en santé. En investissant dans la recherche, nous acquérons une meilleure compréhension des interventions et des traitements efficaces pour améliorer la santé des individus. Ces informations peuvent être appliquées aux soins de santé, garantissant des soins optimaux. L'engagement de la CSU dans la promotion de la recherche en santé conduira à des découvertes révolutionnaires et des avancées médicales.

De plus, les efforts de la CSU pour promouvoir l'innovation en matière de santé sont remarquables. L'innovation est essentielle pour le progrès. En favorisant un environnement propice aux nouvelles idées et technologies, la CSU ouvre la voie à des changements dans les soins de santé, conduisant à de meilleurs traitements, des systèmes de santé plus efficaces et des résultats de santé améliorés pour tous.

En adoptant la Coordination des Services d'Urgence, les professionnels de la santé utilisent les télécommunications, la télémédecine et les applications mobiles pour mettre en relation les patients et les soignants. La CSU améliore l'accès aux soins, en particulier dans les régions sans infrastructure médicale. Les technologies de télécommunication permettent aux patients de contacter des professionnels en temps réel, en supprimant les barrières. Ainsi, les habitants des régions éloignées accèdent aux soins sans de longs trajets ni des coûts élevés. Les possibilités semblent infinies !

De plus, la mise en place d'un système de CSU facilite la collecte systématique de données de santé à l'échelle nationale. Cela transforme le paysage pour les prestataires de soins de santé et les décideurs politiques. Grâce à des données de santé complètes, les décideurs politiques peuvent prendre des décisions éclairées sur l'allocation des ressources, les politiques de santé et les interventions médicales. Cela permet une évaluation plus précise des besoins de santé de la population et des interventions ciblées pour résoudre des problèmes spécifiques. Ainsi, l'efficacité globale et les performances du système de santé s'améliorent, entraînant de meilleurs résultats de santé pour tous.

1.6. Les facteurs de succès de la CSU au Cameroun

Le succès de la mise en œuvre de la CSU au Cameroun dépendra de plusieurs facteurs critiques de réussite, notamment la volonté et l’engagement politiques, un leadership fort, des mécanismes de financement durables, le développement et la fidélisation du personnel de santé, le développement des infrastructures de santé, la mise en place des mécanismes d'assurance qualité et de responsabilisation, une collaboration multisectorielle et la participation des communautés.

1.6.1. Une volonté politique et un engagement forts de la part du gouvernement

Une forte volonté politique et un engagement de la part du gouvernement et des autres acteurs sont indispensables pour assurer le succès de la mise en œuvre de la CSU. Cela nécessite des politiques qui accordent clairement la priorité à la CSU, des ressources financières adéquates et des systèmes de gouvernance efficaces. En effet, un engagement politique fort démontre la volonté des dirigeants et des décideurs de mettre en place la CSU de manière efficace et durable. Cet engagement place la santé comme une priorité nationale. Lorsque les dirigeants politiques reconnaissent l'importance de la santé et de l'accès aux soins pour le bien-être de la population, ils sont plus susceptibles de consacrer les ressources nécessaires à la mise en œuvre de la CSU. Cela peut inclure la mobilisation de financements domestiques, tels que des allocations budgétaires pour la santé, ainsi que la recherche de financements externes, tels que des partenariats avec des organisations internationales de santé. L'engagement politique peut également encourager la participation du secteur privé et de la société civile dans la réalisation de la CSU.

1.6.1.1. Une gouvernance efficace

Une structure de gouvernance efficace facilite la coordination adéquate entre les divers acteurs impliqués dans la mise en œuvre de la CSU, y compris les ministères de la santé, les organismes de réglementation, les fournisseurs de soins de santé, les agences de financement et la société civile. Une planification stratégique claire, avec des objectifs spécifiques et des indicateurs de performance, guide les actions et assure une utilisation efficace des ressources disponibles. Cela nécessite une gestion adéquate des ressources financières et humaines allouées à la CSU, garantissant une utilisation des ressources efficace et équitable.

La transparence dans la prise de décision, la gestion des ressources et les processus de mise en œuvre est cruciale. La diffusion régulière d'informations sur les politiques de santé, les budgets, les indicateurs de performance et les résultats est essentielle. Une gouvernance efficace implique l'inclusion et la participation active des parties prenantes telles que les citoyens, les patients, la société civile et les organisations professionnelles de santé, intégrant les besoins et les perspectives de la population. Cette approche renforce la légitimité des politiques et des actions entreprises, tout en favorisant la responsabilité des parties impliquées.

1.6.1.2. Un système de santé performant

Un facteur clé de succès dans la mise en œuvre de la CSU est la performance du système de santé. Un système de santé performant garantit un accès équitable et abordable aux services de santé pour l'ensemble de la population. Il fournit des services de santé de haute qualité, met l'accent sur la prévention des maladies et la promotion de la santé. De plus, il établit des mécanismes de financement appropriés pour soutenir la CSU.

Un tel système permet une planification stratégique, une allocation efficace des ressources, une gestion budgétaire transparente et une utilisation optimale des technologies de l'information et de la communication pour soutenir les processus de gestion. Ces mesures garantissent une gestion efficace des ressources disponibles, y compris les ressources humaines, financières et matérielles.

1.6.1.3. Implication des populations

L'implication des populations est aussi un facteur déterminant pour le succès de la CSU au Cameroun. Elle favorise l'appropriation, l'adaptation aux besoins locaux, la connaissance des obstacles et des solutions, la sensibilisation et la mobilisation sociale, ainsi que le contrôle social et la redevabilité. L'implication des populations permet de construire une CSU plus durable et centrée sur les besoins réels des individus et des communautés, en renforçant leur rôle en tant qu'acteurs clés de leur propre santé. Les individus et les communautés peuvent jouer un rôle important dans la sensibilisation de leur entourage, en promouvant l'importance de l'accès aux soins de santé et en encourageant la participation aux programmes de la CSU. Leur témoignage personnel peut avoir un impact significatif sur la prise de décision et la mobilisation des ressources.

Lorsque les individus et les communautés sont impliqués dans la conception, la mise en œuvre et l'évaluation des politiques de santé, ils se sentent davantage responsables de leur propre santé et de celle de leur communauté. Cela favorise l'adoption de comportements sains, la participation active à la recherche de solutions et une meilleure utilisation des services de santé. Les populations sont les mieux placées pour comprendre leurs propres défis en matière de santé, leurs préférences culturelles et leurs contraintes économiques. Leur participation active aide à adapter les politiques et les services de santé pour répondre aux besoins spécifiques de chaque communauté, ce qui renforce l'acceptabilité et l'efficacité de la CSU.

1.6.1.4. Partenariat avec les acteurs non étatiques

Les partenariats avec les acteurs non étatiques jouent un rôle primordial dans la réalisation de la CSU au Cameroun. Cette collaboration exploite leur expertise, leurs ressources et leur rayonnement auprès des populations marginalisées, favorisant l'innovation, renforçant la surveillance et assurant la responsabilité. En s'unissant avec des organisations de la société civile, des ONG, des institutions académiques et des partenaires privés, ces acteurs soutiennent de manière inclusive et efficace les objectifs de la CSU.

Les partenaires non étatiques fournissent des ressources financières, techniques et humaines pour renforcer les efforts de la CSU. Ils collectent des fonds, impulsent des initiatives innovantes et apportent leur expertise dans des domaines critiques comme la recherche, la formation et la gestion des systèmes de santé. Ce partenariat élargit les opportunités de financement et renforce les capacités essentielles pour les objectifs de la CSU.

En raison de leur proximité avec les populations marginalisées et vulnérables souvent exclues des services de santé, les acteurs non étatiques comprennent les défis uniques auxquels ces groupes sont confrontés. Ils peuvent adapter leurs approches pour répondre à leurs besoins spécifiques, améliorant ainsi l'accès aux soins de santé pour les populations défavorisées et progressant vers une couverture maladie universelle.

Grâce à leur flexibilité et leur esprit innovant, les acteurs non étatiques favorisent l'expérimentation et l'innovation dans la mise en œuvre de la CSU. Ils testent de nouvelles approches, développent des modèles de soins innovants et adaptent des solutions pour répondre aux besoins spécifiques des populations. Ce partenariat favorise l'innovation et la diffusion des meilleures pratiques à plus grande échelle.

1.6.2. Un leadership solide pour le succès du programme de CSU

Le programme de CSU représente une initiative novatrice visant à fournir des services de santé de qualité à tous, sans distinction de statut socio-économique. Cette ambitieuse entreprise a le potentiel de révolutionner le paysage des soins de santé et d'enrichir la vie de millions d'individus. Toutefois, la réussite du programme CSU repose incontestablement sur un leadership solide.

Un leader fort incarne la vision, la détermination et la pensée stratégique nécessaires à la concrétisation du programme, surmontant ainsi les obstacles rencontrés. L'importance d'un leadership robuste réside dans une approche coordonnée et multidimensionnelle, impliquant divers acteurs tels que des organismes gouvernementaux, des prestataires de soins de santé et des compagnies d'assurance, unis dans la poursuite d'un objectif commun.

Ce leader sait fédérer ces différentes parties prenantes, aligner leurs actions et assurer une convergence vers des objectifs partagés, fondamentaux pour une mise en œuvre efficace de la santé publique universelle. Il est indispensable pour prendre des décisions courageuses et audacieuses, nécessaires à l'établissement de la couverture sanitaire universelle, malgré les défis et les réorganisations potentielles des systèmes de santé.

En outre, un leadership fort inspire confiance et obtient le soutien du programme de santé publique universelle. La vision, l'expertise et la détermination d'un leader passionné pour l'amélioration des soins de santé favorisent l'engagement actif de tous les acteurs. Par son inspiration et sa motivation, il crée un sentiment d'unité et de responsabilité partagée, surmontant ainsi tout scepticisme ou résistance au sein de la communauté des soins de santé ou de la population.

1.6.3. Des mécanismes de financement durables comme facteur de succès du programme de CSU

Pour atteindre et maintenir la CSU, il est essentiel d'établir des mécanismes de financement solides. L'un des défis majeurs réside dans la garantie de fonds suffisants pour soutenir le programme. Les dépenses de santé peuvent être substantielles, et sans un financement durable, la fourniture de soins de qualité à tous devient ardue. En favorisant des mécanismes innovants tels que les régimes d'assurance maladie, les systèmes fiscaux et les partenariats public-privé, un flux constant de fonds est assuré pour renforcer la CSU.

Ces mécanismes de financement durables fournissent non seulement les fonds nécessaires pour les services de santé, mais contribuent également à garantir leur utilisation efficace. Avec des sources de financement dédiées, les gouvernements peuvent allouer les ressources de manière efficace, ciblant les domaines qui nécessitent une attention particulière. De plus, de tels mécanismes de financement peuvent réduire les dépenses directes des individus, rendant les soins de santé plus abordables et accessibles à tous.

Par ailleurs, des mécanismes de financement durables sont indispensables pour promouvoir la responsabilité et la transparence dans les systèmes de santé. En établissant des lignes directrices claires sur l'allocation et l'utilisation des fonds, nous évitons les abus et les détournements de ressources, renforçant ainsi la confiance du public dans le système de santé et encourageant la participation à la CSU. Les mécanismes de financement durables garantissent le succès des programmes de CSU en fournissant des fonds essentiels et en facilitant l'allocation efficace des ressources.

1.6.4. Le développement et la fidélisation du personnel de santé comme facteur de succès du programme de CSU

Le développement et la fidélisation du personnel de santé sont essentiels pour le succès des programmes de CSU. Des professionnels bien formés, compétents et dévoués ont un impact positif sur la qualité et l'accessibilité des soins de santé, en particulier dans les régions éloignées ou mal desservies. Des études, telles que celles menées par le Programme de Santé de la Reproduction et de la Famille, mettent en lumière les principaux facteurs influençant la fidélisation du personnel de santé dans les régions éloignées.

La vision de la CSU à l'horizon 2030 met clairement l'accent sur le développement et la fidélisation du personnel comme piliers fondamentaux pour garantir une CSU. Cela nécessite des efforts continus pour renforcer le travail d'équipe au sein des équipes de santé, autonomiser les professionnels de santé et mettre en place des programmes flexibles capables de s'adapter efficacement aux défis émergents. De plus, il est crucial de souligner le lien étroit entre le développement du personnel de santé et la réalisation des objectifs mondiaux de santé et de développement.

En optimisant les programmes de services de santé et en investissant dans une stratégie nationale de financement durable de la santé, des progrès vers une couverture sanitaire universelle sont réalisables. Cela permet de surmonter les défis courants des systèmes d'assurance maladie et d'aide médicale. Le développement et la fidélisation du personnel sont essentiels pour le succès des programmes de CSU, car leur dévouement améliore les services et garantit une couverture pour tous dans le monde entier.

1.6.5. Le développement des infrastructures de santé comme facteur de succès du programme de CSU

Le développement des infrastructures de santé est déterminant pour la réussite de la CSU. Ces infrastructures jouent un rôle fondamental en garantissant un accès équitable et financier aux services de santé nécessaires.

Pour concrétiser la vision ambitieuse de la CSU, il est vital d'établir des infrastructures de santé robustes et accessibles. Elles sont essentielles pour fournir une gamme complète de services de santé, couvrant tous les aspects de la santé publique, et constituent le fondement de la CSU. Malgré des progrès, des obstacles persistent, soulignant l'urgence de renforcer ces infrastructures. En investissant dans ces bases solides, la CSU peut transformer les soins de santé, assurant une couverture exhaustive et équitable pour tous.

1.6.6. La mise en place des mécanismes d'assurance qualité et de responsabilisation comme facteur de succès du programme de CSU

Établir des mécanismes d'assurance qualité est crucial pour garantir le succès des programmes de CSU. Selon l'OMS, la CSU est atteinte lorsque l'ensemble de la population a un accès équitable à des services de santé de qualité sans rencontrer de barrières financières importantes. Mettre l'accent sur le rôle essentiel de l'assurance qualité dans la fourniture de soins de santé pour tous, sans exclusion, est primordial.

Pour améliorer les performances du système de santé et garantir une CSU efficace, des actions doivent être mises en œuvre à différents niveaux - national, régional et international - en matière de politique de santé. Cela implique la mise en place de mécanismes d'assurance qualité pour garantir la fiabilité des services de santé, tout en promouvant une vision holistique de la santé qui équilibre les dimensions sociales, économiques et environnementales.

De plus, protéger les patients contre les risques financiers et garantir des soins de qualité sont des piliers fondamentaux pour établir des mécanismes d'assurance qualité et de responsabilité. Des systèmes de santé fiables et de haute qualité qui inspirent confiance aux individus et aux communautés sont essentiels pour atteindre la CSU et garantir la santé pour tous, en veillant à ce que personne ne soit laissé pour compte. Explorer diverses modalités de financement, y compris les contributions financières et les régimes non contributifs, est essentiel pour soutenir efficacement la mise en œuvre de la CSU.

1.6.7. La collaboration multisectorielle et la participation des communautés comme facteur de succès du programme de CSU

La collaboration multisectorielle et la participation communautaire sont des piliers essentiels pour le succès des programmes de CSU. Impliquer divers secteurs tels que la santé, l'éducation, l'environnement et l'économie est crucial pour créer des approches de santé complètes et durables. En établissant des partenariats avec des organisations non gouvernementales, des entreprises privées et des institutions académiques, les programmes de CSU peuvent bénéficier de perspectives variées et de ressources complémentaires pour améliorer l'accès aux soins de santé.

L'OMS souligne que le Plan d'Action Global pour la Santé vise à renforcer les partenariats entre diverses organisations mondiales travaillant dans le domaine de la santé et du développement pour améliorer la santé mondiale. Cette coopération renforcée impacte directement la durabilité et l'efficacité des initiatives de CSU en intégrant les efforts de plusieurs secteurs pour atteindre une couverture sanitaire universelle plus inclusive (OMS, 2019). En promouvant une approche inclusive et holistique de la santé publique, ces collaborations favorisent des solutions innovantes adaptées aux besoins spécifiques de chaque communauté.

De plus, la vision CSU 2030 souligne l'importance de l'engagement communautaire dans l'accès aux services de santé. Cette approche soutient la CSU en permettant à chaque individu de bénéficier d'une gamme complète de services de santé (Abdelaziz, 2021). En encourageant la participation communautaire dès la phase de conception du programme, les besoins locaux peuvent être identifiés, assurant la pertinence des interventions mises en place.

Selon Boidin (2018), la participation communautaire, en collaboration avec les acteurs du système de santé, est également cruciale pour le développement de programmes de CSU efficaces en Afrique. Cette approche met en lumière le rôle central des communautés locales dans la planification et la mise en œuvre des systèmes de santé, renforçant la pertinence et l'adoption de la CSU au niveau local. En promouvant la co-création de solutions avec les populations locales, une meilleure acceptation des politiques de santé et une appropriation des actions de promotion et de prévention de la santé peuvent être assurées.

Conclusion

La **CSU** au Cameroun est un pilier essentiel pour améliorer la santé publique et garantir l'équité en matière d'accès aux soins. La mise en œuvre de la CSU au Cameroun est un processus en cours qui a connu des progrès importants, mais qui est également confronté à de nombreux défis. Le gouvernement camerounais, avec l'appui de ses partenaires techniques et financiers, s'est engagé à relever ces défis et à faire de la CSU une réalité pour tous les Camerounais.

Ce premier chapitre a examiné en détail les multiples aspects de la CSU, depuis ses fondements jusqu'aux opportunités qu'elle offre. L'objectif est de transformer de manière significative le paysage sanitaire en luttant contre les inégalités et en assurant un accès équitable à des services de santé de qualité pour tous, indépendamment de leur situation socio-économique.

La CSU vise à garantir à chaque individu un accès inconditionnel à des soins de qualité, sans être exposé à la précarité financière. En s'appuyant sur des piliers tels que l'universalité, l'équité, la solidarité et la qualité des soins, la CSU aspire à ériger un système de santé robuste et inclusif pour la population camerounaise, offrant une couverture financière contre les risques sanitaires.

L'implémentation de la CSU apporte de nombreux bénéfices, allant de la réduction des disparités en matière de santé au renforcement du système de santé national, en passant par la protection économique des individus et des familles. En favorisant un accès équitable aux soins et en optimisant la qualité des services, la CSU contribue de manière significative à l'amélioration de la santé et du bien-être de l'ensemble de la population camerounaise.

Malgré les progrès réalisés, des défis persistent, notamment en matière de mobilisation des ressources pour assurer la pérennité et l'efficacité du système de santé. Pour progresser vers une couverture sanitaire universelle effective, le Cameroun doit renforcer sa gouvernance et son financement dans ce domaine. Les opportunités résident dans la collaboration multisectorielle et l'innovation, permettant d'optimiser l'utilisation des ressources et de personnaliser les politiques de santé.

Les clés de succès pour la mise en œuvre de la CSU incluent une volonté politique affirmée, la participation active des intervenants de la santé et un suivi attentif des indicateurs de santé pour évaluer les progrès accomplis. En investissant de manière stratégique dans la CSU, le Cameroun peut ériger un système de santé solide, équitable et résilient, favorisant le bien-être de tous ses concitoyens.

Progrès vers la Couverture Sanitaire Universelle : Le Cameroun a-t-il adopté la meilleure approche ? En adoptant une démarche collaborative et novatrice, le Cameroun peut consolider les assises de son système de santé, garantissant ainsi un accès équitable à des soins de qualité pour l'intégralité de sa population.

Le prochain chapitre examinera l'impact des technologies numériques sur la modernisation du secteur de la santé au Cameroun. Il mettra en lumière les avantages potentiels tels que l'amélioration des soins de santé et l'extension de l'accès aux services médicaux. Cependant, il abordera également les défis liés à la protection des données et à l'équité d'accès. La transformation numérique de la santé au Cameroun nécessite une planification stratégique et une collaboration intersectorielle pour saisir les opportunités offertes par les technologies numériques.

Chapitre 2 : Technologies numériques en santé : Quels avantages et risques pour le secteur de la santé ?

Introduction

Dans ce chapitre, nous plongeons au cœur de la révolution numérique qui a profondément transformé le secteur de la santé. L'émergence rapide des technologies numériques a ouvert des perspectives innovantes dans divers domaines, de la communication à l'industrie. Cependant, cette évolution rapide soulève également des questions cruciales sur les bénéfices potentiels, les défis à relever, et les limites éventuelles de cette transformation numérique. Au cours de notre exploration, nous allons non seulement mettre en lumière les avantages substantiels qu'elle offre en termes d'efficacité et de connectivité, mais aussi examiner de près les défis pratiques et éthiques auxquels elle confronte, tels que la protection de la vie privée et la sécurité des données.

Ce chapitre se veut un guide exhaustif pour appréhender l'impact des technologies numériques sur la prestation des soins de santé. Il offre une vision éclairée des progrès significatifs, tout en abordant les zones de préoccupation légitime. En explorant les implications pratiques de l'intégration des technologies numériques dans le secteur de la santé, on peut mieux comprendre les défis et les opportunités qui façonnent l'avenir des soins médicaux.

Êtes-vous prêt à plonger dans le domaine complexe et passionnant des technologies numériques utilisées dans le secteur de la santé ? Joignez-vous à nous pour une aventure captivante à la découverte des possibilités, des défis et des limites de cette révolution en cours. Venez explorer les avancées révolutionnaires qui transforment le paysage des soins de santé et ouvrent de nouvelles voies vers des soins améliorés et accessibles à tous. Venez explorer les avancées technologiques révolutionnaires qui repoussent les frontières traditionnelles de la médecine et ouvrent de nouvelles perspectives pour une santé optimale et personnalisée.

2.1. Définition et typologie des technologies numériques appliquées à la santé

Avant d'explorer en détail les technologies numériques dans le domaine de la santé, il est important de les définir et de les classer. Cette classification nous permettra de mieux comprendre la gamme d'outils disponibles, allant des applications mobiles aux dispositifs médicaux connectés, en passant par la télémédecine et les plateformes de santé numérique.

L'objectif de cette section est de donner un aperçu éclairant des technologies numériques de santé, ce qui préparera le terrain pour une exploration approfondie de leurs applications, de leurs avantages et des défis associés. Ainsi, cette section vise à présenter et à catégoriser les différentes technologies numériques de santé, afin de faciliter une analyse détaillée de leur utilisation et de leur impact.

2.1.1. Qu'est-ce que la santé numérique ?

La santé numérique, également appelée e-santé ou santé électronique, fait référence à l'utilisation des technologies de l'information et de la communication (TIC) dans le domaine de la santé. Ces technologies incluent les ordinateurs, les appareils mobiles, les logiciels, Internet et les dispositifs médicaux connectés.

En d'autres termes, la santé numérique désigne l'application des outils et ressources technologiques modernes pour améliorer les soins de santé et la prise en charge des patients. Son objectif premier est d'améliorer la prestation des soins de santé, la gestion des données médicales, et la promotion de la santé. Cette approche englobe une vaste gamme d'applications, allant des dossiers médicaux électroniques et la télémédecine aux applications mobiles de suivi de la santé, en passant par les systèmes de surveillance de la santé publique, les outils d'aide à la décision clinique basés sur l'intelligence artificielle, et les dispositifs portables pour le suivi des paramètres physiologiques, entre autres (Aho, 2016).

La santé numérique vise à améliorer non seulement l'efficacité, l'accessibilité, la qualité, et la sécurité des soins de santé, mais également à faciliter la gestion des données médicales à l'échelle individuelle et collective. Elle offre des opportunités non négligeables d'autonomisation des patients, d'implication des citoyens dans leur santé, et de création de systèmes de santé plus résilients et adaptables pour répondre aux défis actuels et futurs (Ginossar et Atcherson, 2022).

Imaginez un univers où les TIC s'intègrent à la médecine pour offrir des soins personnalisés et efficaces, répondant aux besoins uniques de chaque patient. Dans ce contexte, les capacités des technologies numériques permettraient de concevoir des solutions de santé sur-mesure, adaptées aux exigences spécifiques des individus. Cela pourrait se traduire par une prise en charge plus ciblée et adaptée, améliorant ainsi la qualité et l'efficacité des soins médicaux. Cette vision illustre le potentiel des TIC lorsqu'elles sont intégrées de manière stratégique au domaine de la santé.

La santé numérique incarne ainsi l'avenir et la fusion des soins de santé traditionnels avec les TIC, combinant habilement tradition et technologie pour une meilleure santé individuelle et collective. Son objectif ambitieux est de transformer radicalement la fourniture des services de santé, en visant à améliorer les résultats tant pour les individus que pour les communautés. Cette approche novatrice vise à favoriser une personnalisation accrue des soins de santé, offrant des solutions plus efficaces et adaptées aux besoins spécifiques de chaque patient, tout en favorisant une gestion plus efficiente des ressources et une meilleure accessibilité aux soins médicaux.

2.1.2. Quels sont les principaux types de technologies numériques utilisées dans le domaine de la santé ?

L'intégration croissante des technologies numériques dans le domaine de la santé redéfinit la prestation des soins, la gestion des données médicales et l'engagement des patients. Examinons en détail les principaux types de technologies numériques qui façonnent l'avenir de la santé, de l'intelligence artificielle révolutionnaire aux applications mobiles innovantes en passant par les dispositifs de télémédecine avancés.

2.1.2.1. Les normes et protocoles d'interopérabilité et d'échange de données de santé

Les normes et protocoles d'interopérabilité et d'échange de données de santé sont des règles et spécifications techniques essentielles pour faciliter la communication entre systèmes informatiques dans le secteur de la santé. Elles jouent un rôle indéniable en promouvant l'efficacité, la sécurité et la confidentialité. Ces normes permettent un échange fluide et sécurisé de données médicales entre différents acteurs de la santé.

Le projet ***MediCoordination*** illustre l'application pratique des normes telles que HL7, EHRCom et OpenEHR dans l'échange de données de santé entre hôpitaux et autres acteurs de la santé, soulignant leur pertinence opérationnelle (Mooser, 2011). L'impact de ces normes sur l'optimisation des dossiers médicaux électroniques est aussi abordé. Il est souligné que ces normes jouent un rôle clé dans la cohérence des données de santé, garantissant une meilleure interopérabilité entre les systèmes de santé et une amélioration globale de la qualité des soins prodigués.

HL7 (***Health Level Seven***) est une norme internationale reconnue pour son rôle dans l'interopérabilité des systèmes de santé. Elle facilite l'échange de données médicales entre les acteurs du domaine de la santé grâce à des formats standardisés et des protocoles sophistiqués. HL7 permet une collaboration plus efficace des professionnels de la santé et améliore la qualité des soins.

EHRCom facilite l'échange sécurisé et efficace des dossiers médicaux électroniques entre les différents fournisseurs de soins de santé, ce qui contribue à une coordination optimale des soins. D'un autre côté, OpenEHR se démarque par sa capacité à modéliser de manière exhaustive et à normaliser les données de santé, ce qui favorise une meilleure compréhension des informations médicales. Quant à DICOM, il joue un rôle essentiel en assurant l'interopérabilité des images médicales, garantissant ainsi une transmission fluide et fiable des données visuelles.

En même temps, IHE promeut l'interopérabilité en offrant des profils d'intégration basés sur des normes bien établies, ce qui facilite une communication harmonieuse entre les systèmes de santé. Quant à FHIR, cette nouvelle norme utilise les technologies web modernes pour simplifier l'échange de données de santé de manière plus flexible et innovante. Enfin, SNOMED CT propose un système de codage clinique unifié, permettant une classification précise et normalisée des informations médicales afin d'améliorer l'efficacité et la cohérence de la pratique clinique.

Ces normes sont mises en place de différentes manières afin de promouvoir l'échange de données. Les organisations de santé, les gouvernements et les organismes de normalisation sélectionnent les normes appropriées en fonction de leurs besoins et des exigences réglementaires. Une fois adoptées, ces normes sont intégrées aux systèmes d'information existants, ce qui peut parfois nécessiter des modifications pour prendre en charge les formats et protocoles spécifiés.

2.1.2.2. Les plateformes et les applications spécifiques en santé

Le secteur des soins de santé est en train d'être complètement modifié par les outils numériques apportés par la technologie. De la télémédecine aux applications de suivi de santé, l'accès aux soins progresse. Les plates-formes numériques facilitent les consultations à distance, les diagnostics précis, et la communication entre pros de la santé, promettant un avenir plus prometteur pour la santé. Alors, dans ce monde numérique, l'industrie de la santé se met à fond sur les diverses plates-formes et les applications pour simplifier les processus et améliorer les soins aux patients.

Les **dossiers de santé électroniques** (DSE) ou les **dossiers médicaux électroniques** (DME) permettent aux prestataires de soins de stocker, gérer et partager les infos des patients en ligne, améliorant les décisions et la prestation de soins. Les plates-formes de télémédecine et de téléconsultation deviennent hyper populaires, surtout dans les coins reculés ou en cas d'urgence, en offrant des consultations virtuelles aux patients et en améliorant l'accès aux soins de santé. Les applications de santé pour mobile changent la donne dans la gestion des soins, offrant plein de fonctions du suivi de l'exercice à la gestion des maladies chroniques. Ces applications permettent aux gens de prendre soin de leur santé de manière éclairée. En plus, les plates-formes de télémédecine donnent aux patients la possibilité de consulter des professionnels de la santé à distance.

Une bonne gestion des stocks de médicaments et des systèmes de distribution est cruciale pour des soins de santé efficaces, aidant les prestataires à suivre et gérer les stocks tout en réduisant les coûts et les pertes. Le système de prescription électronique élimine les ordonnances manuscrites, améliorant la sécurité des patients et facilitant l'accès à l'historique des médicaments. Le système d'information sur la pharmacie fournit des infos détaillées sur les médicaments, assurant des prescriptions adaptées.

Le **système d'archivage et de communication d'images médicales** (PACS) permet le stockage électronique, la visualisation et le partage d'images médicales, améliorant l'accessibilité et l'efficacité de l'imagerie médicale. Le **système d'information en radiologie**

(RIS) est une autre application précieuse dans l'industrie de la santé. C'est une solution logicielle qui gère le flux de travail et les opérations dans les services de radiologie. Ce système suit les rendez-vous des patients, planifie les procédures d'imagerie, gère l'interprétation et la communication des images, et facilite la communication entre les radiologues et les autres pros de la santé. Le RIS améliore l'efficacité des services de radiologie, garantissant un diagnostic rapide et précis pour les patients.

Le **système d'information de laboratoire** (SIL) est une plate-forme numérique qui gère les processus et les données de laboratoire, garantissant un suivi complet des échantillons de la collecte à l'analyse. Il coordonne les ordres de test et les résultats, fournissant un accès immédiat aux données des patients. En optimisant l'exactitude et l'efficacité des tests, le SIL garantit une transmission rapide des résultats pour des diagnostics et des traitements efficaces.

Les **systèmes d'information géographique** (SIG) en santé sont des outils puissants exploitant des données géographiques pour analyser et visualiser des infos de santé. Ils cartographient les épidémies, identifient les zones à haut risque, évaluent l'accès aux services de santé et planifient des interventions de santé publique. Ils permettent des décisions éclairées basées sur une analyse spatiale, améliorant les résultats en santé publique.

Les **centres d'appels de santé** sont des ressources top pour fournir des conseils médicaux et un soutien à ceux qui n'ont pas un accès immédiat à des pros de la santé. Supervisés par des experts de divers domaines médicaux, ces centres offrent une assistance téléphonique précieuse, comblant le fossé pour les populations dans les coins reculés ou éloignés des services médicaux. Grâce aux consultations à distance, on évite les déplacements inutiles, améliorant l'efficacité des soins et contribuant à la santé globale des individus.

Les **services de messagerie courts** (SMS) jouent un rôle vital dans la communication médicale en envoyant des rappels, des notifications et des infos précieuses aux patients. Ils diffusent des messages éducatifs qui aident à renforcer la compréhension et l'adhérence aux traitements médicaux. En améliorant l'engagement des patients, les messages SMS facilitent le suivi médical et contribuent à une meilleure gestion globale de la santé.

Les systèmes de surveillance épidémiologique utilisent des technologies avancées pour suivre de près l'évolution des maladies, collectant une tonne de données pour détecter et prévenir les épidémies émergentes. Ces systèmes jouent un rôle crucial dans la gestion proactive des maladies infectieuses, permettant une intervention rapide et ciblée pour stopper leur propagation. En intégrant ces outils novateurs dans le secteur de la santé, on booste non seulement l'efficacité des soins, mais aussi l'accessibilité et l'efficacité des prestataires de soins de santé. De la paperasse électronique à la télémédecine, ces avancées technologiques révolutionnent le domaine médical, ouvrant la voie à un avenir prometteur pour les soins de santé et la santé publique. Les progrès continus dans la surveillance épidémiologique permettent une détection plus précoce des maladies et une meilleure réponse aux menaces pour la santé publique, améliorant ainsi la sécurité sanitaire à l'échelle mondiale.

2.1.2.3. Les technologies émergentes appliquées en santé

Dans son livre intitulé "La pratique du numérique en milieu hospitalier camerounais : un levier de performance pour les systèmes de santé", Ngae (2022) met en lumière l'impact significatif des technologies émergentes sur l'industrie de la santé. **L'Internet des objets (IdO)**, en révolutionnant la manière dont les appareils et systèmes de santé interagissent, a ouvert la voie à une surveillance à distance plus efficace. Les prestataires de soins de santé peuvent désormais surveiller les patients à distance en temps réel, collectant des données précieuses pour des diagnostics plus précis et des traitements adaptés.

Le concept de l'Internet des objets (IdO) a évolué pour répondre spécifiquement aux besoins et exigences du domaine médical. Connu sous le nom **d'Internet des objets médicaux (IdOM)** ou IdO de la santé, ce phénomène fait référence à l'interconnexion de différents dispositifs médicaux, capteurs, applications et systèmes à l'Internet. En intégrant ces technologies, les acteurs et prestataires de soins de santé ont la possibilité de recueillir et d'analyser de vastes quantités de données en temps réel, ce qui leur permet de prendre des décisions éclairées plus rapidement et plus pertinemment afin de prodiguer de meilleurs soins aux patients.

L'IdOM, en utilisant des dispositifs connectés pour surveiller les patients à distance, permet ainsi une détection précoce des différents problèmes de santé et d'en assurer des interventions rapides. Cela se traduit par une amélioration des résultats pour les patients grâce à des soins personnalisés propulsés par la puissance de l'IdO. L'intégration de manière transparente des DME avec des dispositifs IdO offre un accès instantané et sécurisé à l'historique médical complet de chaque patient, permettant ainsi aux professionnels de santé de prendre des décisions éclairées et de prévenir efficacement les erreurs médicales. Cela garantit des soins de santé plus sûrs et plus efficaces.

L'intelligence artificielle (IA) a le potentiel de modifier le secteur de la santé en améliorant tous les aspects des soins aux patients. Un domaine clé dans lequel l'IA peut avoir un impact significatif est celui du diagnostic. Les algorithmes d'IA peuvent analyser les images médicales telles que les radiographies et les IRM avec une précision et une rapidité extrêmement élevées, ce qui permet aux médecins de détecter plus facilement les anomalies et d'établir des diagnostics plus précis. Cette avancée peut permettre une détection précoce des maladies et des résultats de traitement plus efficaces pour les patients.

Au-delà du diagnostic, l'IA peut également optimiser la prise de décisions cliniques. En analysant de grandes quantités de données sur les patients, notamment les dossiers médicaux, les résultats de laboratoire et les informations génétiques, les algorithmes d'IA peuvent fournir aux professionnels de la santé des informations et des recommandations précieuses sur les options de traitement. Cette assistance peut éclairer les décisions des médecins, améliorer les soins aux patients, et réduire les erreurs médicales. Par ailleurs, l'IA peut être un atout dans la gestion des maladies en aidant les patients à surveiller leur santé et à suivre les traitements prescrits.

Par exemple, les ***chatbots***[2] alimentés par l'IA peuvent fournir des rappels personnalisés et un soutien aux patients atteints de maladies chroniques, les aidant à respecter leur plan de traitement et leurs changements de mode de vie. De plus, l'IA peut analyser les données provenant d'appareils portables tels que les traqueurs de fitness et les montres connectées pour donner des retours en temps réel sur l'état de santé d'un patient et alerter les patients ou les fournisseurs de soins de santé en cas de détection d'anomalies.

La planification des ressources est un autre domaine où l'IA peut apporter des avantages dans le secteur de la santé. En analysant les données sur les flux de patients, les admissions à l'hôpital et les horaires du personnel, les algorithmes d'IA peuvent aider les hôpitaux et les établissements de santé à optimiser l'allocation des ressources.

---

[2] Les programmes informatiques conçus pour simuler des conversations humaines.

Cela peut conduire à une utilisation plus efficace des ressources, à des temps d'attente réduits pour les patients, et à une amélioration globale des soins de santé.

Enfin, l'IA peut contribuer à une meilleure prévention et gestion des maladies en identifiant des modèles ou des tendances dans de vastes données de santé. En analysant les nombreuses données des dossiers de santé électroniques, des demandes d'assurance et des bases de données de santé publique, les algorithmes d'IA peuvent repérer les facteurs de risque de certaines maladies et aider à concevoir des stratégies de prévention ciblées. De plus, l'IA peut prédire les épidémies en analysant les données sur les symptômes rapportés par les patients et en surveillant la propagation des maladies infectieuses.

Les drones ont émergé comme une innovation majeure dans le secteur de la santé, redéfinissant la manière dont les fournitures médicales et l'équipement sont transportés et livrés. Grâce à leur capacité à naviguer rapidement et efficacement dans des terrains difficiles et des zones congestionnées, les drones sont devenus inestimables pour atteindre des régions éloignées et inaccessibles disposant d'infrastructures de santé limitées. Ces « mini véhicules aériens » sans pilote sont capables de transporter des fournitures médicales essentielles, telles que des vaccins, des échantillons sanguins et des médicaments d'urgence, vers des zones touchées par des sinistres divers ou dépourvues d'installations de santé adéquates.

En réduisant les délais de livraison et en surmontant les défis logistiques, les drones sauvent des vies et améliorent l'efficacité des systèmes de santé dans le monde entier. Leur capacité à fournir des soins médicaux rapides et précis dans des zones reculées ou isolées contribue à combler les lacunes en matière d'accès aux soins de santé, offrant une solution novatrice aux défis de la prestation de services médicaux dans des environnements complexes et variés.

En plus des drones, **la technologie de la blockchain** a également réalisé des avancées significatives dans le secteur de la santé. Connue pour sa sécurité et sa transparence, la blockchain a trouvé diverses applications dans le domaine de la santé, notamment le partage sécurisé des données des patients, la gestion de la chaîne d'approvisionnement et les essais cliniques.

La nature décentralisée de la blockchain garantit la confidentialité et la sécurité des données des patients tout en permettant aux professionnels de santé autorisés d'accéder aux informations pertinentes en cas de besoin. Cela permet d’améliorer non seulement la confidentialité des patients, mais aussi rationalise les processus de santé et réduit les charges administratives. De plus, la technologie de la blockchain peut améliorer la traçabilité des produits pharmaceutiques, empêchant les médicaments contrefaits d'entrer sur le marché et garantissant la sécurité des patients.

Par ailleurs, l'avènement des **réseaux de communications mobiles 5G** est sur le point de remodeler le secteur de la santé en permettant une connectivité sans faille entre différents dispositifs médicaux et systèmes. Grâce à sa vitesse ultra-rapide et sa faible latence, la technologie 5G facilitera la communication en temps réel et le transfert de données entre les professionnels de santé, les patients et les dispositifs médicaux. Cela permettra la télésurveillance des patients, les consultations de télémédecine et les interventions chirurgicales à distance, rendant les soins de santé plus accessibles et pratiques pour les personnes résidant dans des zones éloignées ou mal desservies.

De plus, les réseaux 5G soutiendront l'Internet des objets médicaux (IoMT), où les dispositifs médicaux pourront recueillir et transmettre en temps réel des données vitales des patients aux prestataires de soins de santé. Cela conduira à des diagnostics améliorés, des plans de traitement personnalisés et de meilleurs résultats globaux pour les patients, renforçant ainsi l'efficacité des soins de santé et ouvrant la voie à de nouvelles avancées technologiques dans le domaine médical.

L'intégration des robots et des véhicules autonomes dans le domaine de la santé a révolutionné les soins prodigués par les professionnels de la santé. Ces avancées technologiques apportent une assistance précieuse dans divers domaines, de la prise en charge des patients aux interventions chirurgicales. Les robots peuvent être programmés pour des tâches répétitives telles que la distribution de médicaments ou la surveillance des patients, permettant ainsi aux soignants de se concentrer sur des aspects plus complexes et critiques des soins. Les véhicules autonomes, quant à eux, facilitent le transport efficace du matériel médical, réduisant ainsi le temps et les efforts requis pour les déplacements manuels.

La réalité augmentée (RA) en santé combine des données numériques pour accroître la précision des interventions médicales. En affichant en temps réel les structures anatomiques, elle diminue les risques et améliore les résultats opératoires. La RA représente un atout majeur dans la formation des professionnels de santé. Grâce à des visualisations interactives, elle facilite la compréhension des structures anatomiques complexes par les étudiants en médecine. Cette technologie immersive favorise l'acquisition sécurisée de compétences essentielles. De surcroît, la RA enrichit l'éducation des patients en superposant un contenu éducatif, renforçant ainsi la compréhension des pathologies et des instructions d'auto-soins.

La génomique et la médecine personnalisée sont désormais indispensables. Les progrès en séquençage génomique permettent d'adapter les traitements en fonction de l'ADN des patients, améliorant ainsi l'efficacité des soins et réduisant les risques. Cette révolution médicale vise à personnaliser les traitements en tenant compte des caractéristiques génétiques uniques, réduisant les effets secondaires.

Elle ouvre la voie à des thérapies ciblées et prometteuses pour l'avenir de la médecine. L'intégration de la génomique et de la médecine personnalisée permet d'anticiper les réactions aux traitements, améliorant ainsi les résultats et la qualité de vie des patients. Cette approche renforce la médecine moderne en offrant des solutions précises et adaptées, ouvrant de nouvelles perspectives pour la recherche et le développement de thérapies innovantes.

2.1.2.4. Les biens mondiaux en santé numérique

Les ressources mondiales de la santé numérique sont essentielles pour les soins de santé actuels, offrant savoirs, technologies et ressources pour améliorer les résultats sanitaires mondiaux. En tant que biens publics mondiaux, elles bénéficient à tous au-delà des frontières, favorisant une santé mondiale équitable. L'accès universel et impartial à ces ressources est crucial, indépendamment de la localisation ou de la situation socio-économique. Cette démarche promeut l'égalité en santé en exploitant les avancées technologiques.

Parmi ces biens, un exemple phare est le ***District Health Information Software 2 (DHIS2)***, une plateforme open source spécifiquement développée pour la gestion efficace des données de santé au niveau du district et du système de santé en général. En offrant aux organisations la possibilité de collecter, analyser et visualiser les données de santé de manière précise, DHIS2 facilite la prise de décisions éclairées et contribue à l'amélioration des soins de santé à travers le monde. Doté d'une interface conviviale et de fonctionnalités personnalisables, DHIS2 s'est imposé comme un outil indispensable pour renforcer les systèmes d'information sanitaire à l'échelle mondiale. Grâce à sa capacité à s'adapter aux besoins spécifiques de chaque contexte, DHIS2 permet une gestion des données de santé plus efficace et une meilleure compréhension des défis locaux et mondiaux en matière de santé publique.

Un autre bien notable dans le domaine de la santé numérique est ***Open Health Information Mediator (OpenHIM)***, une plateforme open source qui se concentre sur l'intégration et la coordination des systèmes d'information en santé. En favorisant la communication transparente et l'échange de données entre divers systèmes de santé, OpenHIM joue un rôle essentiel dans la promotion de l'interopérabilité et la fluidité des flux d'informations médicales. Cette plateforme permet aux prestataires de soins d'accéder à des informations précises et actuelles en temps réel, facilitant ainsi une prise en charge optimale des patients. Grâce à sa contribution à l'harmonisation et à la synchronisation des données médicales, OpenHIM garantit une prestation de services de santé plus efficace et personnalisée. Son architecture modulaire et sa capacité d'adaptation en font un outil polyvalent pour s'adapter aux besoins évolutifs des systèmes de santé modernes, assurant une flexibilité et une évolutivité continues pour répondre aux défis changeants du secteur de la santé numérique.

L'OpenSRP (Open Smart Register Platform) est un autre atout numérique de santé précieux qui joue un rôle crucial en soutenant les programmes de CSU, en particulier ceux qui sont dédiés à la santé maternelle et infantile dans les pays à revenu faible et intermédiaire. Cette plateforme open source offre une gamme variée d'outils essentiels pour la collecte, le suivi et la déclaration de données, permettant ainsi aux agents de santé de gérer de manière plus effective et efficiente la santé maternelle et infantile. En s'appuyant sur la technologie mobile de pointe, l'OpenSRP contribue activement à combler les lacunes en matière d'accès aux soins de santé en dotant les travailleurs de première ligne des compétences nécessaires pour fournir des soins de qualité et améliorer les résultats de santé. Cette approche novatrice renforce la capacité des systèmes de santé à répondre aux besoins spécifiques des mères et des enfants, favorisant ainsi un impact positif et durable sur la santé globale des communautés.

L'OpenMRS (Open Medical Record System) est bien plus qu'une simple plateforme open source pour la gestion des DME. C'est un système complet conçu pour soutenir les professionnels de santé dans leurs tâches quotidiennes, offrant une interface conviviale et des fonctionnalités avancées pour une prise en charge optimale des patients. Grâce à sa robustesse et sa polyvalence, l'OpenMRS permet non seulement de capturer, stocker et récupérer efficacement les informations des patients, mais également de faciliter la coordination des soins et l'analyse des données médicales. Sa capacité à s'adapter aux besoins spécifiques des établissements de santé locaux en fait une solution incontournable pour une gestion des dossiers médicaux sur mesure. En favorisant une approche holistique de la santé, l'OpenMRS s'inscrit comme un pilier essentiel dans l'amélioration des soins de santé et des résultats pour les patients, notamment dans les environnements à ressources limitées où l'accès à des technologies fiables est crucial.

Un autre exemple notable est l'***OpenHIE (Open Health Information Exchange)***, une initiative mondiale visant à améliorer l'accès aux soins de santé et à renforcer les systèmes de santé à travers le monde. Il s'agit d'une communauté collaborative de professionnels de la santé, de développeurs de logiciels, de décideurs politiques et d'autres acteurs travaillant ensemble pour promouvoir l'interopérabilité des systèmes de santé. En favorisant l'échange fluide d'informations médicales entre divers systèmes, l'OpenHIE permet aux professionnels de santé d'accéder efficacement aux données essentielles des patients pour une prise en charge optimale. Cette initiative vise à renforcer la qualité des soins de santé de manière globale et à contribuer à l'amélioration des résultats de santé à l'échelle mondiale. Grâce à une approche collaborative et axée sur les normes, l'OpenHIE s'efforce de créer un écosystème numérique durable qui favorise une meilleure communication entre les acteurs de la santé, améliorant ainsi la coordination des soins et la qualité des services médicaux dispensés aux patients. En promouvant l'interopérabilité des systèmes de santé à l'échelle mondiale, l'OpenHIE ouvre la voie à des soins plus coordonnés, une meilleure gestion des dossiers médicaux et une prise en charge plus efficace des patients, contribuant ainsi à l'amélioration de la santé publique à travers le monde.

Un autre bien numérique d'une importance capitale dans le domaine de la santé est l'***iHRIS (Integrated Human Resources Information System)***, une suite de logiciels open source conçue pour améliorer la gestion des ressources humaines dans le secteur de la santé. Conçue de manière innovante, cette solution a été spécialement développée pour répondre aux besoins uniques du secteur de la santé en matière de gestion du personnel médical. Grâce à ses fonctionnalités avancées, l'iHRIS facilite non seulement la planification, le suivi et la gestion des professionnels de la santé, mais va même jusqu'à contribuer de manière significative à combler les écarts en personnel et à améliorer la qualité des soins de santé dispensés. En adoptant une approche intégrée, l'iHRIS offre aux organisations une visibilité accrue sur leur effectif, favorisant ainsi une allocation plus stratégique et efficace des ressources humaines, tout en garantissant une meilleure adéquation entre l'offre de soins et les besoins des patients.

L'OpenLIMS (Open Laboratory Information Management System) et l'***OpenELIS (Open Electronic Laboratory Information System)*** sont deux exemples innovants de systèmes de gestion des informations de laboratoire à code source ouvert. Ces plateformes offrent des fonctionnalités avancées pour rationaliser les processus de laboratoire, améliorant ainsi de manière significative l'efficacité des opérations. En plus de simplifier la gestion des données, ces solutions permettent aux laboratoires de suivre les échantillons avec précision et de générer des rapports détaillés. De plus, l'intégration fluide avec d'autres systèmes de santé renforce la connectivité et facilite l'échange d'informations essentielles au sein de l'écosystème médical. Grâce à une gestion optimale des flux de travail et des données de laboratoire, l'OpenLIMS et l'OpenELIS favorisent des diagnostics plus rapides, des soins de qualité accrue pour les patients, et des résultats globaux de santé améliorés.

RapidPro est une innovation remarquable dans le domaine de la santé numérique, fournissant une plateforme polyvalente pour la communication et la collecte de données dans le domaine de la santé. Cette solution permet aux organisations de santé d'interagir avec les patients par le biais de messages mobiles et d'enquêtes. En cas d'urgence, RapidPro facilite une communication instantanée et efficace, ce qui est essentiel. De plus, il soutient la collecte et l'analyse de données pour des prises de décision éclairées en santé publique. Avec son interface conviviale et ses fonctionnalités avancées, RapidPro s'adapte parfaitement aux besoins spécifiques de chaque organisation.

2.1.3. Quels sont les avantages et les inconvénients de ces technologies numériques ?

L'évolution rapide des technologies numériques dans le domaine de la santé a engendré une diversité d'outils et de solutions offrant des avantages significatifs, tout en posant des défis et des inconvénients uniques. Chaque type de technologie numérique, qu'il s'agisse des applications mobiles, des dispositifs médicaux connectés, des systèmes de télémédecine ou des plateformes de santé numérique, présente des opportunités d'amélioration des soins de santé, mais aussi des considérations critiques en termes de confidentialité, de sécurité et d'efficacité clinique. Cette section vise à examiner de près les bénéfices spécifiques et les limites inhérentes à chaque catégorie de technologies numériques de santé, offrant ainsi un aperçu éclairant des complexités et des implications de cette révolution numérique dans le domaine médical. En comprenant les facettes positives et les défis associés à chaque type de technologie, nous serons mieux préparés à évaluer leur impact sur la prestation des soins, la gestion des données médicales et l'expérience des patients.

2.1.3.1. Les dossiers médicaux électroniques (DME)

Les dossiers médicaux électroniques (DME) représentent une avancée majeure dans la gestion des informations médicales. Leur adoption généralisée offre des avantages en termes d'accessibilité, de partage sécurisé et d'efficacité opérationnelle dans le domaine de la santé. Néanmoins, certains défis subsistent, tels que la confidentialité, la transition numérique et l'interopérabilité des systèmes. Cette section mettra en lumière les atouts des DME tout en abordant les préoccupations. En analysant ces aspects, nous aurons une meilleure compréhension de l'impact des DME sur le paysage médical actuel.

- **Les avantages des DME**

Les DME offrent de nombreux avantages importants en améliorant l'accessibilité et l'efficacité des soins de santé. En permettant un accès instantané aux informations des patients de n'importe où, les DME éliminent le besoin de dossiers physiques, réduisant ainsi les risques de perte de documents et favorisant une meilleure coordination des soins entre les professionnels de santé.

De plus, les DME optimisent les processus médicaux en automatisant des tâches telles que la planification des rendez-vous, la prescription de médicaments et la facturation. Cela entraîne des gains de temps et une réduction des charges administratives. Leur intégration avec d'autres systèmes de santé, comme les systèmes de laboratoire ou de radiologie, encourage une communication améliorée et une prise en charge globale des patients, garantissant une coordination des soins optimale et réduisant les risques d'erreurs médicales potentielles.

Les DME renforcent aussi la sécurité des patients et la qualité des soins en offrant une vue d'ensemble complète de l'historique médical. Cela permet aux professionnels de santé de prendre des décisions éclairées et d'éviter les erreurs médicamenteuses. De même, ces dossiers facilitent l'utilisation de systèmes d'aide à la décision clinique, renforçant ainsi la sécurité et la qualité des soins.

Outre les avantages évidents en termes d'efficacité et d'accessibilité, les DME améliorent la prise de décision clinique et contribuent à réduire les coûts. En fournissant aux professionnels de santé un accès facile à des informations complètes et actualisées sur les patients, les DME permettent des diagnostics plus précis et des plans de traitement plus efficaces, conduisant à de meilleurs résultats pour les patients.

Bien encore, les DME facilitent la communication et la collaboration entre les prestataires de soins de santé, améliorant ainsi la prise de décision clinique. Les professionnels de la santé peuvent partager facilement les informations sur les patients en temps réel, où qu'ils soient. Cet échange fluide garantit une coordination optimale des décisions. Par exemple, un médecin peut partager instantanément des dossiers médicaux avec un spécialiste, améliorant ainsi les soins et les résultats pour les patients.

Un autre avantage clé des DME est la réduction significative des coûts en santé. En passant des dossiers papier aux systèmes électroniques, les professionnels peuvent supprimer le stockage physique et simplifier la gestion administrative. Cela permet d'économiser du temps et des coûts d'impression, de classement et de transport. Les DME offrent aux praticiens un accès rapide à l'historique médical pour éviter les tests et procédures redondants. En éliminant la redondance, les établissements de santé réduisent les coûts tout en assurant des soins de qualité.

Les DME encouragent l'adoption de la médecine fondée sur des preuves et les directives cliniques, contribuant à maîtriser les coûts. Grâce aux outils intégrés dans les DME, les professionnels de santé reçoivent des alertes en temps réel basées sur les dernières preuves. Ces rappels aident les cliniciens à suivre les meilleures pratiques, garantissant des soins appropriés pour les patients et évitant les traitements inutiles. En alignant les soins sur les données probantes, les structures de santé minimisent les dépenses superflues liées à des interventions inefficaces.

- **Les inconvénients des DME**

Toutes les technologies, y compris les DME, présentent des inconvénients. Le coût initial des DME constitue un obstacle important, nécessitant des investissements conséquents en logiciels, matériel et formation pour passer des dossiers papier aux systèmes électroniques. Cette dépense peut dissuader les petites structures de soins de santé. Néanmoins, les avantages à long terme des DME, tels que la réduction des coûts administratifs et l'amélioration des soins aux patients, dépassent souvent l'investissement initial.

La confidentialité et la sécurité sont des préoccupations primordiales. Le stockage des dossiers médicaux électroniques peut accroître les risques d'accès non autorisé ou de violations de données. Protéger la vie privée des patients est crucial pour maintenir leur confiance. Les établissements de santé doivent mettre en place des mesures de protection, telles que le cryptage des données et les pares feux, pour sécuriser les informations des patients. Limiter l'accès aux dossiers médicaux électroniques et respecter des protocoles stricts renforcent la confidentialité des données cliniques.

Les DME sont sujets à des problèmes techniques et à des cyberattaques en raison de leur nature électronique. Les défaillances peuvent perturber les soins aux patients, nécessitant des plans de continuité robustes pour assurer un service ininterrompu. La maintenance régulière et les mises à jour des systèmes pour les DME sont impératives pour garantir leur bon fonctionnement et leur sécurité à long terme.

Pour terminer, la transition vers l'utilisation des DME peut être difficile pour les professionnels de santé habitués aux méthodes basées sur papier. Les programmes de formation sont essentiels pour faciliter la transition vers cette nouvelle technologie. Des stratégies de gestion du changement sont nécessaires pour surmonter toute résistance parmi le personnel.

2.1.3.2. Les avantages et inconvénients de la télémédecine

La télémédecine a transformé l'accès aux soins de santé en offrant la possibilité de consulter à distance grâce aux technologies. Ses bénéfices incluent une accessibilité améliorée, la suppression des barrières géographiques et l'amélioration de la gestion des maladies chroniques. Cependant, certains défis persistent, tels que la réglementation, l'éthique, la qualité des soins et la protection des données. Nous examinerons les nombreux avantages de la télémédecine pour les soins de santé, tout en abordant ses inconvénients et les questions éthiques qui y sont associées. En explorant ces aspects, nous acquerrons une meilleure compréhension de l'impact de la télémédecine sur la pratique médicale contemporaine.

- **Les avantages de la télémédecine**

La télémédecine, un service de santé à distance fondé sur la technologie, connaît une montée en popularité. Cette approche innovante a profondément transformé les soins de santé en offrant des avantages considérables tant aux patients qu'aux professionnels de la santé. Son impact majeur réside dans la facilité d'accès aux soins de santé, permettant aux patients de consulter des professionnels et de recevoir des traitements où qu'ils se trouvent. Cela représente un avantage considérable pour ceux vivant dans des régions reculées ou confrontés à des problèmes de mobilité. En supprimant la nécessité de se rendre physiquement dans des établissements de santé, la télémédecine assure un accès pratique et efficace à des soins de haute qualité.

En améliorant l'accessibilité, la télémédecine offre un confort et une commodité accrus aux patients. Grâce aux plateformes de télémédecine, les consultations peuvent se dérouler à domicile ou depuis n'importe quel endroit, évitant ainsi les salles d'attente surchargées et les déplacements inutiles. Les patients peuvent fixer des rendez-vous et interagir avec leur prestataire de soins de santé par le biais d'appels vidéo ou d'autres moyens à distance, ce qui leur fait gagner du temps et réduit le stress. La télémédecine s'avère être une solution économique tant pour les patients que pour les professionnels de la santé. En réduisant les consultations en personne, elle permet de diminuer les coûts et d'optimiser le temps. Pour les professionnels de la santé, elle permet une meilleure gestion des ressources en minimisant l'infrastructure physique et le personnel, ce qui engendre des économies. La télémédecine assure la continuité des soins en offrant un suivi régulier à distance, améliorant ainsi les résultats de santé des patients.

- **Les inconvénients de la télémédecine**

La télémédecine offre de nombreux avantages, mais elle comporte également des limites. Un des principaux inconvénients de la télémédecine réside dans la restriction naturelle de l'examen physique. Alors que les consultations vidéo sur les plateformes de télésanté sont possibles, elles ne peuvent en aucun cas remplacer l'examen pratique qu'un patient reçoit lors d'une visite en personne. Ce défi est particulièrement préoccupant pour les affections médicales complexes nécessitant une évaluation physique approfondie. En l'absence d'examen physique, les professionnels de santé risquent de passer à côté de signes ou symptômes cruciaux affectant le diagnostic et le plan de traitement.

La télémédecine pose des défis liés aux impératifs technologiques et aux compétences requises. Tant les patients que les professionnels de la santé doivent jouir de l'infrastructure technologique nécessaire pour prendre part aux consultations à distance. Cela suppose un accès à une connexion Internet fiable, à des logiciels de visioconférence et à des appareils compatibles. De plus, les deux parties doivent maîtriser ces technologies pour en tirer pleinement profit. Ce défi peut s'avérer un obstacle pour les personnes âgées ou résidant dans des zones reculées avec un accès limité à la technologie. Sans les outils technologiques adéquats et les compétences requises, l'accès complet aux services de télémédecine peut être compromis.

La confidentialité et la sécurité des données représentent des préoccupations majeures en télémédecine. Les prestataires de soins de santé transfèrent des informations sensibles sur les patients de manière électronique, exposant ainsi un risque de violation ou d'accès non autorisé. Protéger la confidentialité des patients et sécuriser leurs données de santé personnelles est essentiel pour instaurer la confiance en la télémédecine. Les organisations de santé doivent mettre en place des mesures de sécurité robustes, telles que le chiffrement et le stockage sécurisé des données, afin d'assurer la confidentialité et la sécurité des données des patients.

La télémédecine présente des limites dans la relation patient-médecin. Dans les contextes de soins traditionnels, les patients établissent des liens personnels avec leur médecin grâce à des rencontres en face-à-face régulières. Ces échanges favorisent une meilleure compréhension et empathie entre le patient et le médecin, améliorant ainsi la qualité des soins. Cependant, avec la télémédecine, cette connexion personnelle peut être altérée, les échanges devenant plus transactionnels et impersonnels. Les patients pourraient hésiter à aborder des sujets délicats ou manquer des signaux non verbaux importants pour une communication efficace.

2.1.3.3. Les avantages et inconvénients des applications mobiles de santé

Les applications de santé mobile révolutionnent la gestion du bien-être et l'accès aux informations médicales. Leur adoption massive présente des avantages tangibles tels que l'autonomie des patients, le suivi personnalisé de la santé et une meilleure observance des traitements. Toutefois, elles soulèvent des préoccupations concernant la confidentialité des données, la qualité des informations fournies et la conformité réglementaire dans un environnement numérique en constante évolution.

Dans cette section, nous examinerons les bénéfices des applications mobiles de santé et les défis associés à leur utilisation croissante. En analysant ces dynamiques, nous acquerrons une meilleure compréhension de leur impact sur l'autogestion de la santé et le domaine médical contemporain.

- **Les avantages des applications mobiles de santé**

Ces applications fournissent instantanément les informations nécessaires, garantissant une prise de décision éclairée pour une vie plus saine. Un des principaux atouts de ces applications est leur capacité à offrir des connaissances précieuses aux utilisateurs. Elles agissent comme un coach santé personnel, offrant des informations sur les maladies, les médicaments et un mode de vie sain. Les utilisateurs s'instruisent sur divers sujets de santé, prenant ainsi des décisions éclairées pour leur bien-être. Ces connaissances permettent des actions proactives vers un mode de vie plus sain.

Une autre force des applications de santé mobile est la gestion des données médicales. Du suivi du rythme cardiaque à l'analyse des habitudes de sommeil, ces applications aident à surveiller la santé globale. En visualisant leur progression, les individus identifient des schémas et effectuent les ajustements nécessaires pour améliorer leur condition physique ou gérer des affections chroniques.

En outre, ces applications simplifient la communication avec les professionnels de santé. Les longs appels téléphoniques et les attentes en personne appartiennent désormais au passé, car les utilisateurs peuvent facilement contacter leurs médecins, planifier des rendez-vous et bénéficier de consultations virtuelles. Cette commodité permet d'économiser du temps tout en assurant des soins rapides et efficaces.

- **Les inconvénients des applications mobiles de santé**

Cependant, comme tout domaine, y compris les applications de santé mobile, présente des aspects négatifs qu'il est crucial de prendre en compte. L'un des problèmes majeurs associés aux applications mobiles de santé concerne la fiabilité et la précision des informations fournies. Bien que certaines applications soient fiables, d'autres n'ont pas fait l'objet d'une vérification ou d'un test approfondi. Par conséquent, les données fournies peuvent parfois manquer de précision ou de crédibilité, ce qui présente un risque pour la santé des utilisateurs.

La confidentialité des données et la sécurité des informations sont des préoccupations majeures en ce qui concerne les applications mobiles de santé. Avec la quantité croissante de données médicales personnelles stockées dans ces applications, le risque de divulgation non autorisée est élevé. Cette faille potentielle pourrait entraîner des violations graves de la vie privée, mettant en péril la sécurité personnelle et la confidentialité des dossiers médicaux. Il est impératif de mettre en place des mesures de sécurité robustes, telles que le cryptage des données et l'authentification à deux facteurs, pour protéger ces informations sensibles. En outre, sensibiliser les utilisateurs aux bonnes pratiques de protection des données et instaurer des politiques strictes de gestion des accès peuvent contribuer à réduire les risques liés à la sécurité des données médicales dans les applications de santé mobile.

Il convient également de souligner que les limitations technologiques représentent un autre inconvénient majeur des applications mobiles de santé. Bien que ces applications offrent des informations utiles, il est crucial de reconnaître leur dépendance aux fonctionnalités et aux performances des terminaux mobiles (smartphones, etc.). Par conséquent, il est essentiel de comprendre que la fiabilité et la précision des mesures peuvent être compromises, ce qui peut affecter l'efficacité et l'exactitude des données fournies par ces applications en ce qui concerne la gestion de la santé des populations.

Enfin, l'absence de réglementation dans le domaine des applications mobiles de santé suscite des inquiétudes. Avec la multitude d'applications disponibles, il devient complexe pour les utilisateurs de distinguer celles qui sont sûres et fiables. En l'absence de réglementation adéquate, les utilisateurs risquent de télécharger des applications qui ne respectent pas certaines normes, mettant ainsi leur santé en danger. Cela souligne l'importance de disposer d'une réglementation claire et de mécanismes de contrôle efficaces pour garantir la sécurité et la fiabilité des applications mobiles de santé, protégeant ainsi les utilisateurs des risques potentiels associés à l'utilisation de ces technologies.

2.1.3.4. Les avantages et inconvénients des capteurs et dispositifs connectés

Les capteurs et les appareils connectés impactent la surveillance de la santé et le suivi des données biométriques. Leur adoption croissante présente des avantages tels que la surveillance en temps réel, des soins de santé personnalisés, et l'autonomisation des patients pour gérer leur bien-être. Cependant, l'utilisation répandue de ces technologies soulève des préoccupations concernant la sécurité des données, la précision des mesures, et la dépendance excessive à la technologie en matière de santé.

Dans cette section, nous mettrons en lumière les avantages des capteurs et appareils connectés, tout en examinant les défis liés à leur adoption. En explorant ces aspects, nous aurons une meilleure compréhension de leur impact sur les soins de santé et la gestion de la santé.

- **Les avantages des capteurs et dispositifs connectés**

Les avancées permises par cette technologie sont pleines de promesses. Grâce à la surveillance en temps réel, les professionnels de santé peuvent désormais maintenir une surveillance constante sur leurs patients, assurant une réactivité immédiate face aux éventuels changements ou urgences. Cette approche non seulement apaise les patients et leurs proches, mais favorise également une prestation de soins plus efficace et efficiente.

Un aspect remarquable de l'IdO dans le domaine de la santé est l'autonomie qu'il offre aux patients. Grâce aux dispositifs connectés et capteurs, les patients peuvent désormais prendre une part active dans la gestion de leur santé et bien-être. Ils peuvent contrôler leurs signes vitaux, suivre l'évolution de leurs symptômes et même bénéficier de conseils personnalisés en matière de prévention et de traitement. Cette autonomie représente une avancée majeure, permettant aux individus de s'impliquer pleinement dans leur parcours de santé.

Outre les avantages individuels, l'IdO appliqué à la santé a le potentiel d'optimiser les ressources à une échelle plus vaste. Grâce aux dispositifs connectés, les professionnels de santé peuvent mieux gérer leur temps et leurs ressources, garantissant une utilisation optimale. Cela se traduit par une amélioration de l'accès aux soins pour un plus grand nombre de patients et une efficacité accrue des prestataires de santé.

La gestion des maladies chroniques est un domaine où l'IdO présente des perspectives prometteuses. Les capteurs et dispositifs connectés permettent aux personnes atteintes de maladies chroniques de surveiller leurs symptômes et de recevoir des interventions précoces si nécessaire. Cela contribue à améliorer leur qualité de vie et à prévenir les complications liées à leur état de santé.

En dehors de la gestion des maladies chroniques, l'IdO appliqué à la santé joue un rôle crucial dans la prévention et la promotion de la santé. Les dispositifs connectés et capteurs peuvent fournir des recommandations personnalisées pour encourager des choix de vie sains, comme des routines d'exercice ou des plans nutritionnels. Cette approche proactive de la santé contribue à la prévention des maladies avant leur apparition, favorisant une population globalement plus saine.

- **Les inconvénients des capteurs et dispositifs connectés**

Imaginez un monde où votre appareil portable surveille votre santé tout en vous permettant de continuer vos activités habituelles. Cette technologie promet de sauver des vies et d'améliorer les soins aux patients. Cependant, il y a encore des défis à relever. La précision des mesures des capteurs reste cruciale malgré les progrès réalisés. La sécurité des données personnelles échangées entre les appareils et stockées dans le *cloud* est une préoccupation majeure. Les professionnels de la santé doivent accorder la priorité à la cybersécurité pour protéger la confidentialité des patients.

L'énorme quantité de données générées peut submerger les professionnels de santé, soulignant ainsi la nécessité d'algorithmes efficaces pour interpréter ces informations. Bien que l'IdO présente des avantages en termes de surveillance, il est impératif d'avoir des plans de secours pour assurer une connectivité ininterrompue en cas de problème technique.

L'intégration d'appareils connectés dans les systèmes de santé actuels exige une coordination méticuleuse pour garantir une interopérabilité optimale. Malgré les coûts initiaux élevés, les bénéfices de l'IdO dans le domaine de la santé surpassent les défis techniques. En exploitant les avancées technologiques telles que l'IdO, nous pouvons révolutionner les soins de santé en permettant une surveillance plus étroite des patients à distance. Grâce à la collecte de données en temps réel et à l'analyse des informations médicales, nous pouvons garantir des soins plus personnalisés et efficaces, améliorant ainsi de manière significative les résultats et le bien-être des patients.

2.1.3.5. Les avantages et inconvénients de l'intelligence artificielle et l'analyse de données

L'intelligence artificielle (IA) et l'analyse de données perturbent le domaine de la santé en proposant des innovations pour les prises de décisions médicales, les traitements personnalisés et la prédiction des tendances. Leurs bénéfices englobent des diagnostics plus précis, des processus cliniques optimisés et des approches thérapeutiques novatrices. Toutefois, des enjeux éthiques, de confidentialité des données et d'impact sur la relation médecin-patient suscitent des préoccupations croissantes.

Dans cette section, nous explorerons les avantages que l'IA et l'analyse de données apportent à la pratique médicale, tout en examinant les défis associés à leur intégration grandissante dans le domaine de la santé. En analysant ces dynamiques, nous acquerrons une meilleure compréhension de l'influence de l'IA sur les soins de santé et la médecine personnalisée.

- **Les avantages de l'IA et de l'analyse de données**

L'un des avantages les plus importants de ces technologies réside dans leur capacité à traiter efficacement d'énormes volumes de données. L'époque où l'on devait consacrer des heures à trier manuellement d'interminables feuilles de calcul et rapports est révolue. Grâce à l'intelligence artificielle et à l'analyse des données, il est maintenant possible de manipuler des ensembles de données massifs en une fraction du temps, ce qui permet d'obtenir des informations plus rapidement et de prendre des décisions plus efficacement. Il est vraiment remarquable de constater à quelle vitesse nous pouvons extraire des informations précieuses à partir de vastes ensembles de données.

Un autre avantage de l'IA et de l'analyse des données est leur capacité à automatiser les tâches répétitives. Ce qui nécessitait autrefois des heures de travail manuel peut maintenant être automatisé, libérant du temps pour des activités plus critiques et stratégiques. Cela non seulement améliore la productivité, mais réduit également le risque d'erreurs humaines. Avec l'IA gérant les tâches répétitives, nous pouvons nous concentrer sur la résolution de problèmes plus créatifs et complexes. C'est comme avoir un assistant personnel infatigable et constamment engagé !

De plus, l'IA et l'analyse des données ont considérablement amélioré la précision et la fiabilité dans divers domaines. En analysant les modèles et tendances des données, ces technologies peuvent offrir des prédictions et des insights très précis. Que ce soit pour prédire le comportement des clients ou identifier des risques potentiels pour la santé, l'IA et l'analyse des données se sont révélées être des outils inestimables pour accroître la précision et la fiabilité. Cela est particulièrement convaincant dans le secteur de la santé. Grâce à la puissance de l'IA, nous pouvons désormais prévenir et anticiper les problèmes de santé avant même qu'ils ne surviennent, ce qui pourrait sauver des vies et améliorer le bien-être général.

- **Les inconvénients de l'IA et de l'analyse de données**

Toutefois, il est crucial de reconnaître que toute technologie n'est pas exempte de défauts, et l'intelligence artificielle ainsi que l'analyse de données présentent également des inconvénients. L'un des principaux sujets de préoccupation réside dans la partialité et l'erreur. Étant donné que les systèmes d'intelligence artificielle reposent sur des algorithmes et des données historiques, ils peuvent involontairement perpétuer les biais et les préjugés existants dans la société. Cela peut entraîner des résultats injustes et des discriminations, représentant ainsi un défi éthique majeur à relever.

La confidentialité et la protection des données constituent une autre préoccupation majeure. Étant donné que les systèmes d'intelligence artificielle traitent d'importantes quantités de données, il existe un risque d'accès non autorisé ou de violation de la sécurité. Cela peut compromettre des informations sensibles et représenter une menace pour la vie privée des individus. La protection des données et la garantie de leur confidentialité sont essentielles pour maintenir la confiance dans les systèmes d'intelligence artificielle et pour prévenir d'éventuels dommages.

La dépendance technologique constitue un autre inconvénient de l'intelligence artificielle et de l'analyse des données. Avec notre dépendance croissante à l'égard de ces technologies, nous risquons de devenir excessivement tributaires de celles-ci. Cela peut entraîner une perte de compétences et de capacités humaines, ainsi qu'un risque de disparition d'emplois. Il est essentiel de trouver un équilibre entre l'utilisation de l'intelligence artificielle pour ses avantages et la préservation de l'ingéniosité et de la créativité humaines.

Par ailleurs, la complexité et les coûts associés à la mise en œuvre des systèmes d'intelligence artificielle peuvent représenter un défi majeur. Le développement et la maintenance d'une infrastructure d'intelligence artificielle requièrent d'importantes ressources, tant sur le plan financier que sur celui de l'expertise. Cela peut constituer un obstacle pour les petites organisations ou les pays en développement, limitant ainsi leur accès aux avantages de l'intelligence artificielle et de l'analyse des données.

2.2. Les impacts des technologies numériques sur l'accès aux services de santé

Cette section explore les avancées numériques en santé, incluant la télémédecine, l'IdO et les applications mobiles. Une analyse des avantages comprend la rupture des barrières, l'amélioration du suivi à distance et la personnalisation des traitements. De plus, une discussion sera menée sur l'influence sur l'équité en santé, l'allocation des ressources et l'autonomisation des patients. L'analyse de ces transformations met en lumière le rôle de la technologie numérique dans l'élargissement de l'accessibilité aux soins de santé, en mettant l'accent sur les opportunités et défis pour les parties prenantes.

2.2.1. Comment les technologies numériques peuvent-elles réduire les barrières géographiques, financières et culturelles à l'accès aux soins ?

Les avancées numériques dans le domaine de la santé ont ouvert un monde de possibilités, suscitant enthousiasme et espoir pour l'avenir. Grâce à la technologie, nous pouvons désormais combler le fossé entre les patients et les prestataires de soins de santé, en éliminant les contraintes géographiques qui ont longtemps entravé l'accès à des soins de santé de qualité. Les individus n'ont plus à s'inquiéter de vivre dans des régions éloignées ou de manquer de moyens de transport.

Avec la télémédecine, la distance n'est plus un obstacle pour obtenir des conseils médicaux. Les consultations virtuelles permettent de consulter des médecins à domicile, économisant temps et argent, assurant des soins rapides et de qualité. Les progrès numériques en santé réduisent les barrières culturelles pour offrir des soins de qualité à tous. Auparavant, les différences culturelles et linguistiques limitaient l'accès aux soins pour diverses communautés. Mais grâce aux traductions et aux plateformes numériques, les soignants peuvent désormais communiquer efficacement avec tous les patients, améliorant ainsi la qualité des soins et favorisant l'inclusion et la diversité en santé.

Les applications mobiles de santé offrent divers services, tels que le suivi de la condition physique, la nutrition, les maladies chroniques et la mise en relation avec des professionnels. Accessibles en quelques clics, elles fournissent des informations personnalisées à tout moment et en tout lieu. Leur facilité d'utilisation les rend indispensables, améliorant l'accès aux soins pour tous. Prendre en main sa santé grâce à ces applications se traduit par de meilleurs résultats et une plus grande autonomie.

Les dispositifs portables et les capteurs collectent des données en temps réel sur la santé des patients, permettant des décisions éclairées, des plans de traitement personnalisés et la détection rapide des problèmes de santé.

L'éducation et la sensibilisation à la santé sont essentielles pour promouvoir les soins préventifs et les interventions précoces. Les technologies numériques offrent des moyens innovants de diffuser des informations sur la santé à un large public. Les plateformes en ligne, les réseaux de médias sociaux et les communautés en ligne permettent aux individus de s'informer, partager leurs expériences et chercher du soutien en matière de santé. Les réseaux sociaux ont un pouvoir important dans la sensibilisation et la promotion de comportements sains.

Les DME améliorent l'accessibilité et l'efficacité des services de santé. En numérisant les dossiers des patients, les professionnels de la santé peuvent accéder facilement aux informations essentielles, suivre les antécédents médicaux et collaborer à distance. Les DME simplifient les tâches administratives, renforcent la sécurité des patients en réduisant les erreurs et améliorent la communication entre les prestataires de soins.

Avec les réseaux sociaux et les communautés en ligne, les gens du monde entier peuvent contacter des professionnels de la santé et d'autres patients, éliminant les distances. Consultez un spécialiste sans déplacements ou délais. Les technologies numériques ont rendu les soins de santé plus accessibles et pratiques pour tous.

Les barrières financières ont longtemps limité l'accès à des soins de santé de qualité. Grâce aux technologies numériques, les contraintes financières ne sont plus un frein. Les plateformes en ligne offrent des informations sur des soins abordables, la comparaison des prix et l'assistance financière. Ainsi, chacun peut trouver des options adaptées à son budget pour recevoir les soins nécessaires.

Les barrières culturelles sont parfois un défi pour l'accès aux soins de santé, surtout pour les communautés marginalisées. Les technologies numériques offrent une plateforme pour ces communautés de contacter des professionnels de la santé qui comprennent leur contexte culturel et peuvent leur fournir des soins adaptés. Les communautés en ligne et les groupes de soutien ciblent des groupes culturels spécifiques, renforçant le sentiment d'appartenance et de compréhension. Cela améliore la qualité des soins et encourage à chercher de l'aide sans crainte de jugement ou de discrimination.

2.2.2. Quels sont les exemples concrets de technologies numériques qui facilitent l'accès aux services de santé ?

Dans cette section, nous explorerons des exemples concrets de l'intégration réussie de technologies telles que l'IdO, la télémédecine et les applications mobiles dans le secteur de la santé. Ces avancées technologiques ont surmonté les barrières géographiques, amélioré la surveillance à distance des patients et personnalisé les soins de santé, ouvrant la voie à une transformation significative de la prestation de services de santé. En étudiant ces initiatives, nous mettrons en lumière leur impact positif sur l'accessibilité et la qualité des soins de santé, tout en soulignant les opportunités et les défis associés à l'adoption de ces technologies numériques dans le domaine de la santé.

2.2.2.1. Les exemples des projets de téléconsultations et de télémédecine pour l'accès aux services de santé

Les téléconsultations et la télémédecine offrent une manière pratique de consulter des professionnels de la santé par vidéo ou téléphone, évitant ainsi les déplacements. Les études de Bashshur et al. (2000) soulignent l'importance de la télémédecine pour améliorer l'accessibilité aux soins, notamment dans les zones éloignées. Cette avancée technologique permet aux habitants de régions mal desservies de recevoir des soins médicaux sans se déplacer longuement, ce qui peut sauver des vies et améliorer la santé communautaire.

L'étude de Barbosa et al. (2021) met également en lumière l'impact crucial de la télémédecine sur l'accessibilité aux soins de santé dans divers domaines. Leur analyse approfondie démontre les bénéfices positifs de la télémédecine sur les patients et les systèmes de santé, révolutionnant les pratiques médicales. La communication à distance avec les professionnels de santé permet d'économiser du temps et de l'argent, assurant des soins adaptés et opportuns, surtout pour les patients atteints de maladies chroniques nécessitant un suivi régulier.

Paul et McDaniel (2016) ont évalué la faisabilité de la télémédecine en Europe, soulignant son potentiel dans un contexte géographique varié. Leur recherche montre une acceptation croissante de la télémédecine en Europe, indiquant que cette pratique n'est pas éphémère mais une solution durable pour les soins de santé mondiaux. Ces avancées révolutionnent la prestation des soins de santé et comblent les lacunes en matière d'accessibilité aux soins pour les populations éloignées.

Dans l'ensemble, ces études mettent en lumière le potentiel de la télémédecine pour améliorer l'accessibilité aux soins de santé et transformer la pratique médicale moderne. Cette innovation promet un avenir où les soins de santé seront accessibles à tous, quel que soit leur lieu de résidence ou leurs circonstances, grâce à un soutien continu et des progrès constants.

2.2.2.2. Les exemples d'applications de santé mobile pour l'accès aux services de santé

Les applications mobiles de santé ont modifié l'accès aux services de santé, ayant un impact majeur sur le bien-être des populations. Elles fournissent des informations et des outils pratiques pour une gestion proactive de la santé, allant de la surveillance des symptômes à l'adhésion aux traitements. Une étude récente menée au Zimbabwe par Nyapwere et al. (2021) met en évidence l'efficacité de ces applications dans l'accessibilité aux soins de santé. Il est essentiel de répondre aux besoins des utilisateurs et d'intégrer des données géographiques pour une mise en œuvre efficace. Les applications doivent être adaptées aux préférences des utilisateurs pour garantir des résultats positifs en matière de soins de santé.

L'application développée par Ali (2023) propose une gamme complète de fonctionnalités pour répondre aux besoins de santé. Elle permet aux utilisateurs de suivre leurs symptômes, leurs traitements et d'accéder à des informations pertinentes. Cette technologie offre un outil convivial et efficace, apportant un soutien significatif à la santé individuelle. De manière similaire, l'application conçue par Francis (2023) améliore la gestion de maladies telles que le diabète et l'hypertension. Cette solution complète permet un suivi précis des paramètres sanguins, offrant aux patients un contrôle accru sur leur bien-être.

Les alertes personnalisées et les recommandations de ces applications renforcent la gestion des maladies en offrant un soutien individualisé. La communication directe avec les médecins facilite les échanges et renforce la relation patient-médecin. Ces progrès contribuent à optimiser les soins de santé et à promouvoir une collaboration efficace entre professionnels de santé et patients.

2.2.2.3. Les exemples des dispositifs de santé connectés pour l'accès aux services de santé

Les dispositifs de santé connectés illustrent comment les technologies numériques ont révolutionné l'accès aux soins de santé. Ces appareils, comme les *smartwatches* et les *trackers* de *fitness*, favorisent l'activité physique et surveillent les paramètres de santé. En mesurant le rythme cardiaque, la tension artérielle, les habitudes de sommeil et bien d'autres, ces dispositifs permettent d'adopter une approche proactive en matière de santé et de repérer les anomalies précocement. L'IdO a transformé le secteur des soins de santé, avec des projets pratiques et des études universitaires explorant son potentiel. Par exemple, le système de soins de santé IdO déployé au Sénégal par Dione et al. (2021) axe son action sur la surveillance des patients et la prévention de maladies telles que le diabète. La transmission en temps réel des données des capteurs aux professionnels de la santé permet des diagnostics et des soins rapides, ayant un impact significatif sur la vie des patients.

Les avancées ne s'arrêtent pas là. Smith (2023) a mis au point une solution utilisant des dispositifs IdO pour surveiller les paramètres de santé à domicile, offrant un suivi médical à distance. L'intégration de l'IdO en santé ouvre la voie à des interventions personnalisées et opportunes, améliorant le bien-être des patients et réduisant la pression sur les systèmes de santé. Johnson (2022) a cherché à fournir des services de télémédecine dans les régions éloignées en utilisant des dispositifs IdO pour la collecte de données médicales à distance. Sa plateforme offre des soins médicaux accessibles à tous, indépendamment de leur localisation géographique, ce qui constitue une avancée majeure dans le domaine de la santé connectée.

Une initiative notable lancée par M. Lee (2021) propose une plateforme IdO pour surveiller les paramètres de santé des patients atteints de maladies chroniques à domicile. Cette solution révolutionne la surveillance et les soins des patients nécessitant un suivi continu, offrant une intervention médicale rapide en cas de données anormales ou d'urgences.

L'avènement de la santé connectée à travers l'Internet des objets entraîne des changements significatifs. L'interconnexion transparente des appareils, des capteurs et de l'analyse des données ouvre un large éventail de possibilités dans le domaine de la santé. L'impact positif sur les résultats des patients et la santé globale de la population est vraiment positif. Alors que des projets et des études révolutionnaires se poursuivent, il est évident que l'Internet des objets façonne l'avenir des soins de santé. De la gestion des maladies chroniques aux soins préventifs, l'IdO joue un rôle crucial dans l'amélioration de l'accès et de la qualité des soins. Des initiatives comme la télémédecine pour les zones reculées et la plateforme IdO pour les maladies chroniques mettent en lumière le potentiel incroyable de l'IdO dans la transformation des soins de santé. Avec la démocratisation croissante des appareils IdO, nous anticipons encore plus d'avancées remarquables à l'avenir. L'avenir des soins de santé est là, et il est interconnecté !

2.2.2.4. Les exemples des plateformes des réseaux sociaux et des communautés en ligne pour l'accès aux services de santé

Les réseaux sociaux et les communautés en ligne ont joué un rôle pivot dans la facilitation de l'accès aux services de santé. Ces plateformes servent d'espaces où les individus peuvent chercher des conseils, partager des expériences et trouver du soutien de personnes traversant des parcours de santé similaires. Les communautés en ligne favorisent un sentiment d'appartenance et permettent aux individus de se connecter avec des professionnels de la santé et des experts qui peuvent fournir des informations et des conseils précieux.

La sensibilisation et l'éducation à la prévention des maladies revêtent une importance considérable. Les médias sociaux et les communautés en ligne sont hautement significatifs à cet égard. Ils aident vraiment à stopper la propagation des maladies et à réduire leur impact sur les individus et les communautés. Ces plateformes permettent également aux patients de participer à des discussions en ligne enrichissantes, où ils peuvent partager leurs réflexions et leurs expériences. Il est crucial d'impliquer ces experts dans la lutte contre la désinformation, car disposer de sources fiables est essentiel pour acquérir des connaissances précises.

La solution Cardea est un incroyable réseau social axé sur la santé qui relie les patients, les individus et les professionnels de la santé (Samuel et al., 2021). Imaginez avoir une communauté pour le soutien, le partage d'expériences et les conseils d'experts. Cardea comble vraiment le fossé entre les patients et les prestataires de soins de santé en partageant des informations précises, en offrant du soutien et en permettant aux individus de prendre en charge leur santé. Cardea fournit des outils et des ressources pour promouvoir la santé. Les utilisateurs peuvent accéder à des informations de santé fiables, bénéficier de conseils personnalisés ou interagir avec des professionnels en ligne. Les façons d'utiliser ce réseau social pour la santé publique sont infinies. Il est temps d'adopter le monde numérique et de tirer parti de ces communautés en ligne pour améliorer notre santé et notre bien-être.

Une étude menée par Mwaura et al. (2020) a mis en lumière les aspects positifs et les défis de l'utilisation des médias sociaux pour la santé en Afrique du Sud. L'impact potentiel est significatif : des solutions rentables créant des groupes en ligne et offrant des informations de santé universelles. Tseng et Gonzalez (2023) ont exploré l'utilisation des médias sociaux en santé publique, examinant des plateformes telles que les réseaux sociaux, les blogs, les vidéos et les questions éthiques. Facebook et Instagram ont un grand potentiel pour éduquer un large public. Ces plateformes offrent de nombreuses opportunités pour discuter de la santé, améliorer les résultats en matière de santé et renforcer les liens communautaires. Maximisons l'utilisation des médias sociaux pour les efforts de santé publique.

La recherche d'AlMuammar et al. (2021) en Arabie saoudite montre une augmentation de l'utilisation d'Internet et des médias sociaux pour obtenir des informations sur la santé. Des applications comme WhatsApp, YouTube et Twitter sont souvent utilisées pour partager des connaissances médicales, la confiance étant placée dans des sources comme le site Web du ministère de la Santé saoudien. Une corrélation claire existe entre l'éducation, le genre et la recherche d'informations sur la santé en ligne. Les individus plus éduqués et ceux ayant des préférences de genre spécifiques ont tendance à rechercher des informations médicales en ligne. Il est crucial d'adapter les ressources et les actions de santé en ligne en fonction de ces paramètres.

2.2.2.5. Les exemples de projets des DME pour l'accès aux services de santé

Les DME sont au cœur de cette révolution, suscitant un vif intérêt dans la recherche scientifique. Cette section met en lumière plusieurs études scientifiques présentant des projets innovants liés aux DME et leur impact sur l'accessibilité aux soins de santé. Ces projets offrent des perspectives prometteuses sur la manière dont les avancées technologiques peuvent améliorer la qualité et l'accessibilité des soins de santé.

Les études explorent divers sujets tels que l'optimisation de la coordination des soins, l'intégration des données médicales décentralisées, l'implication des patients dans la gestion de leurs dossiers médicaux, et d'autres domaines. Ces exemples concrets nous incitent à reconsidérer le potentiel révolutionnaire des DME dans le secteur de la santé et leur impact positif sur les résultats cliniques.

En se basant sur une recherche approfondie et une expertise, Croley (2020) a développé une plateforme innovante visant à soutenir activement les personnes atteintes de diabète. Cette plateforme garantit non seulement un suivi méticuleux des dossiers médicaux des patients, mais les guide également dans leurs routines quotidiennes, facilitant une meilleure gestion de leur santé. De plus, elle favorise une communication transparente et efficace entre les patients et leurs médecins traitants. Grâce à ce système intégré, les utilisateurs peuvent gérer facilement leurs rendez-vous médicaux et examens tout en surveillant de près leur alimentation et leur taux de glycémie. En fin de compte, cette plateforme s'avère être un outil précieux pour promouvoir la santé et le bien-être, tant pour les diabétiques que pour les non-diabétiques.

Hasan et al. (2022) ont développé un modèle spécialisé de système d'exploitation des DME pour le Bangladesh. Ce modèle repose sur une ferme Web composée de deux serveurs *cloud* distincts, l'un privé et l'autre public. Le système propose une authentification sécurisée, des mécanismes d'autorisation avancés, un cryptage AES[3] (Advanced Encryption Standard) pour la protection des données, une interface conviviale et des considérations économiques bien pensées.

D'autre part, Zghaibeh et al. (2020) ont mis en place un système de gestion des soins de santé appelé *Smart-Health*, basé sur la technologie blockchain. Ce système innovant authentifie les utilisateurs via leurs cartes d'identité nationales, garantissant la sécurité des données médicales. En intégrant divers acteurs tels que le gouvernement, les hôpitaux, les cliniques, dans un système multi-niveaux, ce système centralise les informations médicales pour former une base de données nationale unifiée. De plus, il accorde aux patients un contrôle total sur l'accès à leurs précieuses données médicales, garantissant la confidentialité et la sécurité des informations personnelles.

En revanche, BiiMED, une plateforme développée par Jabbar et al. (2020), vise à améliorer l'interopérabilité et l'intégrité des données des DME. Ce système innovant facilite l'échange sécurisé de données entre différentes entités de santé, les stockant de manière fiable dans le cloud (AWS). Mettant l'accent sur la scalabilité pour une large population, BiiMED garantit une identification précise et une validation sécurisée des utilisateurs autorisés. De plus, une attention particulière est accordée à l'interopérabilité avec les bases de données existantes, tandis que le système de gestion d'accès contrôle rigoureusement le partage des informations des patients. Cependant, il est à noter que les patients n'ont pas un contrôle total sur leurs propres données médicales, soulevant des préoccupations concernant la confidentialité et la gestion de ces informations sensibles.

Pour renforcer davantage les systèmes de santé électroniques hospitaliers, Liu et al. (2019) ont mis en place une approche innovante

---

[3] L'AES (Advanced Encryption Standard) est un algorithme de chiffrement symétrique largement utilisé pour sécuriser les données sensibles. Il a été adopté par le gouvernement des États-Unis comme norme de chiffrement en 2001 et est devenu depuis lors une référence dans le domaine de la sécurité informatique.

pour l'échange et la protection des données. Leur plateforme repose sur l'utilisation d'une blockchain privée spécifique à chaque hôpital. En adoptant un modèle de partage de données léger basé sur la blockchain et un stockage sécurisé des données médicales dans le *cloud*, ces chercheurs proposent une solution qui renforce la confidentialité et la sécurité des informations de santé. En attribuant des pseudo-identités aux hôpitaux, médecins, au lieu d'utiliser de vraies identifications, cette plateforme facilite l'accès aux dossiers médicaux provenant de différentes sources en cas de besoin, tout en donnant aux patients un contrôle accru sur le partage de leurs données personnelles.

Pour leur part, Yang et Li (2018) ont développé une architecture innovante basée sur la technologie blockchain, spécialement conçue pour améliorer la gestion des systèmes de dossiers médicaux électroniques. Cette approche novatrice repose sur l'intégration de bases de données existantes, supervisée par des professionnels de la santé dédiés à assurer la durabilité de la blockchain. Leur rôle clé consiste à créer, vérifier et ajouter de nouveaux blocs pour protéger l'intégrité et la confidentialité des données médicales.

2.2.2.6. Les exemples des plateformes d'intelligence artificielle et d'analyse des données de santé pour l'accès aux services de santé

Les plateformes d'Intelligence Artificielle (IA) et les systèmes d'analyse des données médicales offrent des perspectives passionnantes pour améliorer l'accès aux soins de santé. En exploitant des algorithmes alimentés par l'IA et des techniques d'apprentissage automatique, les professionnels de la santé peuvent analyser de vastes données de patients pour identifier des schémas et faire des prédictions sur la progression des maladies et les résultats des traitements. Des études scientifiques de pointe démontrent de manière tangible l'impact positif de ces technologies sur l'amélioration de l'accès aux soins de santé.

Par exemple, Awotunde et al. (2022) ont développé un système basé sur l'IAoT[4] (Intelligence Artificielle des Objets connectés) pour le diagnostic et la surveillance en temps réel des patients. En utilisant des données d'imagerie cytologique, ce système a atteint une précision diagnostique de 99,5 %, démontrant l'efficacité des modèles d'IA et

---

[4] L'IAoT (Intelligence Artificielle des Objets connectés) est l'intersection entre l'intelligence artificielle (IA) et l'Internet des objets (IoT).

des algorithmes prometteurs dans le domaine du diagnostic médical dans le contexte de l'Internet des objets médicaux (IoMT). Les avancées méthodologiques ont réduit l'intervention humaine dans la pratique médicale, améliorant l'efficacité diagnostique, les capacités pronostiques, les traitements, les dépistages et les médicaments en santé.

D'autre part, Kaur et al. (2019) ont utilisé diverses techniques d'apprentissage automatique sur des ensembles de données médicales stockés dans le *cloud* pour établir un système de surveillance de la santé à distance en temps réel via l'Internet des objets (IoT) et le *cloud*. Ce système fournit des recommandations basées sur des données historiques et empiriques stockées dans le *cloud*, permettant de repérer les tendances pour une prise de décision éclairée. Leur modèle a évalué les prévisions de maladies pour des conditions telles que les maladies cardiaques, le cancer du sein, le diabète, les troubles thyroïdiens, la dermatologie, les affections hépatiques et les données chirurgicales.

Le modèle décentralisé axé sur le patient de Jabarulla et Lee (2021) apporte de nombreux avantages en favorisant l'interopérabilité entre les parties prenantes de la santé, notamment les prestataires de soins, les assureurs, les firmes pharmaceutiques, les gouvernements et les chercheurs. Les patients stockent en toute sécurité leurs dossiers de santé liés à la COVID-19 sur des platesformes blockchain centrées sur le patient, protégeant ainsi leur vie privée. La technologie blockchain élimine les silos de données des patients, améliorant la recherche médicale et les traitements grâce à l'IA pour l'analyse diagnostique et prédictive. Enfin, la blockchain facilite l'apprentissage fédéré en développant des modèles d'IA basés sur les données de la COVID-19 avec le consentement des patients hospitalisés tout en préservant leur vie privée.

Iadanza et al. (2022) ont conçu un système d'IA pour classer les situations hospitalières. Trois approches ont été testées : i) l'utilisation de modèles *cloud* généraux pour catégoriser les images, ii) un modèle personnalisé avec des services de personnalisation, et iii) une combinaison de système open-source pour la détection d'objets et la segmentation sémantique (Detectron2) et d'un algorithme de Random Forest (forêt aléatoire) utilisé pour la tâche de classification. Trois services *cloud* - Google Vision API[5], Clarifai API[6] et Azure Cognitive Services[7] - ont été évalués pour mesurer le succès. Les interfaces des fournisseurs utilisent des modèles généraux affinés avec de nombreuses photos.

L'article de Vashistha et al. (2018) présente une étude sur les algorithmes d'apprentissage automatique essentiels dans le domaine des biosenseurs avancés, de l'Internet des objets et des biomarqueurs cardiaques à base de micropuces. L'objectif de cette étude est d'améliorer la conformité des patients et la surveillance de la santé en temps réel. Les biosenseurs jouent un rôle clé dans les applications biomédicales et façonnent l'avenir des soins cardiaques. L'article explore les différentes méthodes techniques utilisées dans les biosenseurs cardiaques et propose un protocole pour la médecine personnalisée en utilisant l'intelligence artificielle et l'analyse de l'information.

L'étude d'Albayrak et al. (2021) met en évidence le système PathAI comme l'un des principaux outils d'intelligence artificielle et d'apprentissage automatique dans le domaine de la santé. Ce système est conçu pour aider les pathologistes à poser des diagnostics précis. En réduisant les erreurs de diagnostic du cancer, PathAI ouvre la voie à des soins personnalisés. Grâce à des diagnostics plus précis du cancer, il est possible de sauver de nombreuses vies en permettant un traitement rapide.

Ces exemples concrets démontrent clairement que l'utilisation stratégique de ces technologies peut améliorer l'efficacité des services de santé et élargir l'accès aux soins pour un plus grand nombre de patients. Ces avancées technologiques offrent de nouvelles perspectives sur la collaboration entre les professionnels de la santé et les systèmes d'intelligence artificielle pour diagnostiquer, traiter et prévenir les maladies avec plus de précision et de réactivité. De plus,

---

[5] Google Vision API est un service cloud fourni par Google qui permet d'intégrer des fonctionnalités de vision par ordinateur dans des applications. Il utilise des algorithmes d'intelligence artificielle pour analyser les images et extraire des informations pertinentes.

[6] Clarifai API est une interface de programmation d'applications (API) fournie par Clarifai, une entreprise spécialisée dans la vision par ordinateur et l'intelligence artificielle. L'API Clarifai permet aux développeurs d'intégrer facilement des fonctionnalités de vision par ordinateur dans leurs propres applications.

[7] Azure Cognitive Services est une suite de services cloud fournie par Microsoft, qui offre des fonctionnalités d'intelligence artificielle (IA) prêtes à l'emploi. Ces services permettent aux développeurs d'ajouter facilement des capacités d'IA avancées à leurs applications sans avoir à développer eux-mêmes les modèles et les algorithmes sous-jacents.

l'analyse avancée des données de santé permet d'anticiper les tendances épidémiologiques et de développer des stratégies de santé publique plus efficaces.

2.2.2.7. Les exemples des plateformes Éducation à la santé en ligne pour l'accès aux services de santé

L'émergence des plateformes d'éducation en ligne dans le domaine de la santé a ouvert la voie à une amélioration de l'accessibilité des services de santé. Cette évolution repose sur des études scientifiques révolutionnaires qui mettent en lumière des exemples concrets de plateformes d'éducation en ligne et leur impact sur la promotion de la santé et la prévention des maladies. Cette section présente certaines études scientifiques de premier plan qui démontrent de manière convaincante l'efficacité et la pertinence des plateformes d'éducation en ligne dans le contexte de l'accès aux soins de santé. Ces études examinent en détail comment ces plateformes peuvent donner aux individus les moyens d'agir, encourager des comportements sains et faciliter l'accès à des informations médicales cruciales.

Les exemples abordés dans ces études vont des programmes éducatifs en ligne qui sensibilisent aux maladies chroniques aux initiatives axées sur la promotion du bien-être mental grâce à des ressources éducatives interactives. Ces exemples éclairants mettent en évidence le pouvoir transformateur des plateformes d'éducation en ligne pour améliorer globalement l'accessibilité des soins de santé.

L'approche développée par Kim et al. (2020) repose sur un processus en trois étapes visant à créer un site Web d'information santé adapté à un public anglophone. L'objectif principal de leur démarche était d'améliorer l'accessibilité aux soins de santé en fournissant davantage d'informations médicales. Tout d'abord, ils ont évalué les besoins en matière de santé des anglophones en travaillant en collaboration avec des leaders communautaires et des experts en santé. Ensuite, ils ont sélectionné et évalué le contenu provenant de sources crédibles afin d'améliorer la compréhension. Enfin, ils ont amélioré l'ergonomie du site Web, obtenant un score moyen de lisibilité de 10,84 sur 99 participants. Ce site Web a été conçu pour aider les personnes confrontées à des défis linguistiques en simplifiant le contenu sans compromettre la clarté, facilitant ainsi la traduction.

Bell (2023) a concentré ses efforts sur l'amélioration de l'engagement des utilisateurs et de la rétention de l'information au sein des communautés défavorisées en utilisant du contenu visuel et multimédia. Son étude se penche sur l'impact du programme d'éducation en nutrition en ligne, Food eTalk, sur les Géorgiens à faibles revenus. Les résultats mettent en évidence le besoin accru d'opportunités d'apprentissage et les défis liés à la rétention des programmes, ce qui oriente les stratégies futures vers des objectifs clairs, des approches flexibles et une communication efficace dans le développement d'outils.

Disabil (2021) a mis en place des ressources éducatives accessibles sur une plateforme digitale collaborative. Les participants ont contribué au contenu pour améliorer l'engagement et la participation. Cette initiative vise à mieux préparer les personnes avec des déficiences intellectuelles à interagir avec les professionnels de la santé, favorisant ainsi la confiance et la compréhension des soins de santé. En fournissant un accès facile à des informations pertinentes et personnalisées, cette approche innovante cherche à améliorer l'autonomie et le bien-être global des personnes concernées.

L'un des nombreux effets négatifs des zones de conflit sur la société est leur impact sur l'accès à l'éducation pour la population. La crise actuelle en Syrie illustre clairement comment les conflits peuvent rendre presque impossible l'accès à l'éducation, en particulier à l'enseignement supérieur. Pour remédier à cette situation critique, l'Institut International de Santé et d'Éducation (IIHE) a mis en place un programme d'éducation en ligne axé sur la santé pour les étudiants en médecine syriens déplacés. Ce programme a réussi à surmonter les obstacles financiers, éducatifs et culturels pour offrir une formation médicale de qualité aux étudiants (Alaei & Alaei, 2020). Ces exemples concrets ont clairement démontré que l'intégration efficace de l'éducation en ligne peut jouer un rôle crucial dans la promotion de la santé, la prévention des maladies et l'autonomisation des individus pour prendre des décisions éclairées concernant leur bien-être. Les différents cas étudiés ont mis en lumière la diversité des approches possibles, allant de programmes éducatifs interactifs visant à encourager des habitudes de vie saines à des initiatives de sensibilisation ciblées sur des enjeux de santé spécifiques.

2.3. Les impacts des technologies numériques sur l'efficience des services de santé

L'intégration croissante des technologies numériques dans le domaine des soins de santé a entraîné d'importantes transformations en termes d'efficacité opérationnelle, de coordination des soins et d'optimisation des processus médicaux. Ces avancées ont permis d'améliorer la gestion des données médicales, de rationaliser les pratiques cliniques et de renforcer la communication entre les acteurs de la santé. Cependant, ces évolutions soulèvent également des enjeux tels que l'interopérabilité des systèmes, la sécurité des données et l'impact sur les interactions humaines au sein du contexte médical.

Dans cette section, nous examinerons en détail les impacts majeurs des technologies numériques sur l'efficacité des services de santé. Nous mettrons en évidence les gains opérationnels substantiels qu'elles offrent tout en abordant de manière critique les défis et les implications associés à leur intégration généralisée. En analysant ces dynamiques complexes, nous serons en mesure de mieux comprendre l'influence transformative des technologies numériques sur l'efficacité des services de santé dans le paysage médical contemporain.

2.3.1. Comment les technologies numériques peuvent-elles optimiser l'utilisation des ressources humaines, matérielles et financières dans le secteur de la santé ?

Les technologies numériques jouent un rôle crucial dans l'amélioration des ressources de santé, telles que les ressources humaines, matérielles et financières. Des études récentes mettent en évidence les avantages significatifs des plateformes numériques pour améliorer les processus de diagnostic, de consultation et de traitement en santé, conduisant ainsi à une utilisation plus efficace des ressources. Les plateformes en ligne permettent aux médecins de suivre de près l'évolution des patients et de prodiguer des soins en temps réel, ce qui optimise l'utilisation rapide et efficace des ressources.

Ces plateformes offrent aux patients un suivi personnalisé plus poussé et un accès accru aux services de santé, contribuant ainsi à l'amélioration générale des soins de santé. Les dispositifs médicaux numériques, soutenus par des réseaux 5G ultra-rapides, peuvent améliorer l'expérience des patients, favorisant ainsi une utilisation plus efficiente des ressources dans le secteur de la santé. Les plateformes numériques offrent un accès étendu aux individus et proposent diverses ressources de santé, comme des outils de vérification des symptômes. Cette accessibilité accrue optimise l'utilisation des ressources et la gestion des soins de santé.

En favorisant la transformation numérique, la qualité des soins et l'expérience des patients s'améliorent, de même que la gestion financière des établissements de santé. L'objectif est d'adopter des solutions innovantes, de moderniser l'infrastructure de santé, de faciliter la gestion des données et d'encourager la collaboration entre les équipes. En adoptant de nouvelles technologies, la transformation numérique révolutionne les pratiques médicales et introduit des activités innovantes. Cette évolution renforce l'efficacité des services de santé, facilitant ainsi l'accès des patients aux soins.

L'intégration des technologies numériques renforce la qualité des soins et optimise les processus. La télémédecine et l'intelligence artificielle permettent aux professionnels de la santé de fournir des services à distance, améliorant ainsi la connexion entre les patients et les prestataires. Ces avancées offrent de nouvelles opportunités d'accessibilité aux soins de santé, en proposant une approche plus personnalisée pour répondre aux besoins des patients.

En intégrant l'IA, la télémédecine améliore la qualité des soins de santé en offrant des diagnostics plus rapides et plus précis, un suivi à distance des patients et une coordination entre les professionnels de la santé. Cela réduit les tâches administratives, améliore l'expérience des patients en offrant un accès plus facile et plus rapide aux soins. L'utilisation de dispositifs portables et d'outils technologiques avancés maintient les patients connectés, favorisant une approche préventive des soins de santé. Ces avancées ouvrent la voie à une prestation de soins plus efficace et personnalisée, ainsi qu'à une optimisation des ressources médicales pour répondre aux besoins du secteur de la santé.

La transformation numérique améliore les diagnostics, accélère les traitements et personnalise les soins aux patients. Grâce à la télémédecine et à l'IA, l'accès aux professionnels de la santé est facilité, l'analyse des données médicales est approfondie et des traitements ciblés sont offerts. L'intégration de ces technologies dans les soins permet des traitements adaptés aux besoins des patients, favorisant des soins personnalisés et des résultats améliorés. Cette évolution numérique est essentielle pour des approches diagnostiques et thérapeutiques plus précises et adaptées, ce qui améliore les résultats des patients.

Les technologies numériques, telles que la surveillance à distance, la télémédecine, la santé mobile et l'IA, offrent des opportunités passionnantes pour optimiser les ressources de santé. Elles simplifient les soins pour les personnes dépendantes, favorisent une distribution efficace des séjours à l'hôpital, renforcent la responsabilité en matière de santé et contribuent à réduire les inégalités. L'intégration de ces outils innovants permet aux centres de santé d'améliorer leur efficacité, d'obtenir des diagnostics plus précis et de proposer des traitements personnalisés, ce qui se traduit par une prestation de soins notablement améliorée.

2.3.2. Quels sont les exemples concrets de technologies numériques qui augmentent l'efficience des services de santé ?

Les technologies numériques jouent un rôle essentiel dans l'amélioration de l'efficacité des services de santé. Elles simplifient la gestion des dossiers médicaux, facilitent l'accès aux soins grâce aux téléconsultations et permettent une surveillance à distance des patients pour un suivi continu de leur santé. La télémédecine révolutionne les consultations en permettant des échanges à distance avec les professionnels de la santé, réduisant les délais d'attente et améliorant l'accessibilité aux soins.

Par ailleurs, les systèmes informatisés de gestion hospitalière optimisent les opérations en automatisant les processus, de la planification des rendez-vous à la facturation. Cette automatisation permet de réduire les erreurs et les délais administratifs, ce qui améliore l'efficacité des ressources et la qualité des soins.

En ce qui concerne la gestion des stocks, l'utilisation de ces systèmes permet une surveillance en temps réel des médicaments, des fournitures médicales et des équipements, ce qui facilite une planification précise des réapprovisionnements et prévient les ruptures de stock et les pertes. Ils représentent une avancée majeure dans la modernisation et l'efficacité des établissements de santé.

La prescription électronique simplifie les processus pour les professionnels de la santé, les pharmacies et les patients en réduisant les erreurs et les délais, tout en améliorant la sécurité du traitement. Elle garantit une meilleure coordination des soins entre les prestataires de santé, offrant ainsi une expérience améliorée et une pratique clinique plus efficace pour les patients.

Les systèmes informatisés de gestion des stocks sont des atouts essentiels pour les établissements de santé, permettant une gestion plus efficace des médicaments, des fournitures médicales et des équipements. En surveillant automatiquement les niveaux de stock, ces systèmes anticipent les besoins de réapprovisionnement, réduisant ainsi les risques de rupture de stock. De plus, les alertes automatisées de réapprovisionnement garantissent un approvisionnement continu, ce qui est crucial pour maintenir la disponibilité des produits médicaux essentiels.

Ces systèmes contribuent à réduire les pertes liées à la péremption des produits en surveillant les dates d'expiration et en optimisant les stocks, minimisant ainsi le gaspillage tout en assurant la qualité des produits médicaux. En adoptant des systèmes informatisés de gestion des stocks, les établissements de santé bénéficient d'une approche proactive, efficace et économique pour soutenir leurs opérations.

Les avancées technologiques dans le domaine de la surveillance médicale, telles que les moniteurs intelligents et les dispositifs portables, permettent un suivi en temps réel des signes vitaux des patients, ce qui facilite une intervention rapide en cas de besoin. Les DME jouent un rôle essentiel dans l'amélioration de l'efficacité des soins en offrant un accès simple et sécurisé aux informations des patients, favorisant ainsi une coordination optimale entre les prestataires de soins pour une meilleure prise en charge.

L'utilisation de l'intelligence artificielle est très répandue pour analyser de vastes quantités de données médicales, identifiant ainsi des modèles et des tendances qui permettent une prise de décision éclairée, une meilleure planification des ressources et une optimisation des protocoles de soins. Par exemple, l'IA peut prédire les admissions hospitalières en identifiant les patients présentant un risque élevé, optimiser les flux de travail cliniques, personnaliser les plans de traitement en fonction des caractéristiques individuelles des patients, et faciliter le développement de médicaments grâce à une analyse avancée des données génomiques et cliniques.

Les applications mobiles de suivi de la santé offrent une grande variété de services, allant de la surveillance des paramètres physiologiques à la gestion des dossiers médicaux personnels. Elles permettent aux utilisateurs de veiller à leur santé en recevant des rappels pour leurs médicaments, en enregistrant leur alimentation, voire en bénéficiant de consultations à distance via la télémédecine. Équipées de capteurs, ces applications collectent en continu des données pour un suivi précis et en temps réel, et alertent en cas d'anomalies pour une intervention rapide. Grâce aux informations détaillées qu'elles fournissent, elles facilitent la communication entre les patients et les professionnels de la santé, améliorant ainsi la qualité des soins.

Le domaine de la santé connaît une intégration croissante des technologies de suivi et de surveillance des patients, ce qui offre des solutions innovantes pour la gestion de l'identité des patients, les soins à domicile et la surveillance des maladies chroniques. Les dispositifs connectés, par exemple, permettent un suivi précis des mouvements et des activités des patients, fournissant des informations essentielles pour adapter les soins et optimiser les protocoles de traitement. Les applications de santé, le traçage numérique des contacts et les capteurs IoT dans le domaine de la santé offrent de nombreuses possibilités d'amélioration des soins aux patients. Ces avancées permettent un suivi proactif, une coordination des soins améliorée et des interventions médicales optimisées, ce qui améliore la qualité de vie des patients.

En outre, la surveillance des patients par le biais de ces technologies peut contribuer à la gestion des épidémies en identifiant rapidement les contacts et en mettant en œuvre des mesures préventives. Les préoccupations éthiques et de confidentialité soulevées par ces technologies soulignent l'importance de mettre en place des mesures de sécurité et de confidentialité pour garantir une utilisation responsable.

Les solutions connectées dans les services d'urgence intègrent des technologies avancées pour améliorer l'efficacité des soins d'urgence, facilitant le traitement des patients critiques. Cela comprend des programmes de coordination des soins visant à améliorer la communication entre le personnel hospitalier et les patients, des solutions informatiques d'urgence dédiées, des dispositifs médicaux connectés, des systèmes de notification d'urgence de masse et des outils de télémédecine pour améliorer l'accès aux soins de santé.

Ces innovations offrent la possibilité d'effectuer un suivi approfondi des patients, de communiquer vocalement et par écrit pour réduire les délais de réponse médicale, d'intégrer de manière transparente les dispositifs médicaux dans des plateformes de surveillance universelles, voire de permettre la connectivité des ambulanciers par le biais de lunettes intelligentes pour des conseils médicaux à distance. Dans l'ensemble, ces solutions améliorent la gestion des urgences en favorisant des réponses plus rapides et mieux coordonnées, ce qui est essentiel pour sauver des vies et améliorer la qualité des soins d'urgence.

Ces exemples illustrent comment les technologies numériques transforment les services de santé en améliorant l'efficacité des soins, la rapidité du traitement et la personnalisation des services destinés aux patients. Des avancées telles que la télémédecine, la santé mobile avec l'utilisation d'appareils portables, l'application de l'intelligence artificielle et de l'apprentissage automatique, ainsi que l'intégration de l'IdO, stimulent cette transformation qui est essentielle pour soutenir les systèmes de santé, renforcer les diagnostics médicaux et améliorer les décisions thérapeutiques.

2.4. Les défis et les risques liés à l'utilisation des technologies numériques pour l'accès aux soins, pour la qualité des soins et pour l'efficience des soins

L'intégration progressive des technologies numériques dans le domaine de la santé présente une myriade de défis et de risques complexes. Ces défis englobent non seulement la protection des données personnelles et médicales des patients, mais aussi garantir l'accessibilité des services de santé numériques à l'ensemble de la population.

Gérer efficacement les coûts technologiques associés à ces avancées tout en garantissant une formation adéquate du personnel de santé est essentiel. L'un des principaux défis réside dans l'accessibilité. Malgré le potentiel de la technologie numérique pour atteindre les populations défavorisées, une fracture numérique persiste. L'accès à Internet et aux équipements nécessaires reste un privilège, entravant une participation complète à la révolution numérique de la santé. Surmonter ce défi est crucial pour éviter l'exclusion.

La sécurité est également une question pressante. Protéger la confidentialité des données des patients émerge comme une préoccupation majeure dans le contexte de la numérisation des soins de santé. Avec la montée de la technologie numérique dans le domaine de la santé, renforcer les mesures de sécurité est impératif pour préserver les informations sensibles des patients. Les menaces cybernétiques sont une réalité, exigeant des investissements substantiels dans des protocoles de cybersécurité robustes pour prévenir les violations de la vie privée. Anticiper les risques potentiels découlant de ces avancées technologiques tout en veillant à ce que l'accessibilité des soins de santé numériques n'exacerbe pas les disparités existantes est vital. La confiance dans les systèmes de santé numériques est primordiale.

Pour contrer ces menaces, les établissements de santé doivent établir des mesures de sécurité robustes pour protéger les données sensibles et prévenir les violations de la vie privée. Cela implique la mise en place de protocoles de cybersécurité avancés, la sensibilisation du personnel aux meilleures pratiques et la surveillance constante des systèmes pour détecter et contrer de manière proactive les activités malveillantes. Sensibiliser l'ensemble des parties prenantes de la santé à l'importance de la sécurité des données et de la vie privée est essentiel pour maintenir la confiance des patients et protéger continuellement les informations médicales confidentielles.

Un autre défi à relever est l'interopérabilité des systèmes. La capacité d'échanger facilement des informations entre les divers systèmes de santé est cruciale pour une coordination optimale et une communication transparente entre toutes les parties prenantes impliquées. Les lacunes en matière d'interopérabilité peuvent entraîner des inefficacités et compromettre la qualité des soins, soulignant l'importance vitale de résoudre de manière proactive et efficace cette question.

L'éthique représente un autre aspect crucial méritant une attention particulière. L'utilisation de l'intelligence artificielle et des algorithmes d'apprentissage automatique dans le domaine de la santé soulève des préoccupations éthiques concernant la protection de la vie privée, le consentement et les biais. Explorer ces questions de manière approfondie est essentiel pour garantir le respect des principes éthiques fondamentaux dans cet environnement numérique en constante évolution. Cela implique une profonde réflexion sur la vie privée des données des patients, la qualité des soins virtuels et les implications éthiques liées à l'interaction humaine à distance.

L'intégration des technologies numériques dans les pratiques de santé représente un défi important à relever. Bien que la technologie numérique ait le potentiel d'améliorer et de rationaliser la prestation des soins de santé, son intégration sans faille dans les flux de travail et les processus existants est impérative. Cela nécessite des efforts de collaboration entre les prestataires de soins de santé, les développeurs de technologie et les décideurs politiques pour s'assurer que les outils numériques sont conviviaux et s'alignent avec la pratique clinique.

Les coûts associés à l'acquisition, à la maintenance et à la mise à niveau de ces technologies peuvent poser des défis financiers pour de nombreux établissements de santé, en particulier ceux disposant de ressources limitées. Bien qu'il ne s'agisse pas d'une entreprise bon marché, les avantages potentiels l'emportent de loin sur les coûts. Une gestion efficace des coûts est donc cruciale pour maintenir la qualité des soins et garantir que les avantages de l'utilisation de la technologie numérique soient pleinement réalisés. De plus, la formation continue des professionnels de la santé est d'une importance capitale, leur permettant d'acquérir les compétences nécessaires pour utiliser de nouveaux outils et méthodes de travail - un élément clé pour une transition réussie vers des soins de santé numériques optimaux.

Un autre défi à relever est celui des violations de la vie privée. Avec la collecte croissante et le partage des données de santé personnelles, des préoccupations surgissent concernant l'utilisation et l'accès à ces informations. Les patients doivent avoir le contrôle de leurs données et être assurés qu'elles seront traitées de manière responsable et éthique. Cela nécessite des réglementations et des directives claires sur la confidentialité et la protection des données.

Les technologies numériques, y compris l'intelligence artificielle, peuvent être sujettes à des biais potentiellement préjudiciables si les données utilisées pour l'entraînement sont elles-mêmes biaisées. Cette situation peut entraîner des inégalités en matière de santé, nécessitant des mesures appropriées pour atténuer ces biais et garantir des soins équitables pour tous, quel que soit leur origine ou leur statut socio-économique. Établir des protocoles de correction des biais dès la conception des modèles d'intelligence artificielle est essentiel pour éviter des conséquences négatives sur les décisions et les services rendus. De plus, la transparence dans le processus de formation des modèles et la diversité des données utilisées peuvent contribuer à réduire ces inégalités et à promouvoir une utilisation plus équitable des technologies numériques dans les soins de santé.

En plus de ces défis techniques, les inégalités sociales en matière de santé doivent également être prises en compte. Alors que les technologies numériques se propagent dans le domaine de la santé, certaines populations risquent d'être laissées pour compte. Certains groupes, tels que les personnes âgées, les habitants des zones rurales et les populations défavorisées, peuvent rencontrer des obstacles tels que l'accès limité à Internet, le manque de compétences technologiques ou les ressources financières nécessaires pour utiliser efficacement les outils de santé numériques. Dans les zones rurales ou dans certains pays en développement, une infrastructure Internet inadéquate peut entraver l'accès des populations aux services de santé en ligne tels que la télémédecine ou les plateformes de surveillance médicale. De plus, les personnes âgées ou celles issues de milieux socio-économiques défavorisés peuvent éprouver des difficultés à utiliser des outils de santé numériques en raison de leur méconnaissance de la technologie ou d'une formation inadéquate.

L'acquisition de dispositifs intelligents ou d'une connexion Internet peut représenter un fardeau financier pour de nombreuses familles à faible revenu, limitant ainsi leur accès aux soins de santé numériques. Par exemple, une personne âgée vivant en zone rurale peut éprouver des difficultés à prendre un rendez-vous médical en ligne en raison d'une connectivité Internet intermittente et d'une connaissance limitée des outils technologiques, ce qui crée un fossé dans l'accès aux soins de santé.

L'intégration de nouvelles technologies dans le secteur de la santé nécessite une formation adéquate du personnel médical. Il est essentiel que les professionnels de la santé acquièrent les compétences nécessaires pour tirer pleinement parti de ces outils technologiques. Ce processus de formation peut être particulièrement ardu pour les professionnels plus âgés ou moins familiers avec les technologies numériques. Par conséquent, il est impératif de fournir une formation continue et adaptée pour garantir une utilisation efficace des technologies numériques. Cette approche contribue non seulement à réduire les risques d'erreurs préjudiciables pour les patients, mais aussi à promouvoir des pratiques de soins de santé plus sûres et innovantes.

La transition numérique des systèmes de santé exige une gestion efficace, notamment pour relever les défis organisationnels et culturels qui peuvent surgir. Pour réussir cette transition vers un environnement numérique, il est crucial de surmonter divers obstacles potentiels tels que la résistance au changement et la nécessité de garantir une protection adéquate des données personnelles des patients. Par conséquent, une approche proactive de la gestion de ces défis est essentielle pour favoriser une adoption réussie et durable de la technologie numérique dans le domaine de la santé.

L'utilisation croissante des technologies numériques dans le domaine de la santé peut complexifier l'aspect humain des soins de santé. Les interactions en personne avec les professionnels de la santé peuvent être limitées, ce qui entraîne une diminution de la communication non verbale, de l'empathie et de la compréhension approfondie des besoins des patients. Cette perte de connexion humaine peut avoir un impact négatif sur la qualité globale des soins. Lors des consultations virtuelles, les signaux non verbaux tels que le langage corporel, les expressions du visage et le contact visuel peuvent être moins perceptibles, ce qui diminue la richesse de la communication entre le patient et le professionnel de la santé.

Enfin, la validation et la réglementation sont également cruciales pour le succès à long terme des soins de santé numériques. Des protocoles et des lignes directrices normalisés sont nécessaires pour valider l'exactitude et la fiabilité des solutions de santé numérique. De plus, des cadres réglementaires doivent être établis pour encadrer l'utilisation de ces technologies et protéger les droits des patients.

Les interactions virtuelles peuvent parfois rendre plus difficile pour les professionnels de la santé d'exprimer pleinement de l'empathie envers les patients, ce qui affecte la qualité de la relation thérapeutique. Par exemple, un patient peut se sentir moins compris ou soutenu lors d'une consultation médicale virtuelle par rapport à une interaction en personne, en raison de la perte de subtilités émotionnelles et de la réduction de la connexion humaine. Pour atténuer ces effets, il est crucial de développer des approches hybrides qui intègrent les avantages des technologies numériques tout en préservant l'aspect humain des soins de santé. Cela pourrait impliquer des initiatives visant à améliorer les compétences de communication virtuelle des professionnels de la santé, ainsi que des outils technologiques conçus pour faciliter l'expression de l'empathie et de la compréhension lors des interactions en ligne.

Autonomiser les patients grâce aux technologies numériques est en effet un sujet crucial, abordant le défi d'assurer la compréhension, l'autonomie et l'utilisation efficace de ces outils. Les sources partagées insistent sur l'importance croissante des technologies numériques dans l'autonomisation des patients, tout en soulignant les défis associés à cette transformation (Calvillo et al. 2015 ; Cases, 2017 ; Tingle, 2023). Promouvoir l'alphabétisation numérique parmi les patients, tout en fournissant des ressources et des programmes éducatifs pour améliorer leur compréhension des technologies de santé, est primordial. De plus, intégrer des conceptions centrées sur l'utilisateur et des interfaces conviviales dans les outils numériques peut aider à faciliter l'autonomie des patients dans leur utilisation.

Guider les patients dans la compréhension et l'utilisation des technologies numériques, et promouvoir une approche inclusive qui tient compte des besoins diversifiés des patients, sont des aspects cruciaux pour relever ce défi. En abordant ces problématiques de manière proactive, il est possible de maximiser les avantages des technologies numériques tout en veillant à ce que l'autonomisation des patients reste au cœur de cette évolution.

Conclusion

En concluant ce chapitre, nous prenons conscience que les technologies numériques ont profondément modifié le paysage des soins de santé, offrant des avantages substantiels tout en soulevant des défis complexes. Nous avons exploré les multiples facettes de cette révolution numérique, mettant en lumière la manière dont elle transforme la prestation des soins, la gestion des données médicales et l'expérience des patients. Nous avons examiné de près la façon dont les technologies émergentes telles que l'intelligence artificielle et l'Internet des objets transforment les pratiques médicales et ouvrent de nouvelles possibilités pour le suivi des patients à distance. Ces avancées révolutionnaires dans le domaine de la santé numérique ouvrent la voie à une médecine plus personnalisée et préventive, offrant un potentiel considérable pour améliorer les résultats cliniques et la qualité de vie des patients.

Nous reconnaissons les avantages considérables que ces technologies apportent, notamment en termes d'amélioration de l'efficacité des soins, de personnalisation des traitements et de facilitation de l'autonomie des individus dans la prise en charge de leur santé. Cependant, nous avons également identifié les inconvénients potentiels, les risques pour la confidentialité des données, et les défis éthiques inhérents à cette transformation. Il est crucial de naviguer avec prudence et discernement dans ce paysage en évolution rapide, en prenant en compte les implications éthiques, la sécurité des données et l'équité d'accès aux nouvelles technologies. En outre, il est essentiel de rester attentif aux limites actuelles de ces avancées tout en envisageant des solutions innovantes pour les surmonter.

À mesure que nous progressons vers un avenir numérique dans le domaine de la santé, il est impératif de cultiver une approche équilibrée, guidée par la recherche de bénéfices concrets tout en restant vigilants face aux défis émergents. Ce chapitre nous incite à poursuivre cette réflexion critique et à œuvrer collectivement pour façonner un avenir où les technologies numériques enrichissent véritablement la qualité et l'accessibilité des soins de santé pour tous. Dans le prochain chapitre, nous explorerons en détail les défis auxquels est confrontée la transformation numérique du secteur de la santé au Cameroun.

Chapitre 3 : Les défis de la transformation numérique du secteur de la santé au Cameroun

Introduction

Bien que les technologies numériques aient démontré leur potentiel pour améliorer l'accessibilité et la qualité des soins de santé, leur intégration effective dans le système de santé camerounais reste un défi de taille. Ce troisième chapitre se propose d'examiner en détail les obstacles à surmonter pour mener à bien la transformation numérique du secteur de la santé au Cameroun.

Nous commencerons par dresser un état des lieux de la situation actuelle, en analysant les progrès accomplis et les lacunes persistantes dans la numérisation du système de santé. Quels sont les technologies et services numériques déjà déployés ? Quelle est leur couverture géographique et leur niveau d'utilisation par les professionnels de santé et les patients ?

Nous nous pencherons ensuite sur les principaux défis, tant au niveau de l'accès que de l'usage effectif des technologies numériques. Quelles sont les barrières en termes d'infrastructures, de compétences, de financement ou encore d'acceptation par les utilisateurs ? Nous identifierons les freins majeurs qui entravent la généralisation du numérique dans le secteur de la santé.

Au-delà des aspects techniques, nous analyserons également les enjeux de gouvernance et de régulation. Quels sont les cadres légaux et institutionnels en place ? Quels progrès restent à accomplir pour assurer une gestion efficace et sécurisée des technologies numériques de santé ?

Afin d'apporter un éclairage complémentaire, nous examinerons ensuite les expériences réussies de transformation numérique du secteur de la santé dans d'autres pays africains. Quelles leçons peut-on en tirer pour le cas spécifique du Cameroun ? Forte de cette analyse approfondie, la conclusion du chapitre formulera des recommandations concrètes pour optimiser le rôle des technologies numériques dans la modernisation du système de santé camerounais. Quelles sont les priorités à court, moyen et long terme ?

3.1. État des lieux de la transformation numérique du secteur de la santé au Cameroun

La transformation numérique du secteur de la santé au Cameroun représente un enjeu majeur dans l'amélioration de l'accessibilité, de la qualité et de l'efficacité des soins de santé. Cette analyse vise à évaluer les forces, les faiblesses, les opportunités et les menaces de l'état actuel de la transformation numérique dans le domaine de la santé au Cameroun. En se basant sur des données pertinentes et des sources fiables, cette analyse offrira un aperçu détaillé de la situation actuelle, mettant en lumière les défis à relever et les perspectives à explorer pour une intégration réussie du numérique dans le secteur de la santé au Cameroun. La mise en place de stratégies innovantes et l'adoption de technologies de pointe sont essentielles pour garantir une transition efficace vers un système de santé numérique plus performant et accessible à tous les citoyens camerounais.

3.1.1. Le cadre institutionnel et réglementaire

Le cadre institutionnel et réglementaire du secteur de la santé au Cameroun représente un environnement dynamique qui influe sur l'avenir des soins de santé nationaux. En mettant l'accent sur la transformation numérique, le secteur connaît d'importants changements révolutionnant la prestation et l'accessibilité des soins. Des parties prenantes telles que les organismes gouvernementaux, les prestataires de soins et les entreprises technologiques, ainsi que les politiques, normes et lois sectorielles, convergent vers une transition fluide vers l'ère numérique. Ceci est un système bien organisé qui regroupe divers acteurs clés, tous collaborant pour garantir le bien-être et la santé de la population. Des institutions publiques aux organisations internationales, des partenaires techniques et financiers aux associations professionnelles, des organisations de la société civile aux opérateurs privés, tous les aspects du secteur de la santé sont abordés.

Les institutions publiques jouent un rôle crucial dans la fourniture de services de santé essentiels à la population camerounaise. Ces institutions sont responsables de l'établissement de politiques, de réglementations et de lignes directrices pour assurer le bon fonctionnement du secteur de la santé. Elles supervisent également la mise en œuvre de divers programmes et initiatives de santé visant à améliorer l'état de santé global de la population.

Les organisations internationales apportent un soutien inestimable au secteur de la santé du Cameroun. Leur expertise, leurs ressources et leur financement contribuent de manière significative au développement et à la mise en œuvre des programmes et des politiques de santé. Ces organisations collaborent étroitement avec les autorités locales pour relever les défis en matière de santé et proposer des solutions innovantes.

Les partenaires techniques et financiers jouent également un rôle crucial dans le secteur de la santé. Ils fournissent une expertise technique, des formations et des ressources financières pour renforcer les systèmes de santé et améliorer la prestation de services. Leur engagement contribue à renforcer les capacités des professionnels de la santé et à garantir l'accès de tous à des services de santé de qualité.

Les associations professionnelles du secteur de la santé réunissent des experts de divers domaines afin de promouvoir les meilleures pratiques et le développement professionnel. Ces associations jouent un rôle essentiel en plaidant en faveur de meilleures conditions de travail, en encourageant la recherche et l'innovation et en veillant à ce que les professionnels de la santé disposent des compétences et des connaissances nécessaires pour offrir des soins de qualité.

Les organisations de la société civile contribuent activement au secteur de la santé en défendant les droits et le bien-être des populations marginalisées. Elles œuvrent sans relâche pour sensibiliser aux questions de santé, s'impliquer dans des campagnes de mobilisation communautaire et aider les groupes vulnérables à accéder aux services de santé.

Les opérateurs privés sont également très présents dans le secteur de la santé au Cameroun. Ils apportent innovation, efficacité et concurrence, contribuant ainsi à améliorer la qualité et l'accessibilité des services. Les hôpitaux, cliniques et pharmacies privés offrent des options supplémentaires aux patients en quête de services de santé.

La stratégie du secteur de la santé 2016-2027 se positionne comme l'une des politiques clés à l'origine de cette transformation. Son objectif premier est d'améliorer la santé et le bien-être des populations camerounaises, mettant en avant la couverture sanitaire universelle, la santé dans toutes les politiques et la participation communautaire. Ce qui distingue cette stratégie sur le plan de l'innovation, c'est sa pleine reconnaissance de l'importance des technologies numériques pour l'atteinte de ces objectifs.

La transformation numérique est perçue non pas comme un simple ajout ou une réflexion secondaire, mais bel et bien comme un pilier transversal traversant tous les aspects du secteur de la santé. Elle est perçue comme un levier pour renforcer les capacités, la qualité, l'efficacité et la gouvernance du système de santé. Cela implique que les technologies numériques sont intégrées à tous les niveaux de la prestation des soins de santé, allant des dossiers médicaux électroniques à la télémédecine et à la surveillance à distance des patients. L'objectif premier est d'exploiter pleinement la puissance de la technologie pour améliorer l'accès aux soins de santé, renforcer la qualité des soins et rendre le système plus efficient et mieux adapté aux besoins de la population.

Le potentiel de la transformation numérique dans le domaine de la santé est inestimable. Grâce aux technologies numériques, les prestataires de soins peuvent désormais toucher les régions les plus éloignées du pays, garantissant ainsi un accès équitable à des soins de qualité pour tous. La télémédecine autorise les consultations à distance, réduisant ainsi les déplacements et générant des économies de temps et d'argent. Les dossiers médicaux électroniques facilitent l'accès des professionnels de la santé aux informations sur les patients, favorisant ainsi la coordination et la continuité des soins. Enfin, grâce à l'analyse des données, les décideurs peuvent prendre des décisions plus éclairées et allouer les ressources de manière plus efficiente.

L'une des lois clés à cet égard est la loi n° 96/117 du 5 août 1996 relative à la Normalisation. Cette loi joue un rôle crucial dans la définition des principes, des objectifs, des procédures et des parties prenantes de la normalisation. Elle s'applique non seulement aux domaines techniques et scientifiques, mais aussi aux aspects économiques et sociaux, y compris la santé et les technologies numériques. Cette approche globale garantit que la transformation numérique du secteur de la santé au Cameroun est menée de manière systématique et efficace.

Une des principales dispositions de la loi n° 96/117 est la création d'un organisme national de normalisation connu sous le nom d'Agence des Normes et de la Qualité (ANOR). Cet organisme joue un rôle central dans la supervision et la mise en œuvre des activités de normalisation dans le secteur de la santé. En ayant un organisme centralisé dédié à la normalisation, le Cameroun peut garantir que toutes les technologies de santé numériques respectent les normes requises et sont alignées sur les meilleures pratiques internationales. Cela améliore non seulement la qualité des services de santé, mais garantit également la sécurité des données des patients.

Un de ces règlements importants est le décret n02013j093 du 03 avril 2013 portant organisation du Ministère de la Santé Publique. Ce décret joue un rôle crucial dans la définition du champ d'application, de la structure et du fonctionnement du Ministère de la Santé Publique, chargé de mettre en œuvre la politique nationale de santé. La création de la Direction de l'Organisation des Soins et de la Technologie Sanitaire, ainsi que de la Cellule Informatique est un résultat important de ce décret. La Direction de la veille technologique est chargée de surveiller les évolutions technologiques. La Cellule Informatique, quant à elle, a pour mission de promouvoir les technologies de l'information et de la communication, ainsi que de concevoir et mettre en œuvre le schéma directeur informatique du Ministère. Il est important de constater que ce décret et la création de ces structures ouvrent la voie à un système de santé plus efficace et technologiquement avancé au Cameroun.

Le manque de capacités, de ressources et de volonté politique pour mettre en œuvre des politiques, des normes et des lois est un autre domaine nécessitant une attention urgente. Le gouvernement donne désormais la priorité au secteur de la santé et investit pour renforcer ses capacités. Cela signifie que les professionnels de la santé auront les ressources, la formation et le soutien nécessaires pour fournir des soins de qualité aux citoyens. Avec une volonté politique accrue, il y aura un engagement plus fort à mettre en œuvre et à appliquer des réglementations qui garantissent le bien-être de la population.

La surveillance, le contrôle et les sanctions sont des éléments essentiels d'un cadre réglementaire efficace. Toutefois, dans le secteur de la santé camerounais, ces aspects ont fait défaut par le passé. Néanmoins, les autorités reconnaissent désormais l'importance de ces mesures et prennent des actions pour y remédier. En mettant en place des mécanismes de contrôle robustes et en appliquant des sanctions appropriées en cas de non-conformité, le secteur de la santé peut désormais faire preuve de responsabilité et veiller au respect des règles et réglementations en vigueur.

Par le passé, le manque d'adaptation, de révision et de mise à jour des textes réglementaires en fonction des besoins et des contextes évolutifs a entravé les progrès dans le secteur de la santé au Cameroun. Cependant, des efforts sont désormais déployés pour examiner régulièrement et mettre à jour les politiques et normes en fonction des réalités actuelles. Cela permet d'aligner les pratiques de santé sur les dernières avancées scientifiques et médicales, assurant ainsi des soins optimaux à la population.

Il est crucial de poursuivre l'amélioration du cadre institutionnel et réglementaire du secteur de la santé. C'est une étape essentielle pour offrir de meilleurs services à la population. En renforçant la consultation, la collaboration et la complémentarité entre toutes les parties prenantes impliquées, un système transparent et adapté aux besoins de santé individuels pourra être créé.

Une mobilisation des capacités, des ressources et de l'engagement politique est essentielle pour améliorer le secteur de la santé au Cameroun. En travaillant ensemble vers un objectif commun, des progrès remarquables peuvent être accomplis et un impact significatif sur ce domaine peut être réalisé. La mutualisation des ressources et l'utilisation efficace des capacités permettront de fournir de meilleurs services de santé à la population.

Il est primordial d'établir un système robuste de surveillance, de contrôle et de sanctions pour garantir la qualité et la sécurité des solutions et services numériques dans le secteur de la santé. Les avancées technologiques jouent un rôle important, d'où l'importance de veiller à la fiabilité de ces outils numériques. En mettant en place des mesures strictes de surveillance et de contrôle, et en appliquant des sanctions si nécessaire, les normes de qualité et de sécurité les plus élevées peuvent être maintenues.

Enfin, il est essentiel d'adapter, de réviser et de mettre à jour régulièrement le cadre institutionnel et réglementaire en fonction des innovations et des opportunités émergentes. Le domaine de la santé évolue constamment, il est donc crucial que notre réglementation suive ces changements afin de fournir des services de santé de pointe répondant aux besoins changeants de la population.

3.1.2. Les infrastructures et les équipements

Le développement et l'accessibilité des infrastructures pour la transformation numérique du secteur de la santé au Cameroun progressent constamment. Une meilleure connectivité, une alimentation électrique fiable ainsi que des terminaux et logiciels avancés propulsent ce secteur vers de nouveaux sommets.

Investir dans ce domaine reste crucial, ouvrant la voie à des opportunités profitables. Le besoin de capitaux pour soutenir le développement est évident. Les investisseurs reconnaissant le potentiel du secteur de la santé au Cameroun peuvent réaliser des bénéfices tout en contribuant au bien-être de la population. La demande croissante de services de santé de qualité offre un potentiel de réussite avec des investissements appropriés.

En intégrant la technologie numérique, le système de santé voit son efficacité renforcée. Grâce à une connectivité avancée, les professionnels accèdent en temps réel aux données des patients, collaborent avec des experts et proposent des traitements personnalisés. Le potentiel révolutionnaire de la technologie dans la santé au Cameroun commence par la mise en place de l'infrastructure nécessaire à cette transition numérique.

3.1.2.1. L'accès aux TIC et à l'internet au Cameroun

L'accessibilité est un élément clé de ce développement, ne se reposant pas uniquement sur des infrastructures et des équipements de pointe, mais garantissant l'accessibilité pour tous. Le secteur de la santé au Cameroun doit s'efforcer d'atteindre les zones reculées et les communautés défavorisées, assurant un accès équitable à des soins de qualité pour tous. Cela nécessite des investissements dans l'expansion des infrastructures, les cliniques mobiles, les solutions de télémédecine, et plus encore.

Considérons la vaste gamme de technologies avancées soutenant le fonctionnement, la performance, l'interopérabilité et la sécurité des solutions et services numériques. Des réseaux de télécommunications aux sources d'énergie, des ordinateurs aux tablettes, des smartphones aux capteurs, des caméras aux scanners, des logiciels aux applications, des plateformes, et au-delà - les possibilités semblent infinies !

L'accès aux TIC et à Internet au Cameroun est crucial pour le développement de la santé numérique. Il est frappant d'apprendre qu'une enquête menée par le Programme d'Appui à la Gouvernance des Infrastructures Régionales et Nationales (PAGIRN) en 2022 a révélé que seulement trois foyers camerounais sur dix possèdent un téléphone. Cette statistique souligne le besoin urgent d'une meilleure accessibilité à la technologie dans le pays. L'enquête a également révélé que l'accès aux ordinateurs et à Internet est encore plus limité, seuls 10,1% des foyers ayant accès à un ordinateur et 11,1% ayant accès à Internet. Ces chiffres sont remarquablement bas et indiquent un écart de connectivité numérique important.

Cette situation est aggravée par le fait que le coût d'Internet au Cameroun est l'un des plus élevés en Afrique. En 2020, il a été rapporté que le coût d'Internet au Cameroun était de 2,75 USD par gigaoctet, ce qui est assez élevé compte tenu de l'accès limité. Les coûts élevés d'Internet peuvent être un obstacle à l'entrée pour de nombreuses personnes et foyers, les empêchant de profiter pleinement des avantages des services de santé numériques.

Cependant, il semble y avoir un décalage entre les TIC et les soins de santé au Cameroun. Le maillon faible entre ces deux secteurs importants est évident dans les défis rencontrés pour établir des systèmes d'information hospitaliers, utiliser des applications locales adaptées aux besoins spécifiques des patients et des professionnels de la santé, ainsi que dans la communication et l'échange de données de santé cruciales. Ces défis entravent le progrès des soins de santé et entravent la prestation de services efficaces et efficients.

Pourtant, ne négligeons pas l'immense potentiel des TIC pour transformer le paysage de la santé au Cameroun. Avec une couverture accrue et une meilleure qualité du réseau Internet, les opportunités d'amélioration sont illimitées. Envisageons les possibilités de mise en place de systèmes d'information hospitaliers robustes qui rationalisent les flux de travail, améliorent les soins aux patients et la communication entre les professionnels de la santé. Imaginons l'impact de l'utilisation d'applications conçues localement pour répondre aux besoins uniques des patients et des prestataires de soins de santé, garantissant une expérience de santé plus personnalisée et efficace.

De plus, les TIC peuvent jouer un rôle vital dans la promotion de la prévention et de l'éducation à la santé. Avec un meilleur accès à l'information et aux ressources, les professionnels de la santé peuvent éduquer la population sur les mesures préventives, sensibiliser aux maladies et autonomiser les individus pour prendre en charge leur santé. Cela pourrait révolutionner les résultats en matière de santé au Cameroun, conduisant à une population plus saine et mieux informée.

Réduire les coûts de la bande passante est un aspect critique qui mérite l'attention. En le rendant plus abordable pour les individus et les entreprises, nous pouvons garantir un accès plus large à Internet, permettant à davantage de personnes de bénéficier de ses nombreux avantages.

Une autre étape cruciale pour améliorer l'accès aux TIC et à Internet est le développement des infrastructures de télécommunications. Établir une infrastructure réseau robuste et fiable à l'échelle nationale étendra la couverture et améliorera la connectivité. Cela fournira aux résidents des zones rurales un accès égal à l'information, à l'éducation et aux opportunités économiques, menant à une société plus inclusive.

De plus, il est essentiel d'encourager l'innovation et la création de contenu local. Donner du pouvoir aux entrepreneurs locaux et aux créateurs de contenu peut favoriser un écosystème numérique dynamique qui reflète la culture et les besoins uniques du Cameroun. Cela favorise non seulement la croissance économique, mais célèbre également la diversité des voix et des talents au sein du pays.

En complément de ces efforts, sensibiliser les utilisateurs à une utilisation efficace et sécurisée d'internet est essentiel. Éduquer les individus aux pratiques de sécurité en ligne peut les protéger contre les menaces cybernétiques et garantir la protection de leur vie privée. Cela leur permettra également de tirer pleinement parti du potentiel d'internet pour l'apprentissage, la communication et la collaboration.

Enfin, protéger les droits et les libertés des utilisateurs d'internet au Cameroun est crucial. En plaidant en faveur des droits numériques tels que la liberté d'expression et l'accès à l'information, nous pouvons créer un environnement propice à la créativité, à l'innovation et à la libre circulation des idées.

La mise en œuvre de ces mesures favoriserait un environnement propice à la santé numérique. Un accès amélioré aux informations de santé, aux services de télémédecine et aux outils numériques pour la prévention et la gestion des maladies peut améliorer les résultats en matière de santé publique. De plus, en promouvant le développement socio-économique grâce à une meilleure connectivité, le Cameroun peut débloquer de nouvelles opportunités pour l'entrepreneuriat, la création d'emplois et la croissance économique globale.

3.1.2.2. L'accès à l'énergie électrique au Cameroun

L'accès à l'énergie électrique au Cameroun constitue un défi majeur pour le développement du pays. Cette problématique est particulièrement critique dans le domaine de la santé numérique, où une alimentation électrique fiable et ininterrompue est cruciale. Des statistiques alarmantes de la Banque mondiale révèlent qu'en 2021, seulement 65,4 % de la population camerounaise avaient accès à l'électricité. Plus préoccupant encore est le taux nettement inférieur dans les zones rurales, où seuls 21 % de la population bénéficiaient de l'électricité. Cette insécurité énergétique a des conséquences profondes, touchant divers secteurs tels que l'éducation, la santé, l'industrie et l'innovation.

Le manque d'accès à l'électricité constitue un obstacle majeur à l'avancement de la santé numérique au Cameroun. Dans le monde d'aujourd'hui, axé sur la technologie, les plateformes numériques et les appareils électroniques jouent un rôle crucial dans la prestation des soins de santé. Des consultations de télémédecine à la surveillance à distance des patients, ces outils numériques ont le potentiel de révolutionner l'accessibilité et la qualité des soins de santé. Cependant, sans source d'alimentation fiable, ces initiatives ne peuvent prospérer. Imaginez les possibilités si tous les établissements de santé au Cameroun avaient accès à une alimentation électrique ininterrompue. Les médecins pourraient offrir des consultations virtuelles aux patients des zones reculées, les dossiers médicaux pourraient être facilement consultés et partagés électroniquement, et les équipements vitaux pourraient fonctionner sans interruption. L'impact potentiel sur les résultats en matière de santé est considérable.

L'installation de panneaux solaires au Cameroun a non seulement répondu au déficit et à l'instabilité de l'approvisionnement en électricité, mais a également ouvert la voie à un avenir énergétique durable et propre. Les progrès réalisés sont vraiment remarquables, le pourcentage d'approvisionnement en électricité passant de seulement 55 % en 2010 à un impressionnant 75 % en 2020. Cette réalisation remarquable a non seulement transformé la vie des résidents camerounais, mais a également préparé le terrain pour un avenir plus lumineux et plus durable.

Le Projet d'Électrification Rurale et d'Accès à l'Électricité (PERACE) lancé par le gouvernement camerounais en 2018, cofinancé par l'UE, la Banque mondiale et la Banque européenne d'investissement (BEI), a fourni l'accès à l'électricité à près de 600 communautés qui en étaient auparavant privées ! Le lancement de PERACE marque une étape importante pour le Cameroun, ouvrant la voie à une amélioration de la qualité de vie et à la croissance économique dans ces 600 communautés. L'accès à l'électricité n'est pas un luxe, mais une nécessité fondamentale dans le monde d'aujourd'hui. Il ouvre les portes à l'éducation, à la santé et aux opportunités économiques qui étaient autrefois inaccessibles pour ces communautés. Grâce à l'électricité, les enfants peuvent étudier après le coucher du soleil, les cliniques peuvent offrir de meilleurs services de santé, et les entreprises peuvent prospérer avec l'énergie nécessaire pour faire fonctionner des machines et des technologies. Il est vraiment remarquable de constater comment quelque chose d'aussi simple que l'électricité peut entraîner des changements si profonds.

3.1.2.3. L'accès aux équipements de santé au Cameroun

L'accès aux équipements de santé numériques au Cameroun suscite un intérêt particulier en raison de son potentiel à améliorer les services de santé du pays. Cependant, il est inquiétant de constater que cet accès demeure inégal, variant entre les zones urbaines, mieux pourvues en ordinateurs, et les zones rurales, où ces équipements sont plus rares. Cette disparité limite l'accès aux services de santé numériques pour les populations éloignées.

Malgré une adoption croissante des téléphones intelligents (smartphones) au Cameroun, offrant ainsi des perspectives prometteuses pour le secteur de la santé numérique, le coût reste un obstacle pour certains individus. La généralisation de l'usage des smartphones reste un défi, limitant ainsi l'accès aux solutions et services de santé numériques. Il est impératif de rendre ces technologies plus abordables et accessibles à tous les citoyens.

La distribution de tablettes a considérablement amélioré l'accès aux équipements numériques au Cameroun, surtout pour les professionnels de la santé. Cependant, des opportunités d'amélioration demeurent, notamment en ce qui concerne la disponibilité des capteurs, caméras et scanners, encore peu répandus en dehors des établissements spécialisés. Une généralisation de ces équipements sur l'ensemble du territoire permettrait aux professionnels de la santé d'avoir les ressources adéquates pour des diagnostics et traitements efficaces.

En dépit du développement croissant des logiciels, applications et plateformes de santé numérique au Cameroun, l'accès et l'utilisation sont tributaires de l'infrastructure et des compétences disponibles. Néanmoins, ces défis ne doivent pas entamer notre enthousiasme quant aux progrès réalisés. Avec une accessibilité accrue aux équipements de santé numérique et une expertise croissante des professionnels, de grandes avancées sont attendues. L'avenir des soins de santé au Cameroun est prometteur, ouvrant la voie à des perspectives encourageantes pour les années à venir.

3.1.3. Les solutions et les services

Les solutions et services numériques façonnent l'avenir des soins de santé ! Ces outils, systèmes et processus novateurs exploitant les données numériques ont le potentiel de révolutionner notre approche de la santé et du bien-être. Avec des applications mobiles, des plateformes en ligne, des systèmes d'information, des dispositifs connectés, l'intelligence artificielle, ainsi que la réalité virtuelle et augmentée à portée de main, nous sommes confrontés à une myriade d'opportunités pour améliorer la vie des individus et des communautés.

Le Cameroun se positionne à l'avant-garde de l'utilisation des solutions et services numériques pour transformer son secteur de la santé. À travers des initiatives telles que e-Delphus, des progrès significatifs sont réalisés pour améliorer les soins aux patients atteints de la drépanocytose. Cette plateforme révolutionnaire fournit non seulement des informations et des ressources précieuses aux patients, mais permet également aux prestataires de soins de santé de surveiller et de suivre leur progression de manière plus efficace. L'introduction d'e-Delphus est vraiment un élément transformateur pour les personnes luttant contre cette maladie débilitante, leur offrant de l'espoir et une meilleure qualité de vie.

L'initiative GiftedMom est un autre projet remarquable méritant d'être souligné. Ce projet innovant vise à améliorer la santé maternelle et infantile grâce à des outils et services numériques. En exploitant la technologie mobile, GiftedMom fournit des informations vitales et des rappels aux futures mères, garantissant qu'elles reçoivent des soins prénatals appropriés et un accompagnement tout au long de leur grossesse. Cette solution innovante a le potentiel de réduire de manière significative les taux de mortalité maternelle et infantile au Cameroun, impactant profondément la vie de nombreuses familles.

En plus de ces projets remarquables, le Cameroun se concentre également sur l'harmonisation et l'intégration des données de santé au niveau national à travers le Système d'Information Sanitaire de District 2 (DHIS2). Cette plateforme numérique permet non seulement de rationaliser la collecte et la gestion des données, mais aussi d'améliorer l'efficacité globale des services de santé. En établissant un système standardisé, les professionnels de la santé peuvent prendre des décisions éclairées sur la base de données précises, améliorant ainsi les résultats pour les patients et renforçant le système de santé.

De plus, le Système d'Information de Gestion de la Santé (HMIS) au Cameroun transforme la manière dont les ressources du secteur sont gérées. Ce système complet vise à optimiser les ressources humaines, financières et matérielles en fournissant des données et des analyses en temps réel. Avec l'aide de l'HMIS, les administrateurs de la santé peuvent prendre des décisions stratégiques, allouer efficacement les ressources et identifier les domaines à améliorer. Cette solution numérique permet aux parties prenantes de la santé d'accroître la productivité, de réduire les coûts et finalement, de fournir de meilleurs soins aux patients.

Un autre outil est le SIAMED (Système de Gestion du Processus d'Approbation des Médicaments). Ce système refonde le processus d'approbation des médicaments en le rendant plus rapide et plus efficace. Grâce à SIAMED, les autorités peuvent facilement suivre et gérer l'ensemble du processus, garantissant que seuls des médicaments sûrs et efficaces sont mis à la disposition du public. Cela a un impact significatif sur la santé et la sécurité publiques.

PENTAHO est une autre solution numérique qui fait des vagues dans le secteur de la santé au Cameroun. Ce système de données centralisé est utilisé par le Fonds Régional pour la Promotion de la Santé et le Centre National pour l'Approvisionnement en Médicaments Essentiels et en Matériel Médical. Avec PENTAHO, ces organisations régionales ou internationales peuvent recueillir et analyser des données provenant de sources diverses, prendre les décisions les plus éclairées et optimiser leurs opérations. Cela améliore non seulement l'efficacité de la prestation des soins de santé, mais renforce également les soins aux patients en garantissant que les médicaments essentiels et le matériel médical sont rapidement disponibles.

La pandémie de COVID-19 a souligné l'importance des solutions numériques dans le domaine de la santé. En réponse, le Cameroun a développé MAMALPRO, un système complet de gestion des données COVID-19. Cet outil facilite le suivi efficace des tests de laboratoire, des résultats, des soins aux patients dans les hôpitaux, et même des vaccinations contre la COVID. Grâce à MAMALPRO, les professionnels de la santé peuvent accéder et analyser rapidement des informations vitales, leur permettant de prendre des décisions éclairées et d'agir promptement. Cela est crucial pour gérer efficacement la pandémie et protéger la santé publique.

De plus, VACSANTE est une autre solution numérique qui a joué un rôle crucial dans la gestion des données de vaccination contre la COVID-19 au Cameroun. Ce système enregistre non seulement les informations sur la vaccination, mais génère également des rapports détaillés. Ces rapports offrent des informations précieuses sur la couverture vaccinale, mettant en lumière les domaines nécessitant plus d'attention et de ressources. Avec VACSANTE, les autorités peuvent suivre l'avancement de la campagne de vaccination et prendre des décisions basées sur les données pour garantir que tout le monde reçoive la protection nécessaire contre la COVID-19.

Une solution notable est BAHMNI, un système d'enregistrement médical électronique spécialement conçu pour surveiller et gérer la santé des personnes vivant avec le VIH (PVVIH). Cet outil numérique permet aux professionnels de la santé d'accéder facilement aux informations des patients et de les mettre à jour, garantissant ainsi qu'ils reçoivent les soins et traitements nécessaires. Grâce à BAHMNI, la surveillance et la gestion des PVVIH sont devenues plus efficaces, ce qui se traduit par une amélioration de leur état de santé.

Une autre solution numérique significative qui impacte le secteur de la santé au Cameroun est DAMA, un système de gestion des données spécialement conçu pour les personnes vivant avec le VIH. Cet outil permet la collecte, le stockage et l'analyse des données relatives aux patients séropositifs, permettant aux prestataires de soins de santé de prendre des décisions éclairées et de fournir des soins personnalisés. En utilisant DAMA, les professionnels de la santé peuvent suivre les tendances, identifier les domaines à améliorer et, en fin de compte, améliorer la qualité globale des soins fournis aux PVVIH.

En plus de ces solutions, le Cameroun exploite également des outils numériques pour lutter contre la pandémie de COVID-19. Le système

3MS est un outil de gestion des données spécialement conçu pour les tests COVID-19 et la communication des résultats dans les laboratoires de PCR. Cette technologie rationalise le processus de test, garantissant des résultats rapides et des efforts de traçage des contacts efficaces. En utilisant des solutions numériques telles que le système 3MS, le Cameroun est capable de gérer efficacement la crise du COVID-19 et de protéger ses citoyens.

De plus, le Cameroun met en œuvre des mesures visant à améliorer sa couverture médicale à travers le programme CAMEROON HEALTH COVERAGE. Cette initiative a pour objectif d'inscrire tous les citoyens camerounais dans la phase CSU, garantissant ainsi l'accès de chacun à des services de santé abordables et de qualité. La digitalisation du processus d'inscription simplifie les démarches administratives liées à l'adhésion à la couverture santé, la rendant plus accessible et efficiente.

Avec l'introduction d'OPENIMIS, la gestion des services CSU, incluant Chèque Santé, *UserFees*, TB-Palu, et Dialysis, révolutionne la manière dont les soins de santé sont accessibles et administrés dans le pays. Cette approche novatrice permet aux individus de naviguer aisément dans le système de santé et de garantir qu'ils reçoivent les soins et traitements nécessaires. Il est stimulant d'observer comment la technologie est exploitée pour améliorer l'expérience globale des soins de santé au Cameroun.

Une autre solution numérique révolutionnaire au Cameroun est VINDATA, une plateforme de gestion des données spécifiquement conçue pour les personnes vivant avec le VIH (PVVIH). Cette plateforme permet non seulement d'organiser et de gérer les données relatives aux PVVIH, mais aussi de surveiller les stocks d'intrants VIH dans les points de distribution. Cela permet aux prestataires de soins de santé de disposer d'informations en temps réel sur les ressources disponibles, assurant ainsi que les personnes vivant avec le VIH accèdent aux médicaments et au soutien nécessaires. Il est impressionnant de constater comment la technologie est utilisée pour rationaliser les services de santé et améliorer la vie des personnes vivant avec le VIH.

e-Tracker est une autre solution numérique qui suscite l'intérêt dans le domaine de la santé au Cameroun. Cette application mobile permet de suivre les personnes exposées au VIH et de leur offrir un accompagnement personnalisé en matière de dépistage, traitement et prévention. En utilisant e-Tracker, les individus peuvent facilement rester informés de leur état de santé et prendre des mesures proactives pour gérer leur condition. Cette application novatrice permet réellement aux individus de prendre le contrôle de leur parcours de santé.

Il convient également de mentionner mVaccin, une plateforme numérique conçue pour améliorer la couverture vaccinale. Son objectif est de garantir l'accès de tous aux vaccins essentiels en proposant une interface conviviale permettant aux individus de planifier et suivre leurs vaccinations. En utilisant cette plateforme, le Cameroun prend des mesures significatives pour atteindre des taux de vaccination élevés et, en définitive, améliorer les résultats en santé publique.

Une des innovations révolutionnaires est l'e-TB Manager, un système d'information en ligne qui transforme la gestion des cas de tuberculose et le suivi des médicaments antituberculeux. Ce système assure que les patients reçoivent le traitement et les médicaments appropriés, améliorant ainsi leurs chances de guérison. L'utilisation de la technologie de cette manière permet non seulement de simplifier le processus, mais aussi d'aider les professionnels de la santé à offrir de meilleurs soins à ceux qui en ont besoin.

Une autre solution numérique intéressante mise en œuvre au Cameroun est mDiabetes, une plateforme dédiée à la prévention et à la gestion du diabète. Face à la montée de la prévalence du diabète, cet outil innovant devient une ressource incontournable pour ceux qui souhaitent prendre en main leur santé. Grâce à mDiabetes, les utilisateurs peuvent accéder à des informations précieuses, suivre leur taux de glycémie et même recevoir des recommandations personnalisées pour un mode de vie plus sain. Cette solution numérique permet aux individus de gérer proactivement leur maladie et de prendre des décisions éclairées concernant leur bien-être.

Le Cameroun exploite également la puissance de l'intelligence artificielle dans le domaine de la santé avec le développement de Matipla. Cette plateforme de surveillance médicale à distance et de téléconsultation utilise la technologie de l'IA pour analyser les symptômes et faciliter le triage des patients. Matipla améliore non seulement l'accès aux services de santé, mais aussi la précision et l'efficacité du diagnostic des maladies. En tirant parti de l'IA, les professionnels de la santé peuvent fournir des évaluations précises et opportunes, entraînant finalement de meilleurs résultats pour les patients.

De plus, le Cameroun a lancé Hysacam-IA, une application mobile qui utilise l'IA pour la détection et le suivi du diabète. Cet outil innovant permet aux individus de suivre leurs taux de sucre dans le sang et de recevoir des informations de santé en temps réel. Grâce à cette application, les utilisateurs peuvent suivre l'évolution de leur situation sanitaire, recevoir des rappels pour la prise de médicaments ainsi que les rendez-vous, et accéder à des ressources éducatives sur la gestion du diabète. Hysacam-IA permet aux individus de prendre en main leur santé et de gérer efficacement leur condition.

L'une de ces innovations est Cardio-IA, une solution d'intelligence artificielle révolutionnant l'analyse d'images cardiaques et la détection des maladies cardiovasculaires. Cette technologie novatrice à l'avantage d'améliorer non seulement la précision et l'efficacité du diagnostic clinique, mais permet également aux professionnels de la santé de fournir un traitement plus rapide et plus efficace aux patients. L'intégration de Cardio-IA dans le système de santé camerounais change véritablement la donne en offrant de nouvelles possibilités pour la détection précoce et la prévention des affections cardiaques.

Une autre solution numérique remarquable utilisée au Cameroun est CIMSA-Cameroon, axée sur l'impression 3D à faible coût de prothèses et d'orthèses. Cette initiative a le potentiel de transformer la vie des personnes en situation de handicap physique en fournissant des prothèses abordables et personnalisées. En exploitant la technologie d'impression 3D, CIMSA-Cameroon élimine les obstacles, garantissant que l'accès à des services de santé de qualité n'est pas limité par des contraintes financières. Cette innovation souligne l'engagement du pays en faveur de l'inclusion et du bien-être de ses citoyens.

Le Centre Hospitalier Universitaire (CHU) de Yaoundé contribue lui aussi à l'amélioration de la qualité des soins de santé par l'utilisation de la technologie d'impression 3D pour la planification chirurgicale. La capacité de créer des modèles anatomiques grâce à l'impression 3D permet aux chirurgiens de mieux comprendre les cas complexes et de développer des stratégies chirurgicales précises. Cette avancée améliore non seulement les résultats pour les patients, mais réduit également les risques associés aux interventions chirurgicales. La volonté du CHU de Yaoundé d'adopter des technologies de pointe souligne son engagement à fournir des services de santé de classe mondiale.

De plus, la production de bio-imprimantes pour la recherche médicale par Polytechnique Yaoundé montre l'engagement du Cameroun à faire progresser la connaissance scientifique et l'innovation dans le domaine de la santé. Les bio-imprimantes ont le potentiel de révolutionner la recherche médicale en permettant la création de tissus et d'organes tridimensionnels à des fins de test. Cette technologie de pointe ouvre la voie à la découverte de médicaments, à la médecine personnalisée et aux thérapies régénératives. L'implication de Polytechnique Yaoundé dans ce domaine reflète sa détermination à repousser les limites et à trouver des solutions aux défis médicaux complexes.

3.1.4. Les usages et les compétences

Les pratiques et compétences numériques dans le secteur de la santé impactent de façon significative la manière dont nous délivrons et recevons des services de santé. Le niveau d'adoption et d'utilisation des solutions numériques par les acteurs du secteur est remarquablement louable. Qu'il s'agisse de médecins, d'infirmières, de patients ou d'administrateurs, tout le monde embrasse pleinement l'ère numérique. Observer l'impact positif de ces outils numériques sur l'efficacité, l'efficience, la qualité et la sécurité des services de santé est véritablement passionnant.

De plus, le niveau de formation et de soutien reçu ou nécessaire par ces acteurs est crucial pour garantir qu'ils puissent pleinement exploiter ces solutions et services numériques. Le secteur de la santé évolue constamment, et rester à la pointe des dernières avancées peut être un défi. Cependant, avec une formation et un soutien adéquats, les professionnels de la santé peuvent naviguer avec assurance dans le paysage numérique et offrir les meilleurs soins possibles à leurs patients.

Non seulement ces pratiques et compétences numériques améliorent le fonctionnement global du secteur de la santé, mais elles favorisent également l'engagement, la satisfaction et la confiance des utilisateurs. Les patients ont désormais accès à une multitude d'outils numériques qui les aident à prendre en main leur santé. Que ce soient des applications mobiles pour suivre les objectifs de remise en forme ou des plateformes en ligne pour des prises de rendez-vous faciles, ces solutions numériques donnent aux patients le pouvoir et rendent leur expérience de santé plus pratique et personnalisée.

Cependant, ces solutions numériques passionnantes nécessitent que les professionnels de la santé reçoivent une formation adéquate et s'adaptent à ces nouvelles technologies. Se fier uniquement aux méthodes traditionnelles n'est plus suffisant. C'est pourquoi le pays a mis en place plusieurs initiatives de formation et de soutien qui soutiennent l'équipement des professionnels de la santé pour servir leurs communautés.

L'une de ces initiatives est le projet e-Santé Afrique pour lequel le Cameroun est partie prenante, spécifiquement conçu pour renforcer les capacités des professionnels de la santé dans l'utilisation des TIC. Pouvez-vous imaginer l'impact que cela aura sur la prestation de soins de santé ? Avec les TIC à portée de main, les professionnels de la santé accèderont à des informations vitales, communiqueront efficacement et amélioreront les soins aux patients comme jamais auparavant !

Imaginez les possibilités lorsque les médecins peuvent accéder instantanément aux dossiers des patients via des plateformes numériques, ou lorsque les infirmières peuvent surveiller à distance les signes vitaux à l'aide de dispositifs portables. Ces avancées rendent non seulement les soins de santé plus efficaces, mais améliorent également les résultats pour les patients. En adoptant des solutions et services numériques, les professionnels de la santé peuvent fournir un niveau de soins plus élevé et rester à l'avant-garde de l'innovation médicale.

Mais ce n'est pas tout : le Cameroun ne s'arrête pas là. Le projet e-Learning for Health est une autre initiative innovante visant à offrir des cours en ligne sur divers sujets de santé. Imaginez les possibilités ! Les professionnels de la santé ont accès à une large gamme de cours pour enrichir leurs connaissances et compétences. Que ce soit pour rester informé des dernières avancées médicales ou approfondir leur compréhension de problèmes de santé spécifiques, ces cours en ligne permettent aux professionnels de la santé d'offrir des soins de qualité à leurs patients.

Les patients dépendent des avancées technologiques pour accéder aux soins nécessaires, soulignant l'importance de leur utilisation informée et soutenue. Améliorer les expériences de soins de santé et protéger la vie privée soulignent l'importance d'une éducation adéquate des patients. Des initiatives notables au Cameroun, telles que le projet m-Health, fournissent des services de santé via SMS, garantissant des informations de santé accessibles et des mises à jour sur les traitements au bout des doigts des patients. Les avancées technologiques permettent de combler le fossé entre les patients et les prestataires de soins de santé en améliorant la commodité et l'accessibilité des services de santé.

Le projet e-Health au Cameroun crée une plateforme numérique reliant patients et professionnels de santé pour faciliter la planification des rendez-vous, les consultations à distance et l'accès aux dossiers médicaux en ligne. Cela permet d'économiser du temps et fournit aux patients des informations médicales essentielles. Les efforts du Cameroun pour offrir des solutions numériques améliorent l'accessibilité aux soins de santé et aident les patients à gérer leur santé efficacement. Les dirigeants du secteur de la santé utilisent des solutions numériques pour améliorer la gestion des ressources, l'efficacité opérationnelle et la coordination des soins, soulignant ainsi l'importance de comprendre, d'exploiter et de maximiser les solutions numériques pour les soins aux patients et l'efficacité opérationnelle.

Les initiatives numériques au Cameroun, telles que le projet Observatoire e-Health, aident les gestionnaires à adopter des solutions numériques en identifiant, analysant et promouvant des solutions numériques dans le secteur de la santé. En suivant les avancées technologiques, les gestionnaires peuvent prendre des décisions éclairées dans le choix des outils numériques adaptés aux établissements de santé. Le projet de gouvernance de la santé en ligne au Cameroun se concentre sur l'établissement de cadres de gouvernance solides pour la mise en œuvre et la gestion de solutions numériques dans le domaine de la santé, favorisant l'innovation et l'amélioration continue à travers des directives claires et des protocoles. Cette initiative dote les établissements de santé de l'infrastructure nécessaire tout en favorisant une culture d'innovation et d'amélioration continue.

Avec ces initiatives en place, les responsables camerounais ont une opportunité incroyable de révolutionner la prestation des soins de santé grâce à l'utilisation de solutions et de services numériques. En exploitant la puissance de la technologie, ils peuvent rationaliser les processus, améliorer la gestion des données, renforcer la communication et, en fin de compte, offrir de meilleurs soins aux patients. L'avenir de la gestion des soins de santé est sans aucun doute numérique, et ces gestionnaires sont à l'avant-garde de cette transformation passionnante.

Les décideurs politiques, tels que les autorités, les politiciens et les donateurs, jouent un rôle essentiel dans l'orientation, le financement et l'évaluation des politiques, des programmes et des projets dans le secteur de la santé. Avec les avancées rapides de la technologie, il est essentiel que les décideurs adoptent des solutions et des services numériques pour améliorer la prestation des soins de santé. Ce faisant, ils peuvent révolutionner la manière dont les soins de santé sont dispensés et prendre des décisions éclairées qui auront un impact positif sur la vie de millions de personnes.

À l'ère numérique, les décideurs doivent saisir le potentiel des solutions et services numériques. En exploitant ces outils, ils peuvent rationaliser les processus, améliorer l'efficacité et améliorer les résultats pour les patients. Des solutions numériques telles que les dossiers médicaux électroniques, la télémédecine et les dispositifs de surveillance de la santé ont le pouvoir de transformer la prestation des soins de santé, la rendant plus accessible et pratique pour les individus du monde entier. Les décideurs qui reconnaissent la valeur de ces innovations peuvent stimuler le changement et élaborer des politiques qui privilégient l'intégration des technologies numériques dans les systèmes de santé.

De plus, les décideurs ont la responsabilité de promouvoir le développement, la diffusion et l'adoption de solutions et services numériques. En investissant dans la recherche et le développement, ils peuvent soutenir la création de technologies innovantes qui répondent aux défis urgents de la santé. De plus, les décideurs peuvent jouer un rôle clé pour garantir que ces solutions numériques sont efficacement diffusées et adoptées par les prestataires de soins de santé et les patients. Cela peut impliquer la fourniture de formation et de ressources aux professionnels de la santé ou la mise en œuvre de politiques encourageant l'utilisation d'outils numériques.

L'impact potentiel de l'adoption de solutions et services numériques par les décideurs est immense. En exploitant la technologie, ils peuvent non seulement améliorer les résultats de santé, mais aussi promouvoir l'équité et l'accessibilité dans les soins de santé. Grâce à leur leadership et leur soutien, les décideurs peuvent ouvrir la voie à un avenir où chaque individu a accès à des services de santé de qualité, indépendamment de son lieu de résidence ou de son milieu socio-économique. C'est un moment passionnant pour être à l'avant-garde de ces avancées dans le domaine de la santé, et les décideurs ont une opportunité unique de façonner l'avenir du secteur pour le mieux.

Ensuite, nous avons des communautés qui utilisent des technologies numériques pour combler les écarts et se donner du pouvoir en termes de santé. Ces communautés sont composées d'individus partageant des caractéristiques communes, des intérêts ou des besoins en santé. À travers des plateformes en ligne et des groupes sur les réseaux sociaux, ils se réunissent pour communiquer, se soutenir mutuellement, partager des connaissances et échanger des expériences. Ils peuvent demander des conseils à des experts, accéder à des informations fiables sur la santé et trouver de la solidarité parmi leurs pairs. La force de ces communautés numériques réside dans leur capacité à briser les barrières de distance et à créer un sentiment d'appartenance pour les personnes confrontées à des problèmes de santé similaires.

Au Cameroun, la révolution numérique transforme les soins de santé et autonomise les communautés de manière incroyable. Que ce soit les professionnels de la santé utilisant des outils numériques pour améliorer les soins aux patients ou les communautés utilisant des plateformes en ligne pour se soutenir mutuellement, les opportunités sont infinies. L'avenir est prometteur à mesure que de plus en plus d'acteurs adoptent des solutions et des compétences numériques pour répondre aux besoins divers de la population camerounaise. Des moments passionnants se profilent alors que la technologie continue de façonner notre approche des soins de santé et de renforcer notre sentiment de communauté.

3.2. Les défis liés à l'accès et à l'usage des technologies numériques dans le secteur de la santé

L'intégration croissante des technologies numériques dans le domaine de la santé au Cameroun pose des défis significatifs en termes d'accès et d'utilisation. Ces défis englobent une gamme de problématiques allant de l'accessibilité des technologies aux populations diverses, à la sécurité des données de santé, en passant par la formation du personnel de santé à l'utilisation adéquate de ces outils. Pour mieux comprendre ces défis, il est essentiel d'explorer les obstacles actuels et les opportunités potentielles afin de favoriser une adoption efficace et éthique des technologies numériques dans le secteur de la santé au Cameroun. Il est crucial de prendre en compte les besoins spécifiques de chaque région du Cameroun en matière de santé, ainsi que les infrastructures disponibles pour soutenir l'intégration des technologies numériques. De plus, la sensibilisation des parties prenantes et la collaboration entre les acteurs du secteur de la santé sont des éléments clés pour garantir le succès et l'acceptation des innovations technologiques dans le domaine de la santé au Cameroun.

3.2.1. Le niveau d'équipement et de connectivité des acteurs de la santé (professionnels, établissements, patients, etc.)

L'état actuel de l'équipement et de la connectivité des acteurs de la santé au Cameroun pose d'importants défis à l'adoption généralisée des technologies numériques dans le domaine de la santé. Un obstacle majeur réside dans le manque d'infrastructures de communication fiables, en particulier dans les zones rurales où la connectivité internet stable et les infrastructures de télécommunications adéquates font défaut. Cette situation entrave l'intégration des technologies numériques dans les établissements de soins de santé, complexifiant la communication en temps réel et le transfert de données.

Un autre défi majeur concerne l'accès limité aux appareils technologiques par les professionnels de la santé, les établissements de santé et les patients. De nombreux professionnels de la santé au Cameroun ne disposent pas des outils nécessaires tels que smartphones, tablettes ou ordinateurs pour utiliser les plateformes de santé numérique. De même, les établissements de santé sont souvent confrontés à un manque d'équipements indispensables pour déployer efficacement les technologies numériques. Les patients, en particulier ceux des zones reculées ou aux revenus modestes, rencontrent des difficultés pour accéder aux services de santé numérique en raison du manque d'appareils personnels.

En outre, les limitations en matière de formation et de compréhension des outils numériques entravent l'adoption des technologies numériques dans le secteur de la santé au Cameroun. Les compétences numériques limitées des professionnels de la santé réduisent leur capacité à utiliser ces outils efficacement. Le manque de programmes de formation et de ressources éducatives aggrave ce problème, tout comme la difficulté des patients à naviguer sur les plateformes de santé numérique.

Ces obstacles limitent l'exploitation du potentiel des technologies numériques dans le secteur de la santé au Cameroun. Pour les surmonter, des investissements seront nécessaires pour améliorer les infrastructures de communication, fournir des appareils technologiques et mettre en place des programmes de formation complets pour renforcer la culture numérique. Seulement ainsi le Cameroun pourra bénéficier pleinement des avantages des technologies numériques pour améliorer les soins de santé.

3.2.2. Les compétences et les besoins en formation des acteurs de la santé en matière de santé numérique

Les défis relatifs aux compétences et aux besoins en formation des acteurs de la santé en matière de santé numérique au Cameroun revêtent une importance primordiale pour l'adoption réussie et l'utilisation efficace des technologies numériques dans le secteur de la santé. Un enjeu majeur réside dans le renforcement des compétences des professionnels de santé dans l'utilisation des outils numériques. De nombreux acteurs de la santé ne disposent pas des connaissances et l'expertise requises pour exploiter pleinement les technologies numériques de la santé, ce qui peut compromettre leur capacité à offrir des soins de qualité et à améliorer les résultats pour les patients. Il est donc impératif de proposer des programmes de formation exhaustifs permettant aux professionnels de la santé d'acquérir les compétences nécessaires pour naviguer efficacement dans les outils numériques et les utiliser.in d'améliorer les soins aux patients.

Un autre défi réside dans la nécessité d'une formation adéquate du personnel afin d'assurer une compréhension approfondie des technologies numériques de santé. Il ne suffit pas que les professionnels de la santé maîtrisent l'utilisation des outils numériques ; ils doivent également posséder une connaissance approfondie des concepts et des principes sous-jacents. Cela englobe la maîtrise de la confidentialité et de la sécurité des données, de l'interopérabilité et de l'analyse des données, entre autres. En offrant une formation complète couvrant ces domaines, les acteurs de la santé peuvent bâtir une solide base de connaissances et de compétences qui leur permettra de prendre des décisions éclairées et d'exploiter efficacement les technologies numériques de la santé.

Par ailleurs, la mise en place de programmes de formation continue s'avère essentielle pour faire face aux évolutions rapides dans le domaine de la santé numérique. La technologie évolue sans cesse et de nouvelles innovations voient le jour à un rythme soutenu. Il est donc crucial pour les acteurs de la santé de rester informés des dernières avancées et des meilleures pratiques en matière de santé numérique. Les programmes de formation continue peuvent aider les professionnels de santé à se maintenir au courant des dernières technologies, tendances et réglementations, garantissant ainsi leur capacité à s'adapter efficacement et à intégrer de nouveaux outils dans leur pratique.

3.2.3. Les freins et les opportunités liés à l'adoption et à l'utilisation des technologies numériques par les acteurs de la santé

L'intégration des technologies numériques dans les soins de santé au Cameroun présente des défis importants et des opportunités pour les acteurs du secteur. Un défi majeur réside dans la faible adoption des TIC dans les pratiques de soins de santé. De nombreux établissements de santé au Cameroun continuent d'utiliser des systèmes traditionnels basés sur le papier, ce qui entraîne des inefficacités et des risques d'erreurs. De plus, le manque de personnel qualifié pour gérer les systèmes de santé numériques entrave leur adoption.

Un autre défi majeur est le manque de connectivité dans de nombreuses régions du pays. Une connexion internet fiable est essentielle pour le déploiement réussi de solutions de soins de santé numériques comme la télémédecine. Cependant, l'accès à Internet est limité, voire inexistant, en particulier en milieu rural, ce qui complique la communication à distance entre les prestataires de soins et les patients.

La résistance au changement de la part des prestataires de soins et des organismes de santé constitue un obstacle majeur à l'adoption des innovations numériques dans le secteur de la santé. De nombreux professionnels de la santé préfèrent les méthodes traditionnelles et peuvent hésiter à adopter de nouvelles technologies, parfois par crainte de l'inconnu, de l'insécurité de l'emploi ou tout simplement par méconnaissance des avantages potentiels de la numérisation. Pour surmonter cette résistance, il est crucial de mettre en place des programmes d'éducation et de formation pour sensibiliser les professionnels de la santé à l'impact positif des innovations numériques dans leur pratique.

L'interopérabilité des systèmes numériques constitue un autre défi majeur à une adoption efficace. Les environnements de soins de santé utilisent souvent plusieurs systèmes et plateformes pour des fonctions variées telles que les dossiers médicaux électroniques, la facturation et la communication. Parfois, ces systèmes dits modernes ne sont pas toujours compatibles entre eux, ce qui entraîne des inefficacités et des risques d'erreurs. Pour relever ce défi, il est nécessaire de développer et de mettre en œuvre des normes et des protocoles d'interopérabilité pour faciliter la communication et le partage de données de manière efficace entre les différents systèmes numériques.

Bien que des obstacles doivent être surmontés, les avantages potentiels de la numérisation des soins de santé sont considérables. Les innovations numériques peuvent améliorer les résultats des patients en permettant des diagnostics plus précis, des plans de traitement personnalisés et une surveillance à distance. Elles peuvent également améliorer la communication et la collaboration entre les prestataires de soins de santé, ce qui se traduit par une meilleure coordination des soins. De plus, la numérique peut rationaliser les processus administratifs, réduisant ainsi la paperasserie et les charges administratives pour les professionnels de la santé. En tirant parti de ces avantages potentiels, les environnements de santé peuvent exploiter la puissance des innovations numériques pour transformer la prestation et l'expérience des soins.

Par exemple, la télémédecine peut permettre des consultations à distance et fournir des soins spécialisés dans des zones mal desservies. Cela peut aider à alléger la charge des centres de santé urbains et à améliorer l'accès à des soins de qualité pour les patients ruraux. De plus, les dossiers médicaux numériques peuvent améliorer la gestion des patients, faciliter le partage d'informations entre les prestataires de soins de santé et améliorer l'efficacité globale de la prestation de soins.

De même, le Plan Stratégique Cameroun Numérique 2020 définit des initiatives stratégiques visant à promouvoir l'utilisation efficace des technologies numériques dans divers secteurs, y compris la santé. L'une de ces initiatives consiste à promouvoir la réduction des coûts des services. En mettant en œuvre des solutions numériques telles que la télémédecine et les consultations en ligne, les prestataires de soins de santé peuvent réduire le besoin d'infrastructures physiques et rationaliser les processus, ce qui entraîne des économies. Cela rend les soins de santé plus abordables et accessibles à la population, en particulier aux résidents des zones reculées ayant un accès limité aux établissements de santé.

En outre, ce plan stratégique met l'accent sur la promotion du commerce électronique au Cameroun. Le secteur de la santé a donc l'opportunité de tirer parti des plateformes numériques pour la livraison de fournitures médicales et d'équipements. En créant des places de marché en ligne pour les produits de santé, les fournisseurs peuvent rationaliser les processus d'approvisionnement et garantir un approvisionnement régulier en articles essentiels. Cela contribue à améliorer non seulement l'efficacité, mais aussi à renforcer la qualité globale des services de santé en veillant à ce que les établissements de santé aient accès aux ressources nécessaires.

Enfin, l'accès sécurisé aux services en ligne est un aspect crucial du plan stratégique numérique. En mettant en place des mesures de cybersécurité robustes, les prestataires de soins de santé peuvent garantir la sécurité et la confidentialité des données des patients lors de l'utilisation des technologies numériques. Cela est particulièrement important à une époque où les violations de données et les menaces cybernétiques sont de plus en plus courantes. En donnant la priorité à la sécurité, les professionnels de la santé peuvent adopter en toute confiance les ressources et technologies numériques, sachant que les informations des patients sont protégées.

Pour tirer pleinement parti de ces opportunités, il est essentiel de relever les défis liés à l'intégration limitée des TIC et à la mauvaise connectivité. Cela nécessite des investissements dans le développement d'infrastructures, la formation des professionnels de la santé aux compétences numériques, et l'élaboration de politiques et réglementations favorables à l'adoption et l'utilisation des technologies numériques dans les soins de santé. En agissant ainsi, le Cameroun peut exploiter le potentiel des technologies numériques pour transformer son système de santé et améliorer les résultats de santé de sa population.

3.3. Les défis liés à la gouvernance et à la régulation des technologies numériques dans le secteur de la santé

La gouvernance et la régulation des technologies numériques dans le secteur de la santé au Cameroun sont des domaines cruciaux. Ils se révèlent complexes et en constante évolution. La mise en place de politiques et de cadres réglementaires adaptés est essentielle pour garantir l'intégrité, la sécurité et l'éthique dans l'utilisation des technologies de santé numérique. Cette section examinera en profondeur les défis inhérents à la gouvernance et à la régulation, mettant en lumière l'importance vitale de trouver un équilibre entre l'innovation technologique et la protection des données et des patients.

3.3.1. Le cadre juridique, fiscal et réglementaire existant et ses limites

Les déficiences et les limites du cadre juridique, fiscal et réglementaire pour la santé numérique au Cameroun posent des défis importants à l'utilisation optimale des technologies numériques dans le domaine de la santé. Bien qu'il existe un cadre réglementaire établi, sa mise en œuvre et son efficacité sont entravées par divers obstacles. Ces entraves influent directement sur l'adoption et l'utilisation des solutions de santé numérique, freinant ainsi le progrès du secteur.

Un enjeu majeur réside dans la protection des données de santé. Dans le domaine de la santé numérique, d'importantes quantités d'informations sensibles sur les patients sont collectées et stockées électroniquement. Toutefois, le cadre juridique camerounais ne traite pas de manière cohérente les questions relatives à la confidentialité et à la sécurité des données. Cette observation peut susciter des inquiétudes concernant l'accès non autorisé, les violations de données et l'abus d'informations de santé personnelles.

En l'absence de réglementations solides et de mécanismes de mise en œuvre efficaces, les individus peuvent hésiter à faire confiance aux plateformes de santé numérique, ce qui entrave leur adoption généralisée. Garantir la sécurité des informations médicales constitue un autre défi significatif. Les solutions de santé numérique reposent sur des réseaux et des systèmes sécurisés pour protéger les données des patients contre les menaces cybernétiques.

Néanmoins, les cadres réglementaires peuvent manquer de directives claires concernant les mesures de cybersécurité que les prestataires de soins de santé et les entreprises technologiques devraient mettre en œuvre. Ainsi, les systèmes de santé numérique peuvent être vulnérables aux tentatives de piratage et à d'autres risques de cybersécurité. Sans mesures de protection adéquates, la confiance des patients dans ces technologies pourrait être compromise, limitant leur utilisation et leur impact.

Par ailleurs, le cadre fiscal pour la santé numérique au Cameroun pourrait ne pas favoriser les investissements et l'innovation dans le secteur. Les impôts élevés, les frais et les processus bureaucratiques complexes pourraient dissuader les entreprises de développer et de déployer des solutions de santé numérique, restreignant ainsi l'accès aux technologies de pointe et aux approches innovantes qui pourraient considérablement améliorer la prestation de soins de santé dans le pays.

Pour relever ces défis, il est impératif que le Cameroun révise et renforce son cadre juridique, fiscal et réglementaire pour la santé numérique. Cela implique la mise à jour des lois existantes pour traiter les questions émergentes liées à la confidentialité et à la sécurité des données, la fourniture de directives claires sur les mesures de cybersécurité, et la création d'un environnement propice aux investissements et à l'innovation dans le secteur. En abordant ces limitations, le Cameroun pourrait libérer tout le potentiel des technologies numériques dans le domaine de la santé et améliorer l'accès de sa population à des soins de qualité.

3.3.2. Les acteurs et les initiatives impliqués dans la promotion et le développement de la santé numérique au Cameroun

La gouvernance des parties prenantes et des initiatives impliquées dans la promotion et le développement de la santé numérique au Cameroun est confrontée à plusieurs défis. L'un des principaux obstacles réside dans la coordination des différents acteurs du secteur de la santé numérique. Avec de multiples parties prenantes telles que les organismes gouvernementaux, les prestataires de soins de santé, les entreprises technologiques et les organisations de la société civile, il est impératif d'établir des mécanismes de gouvernance efficaces pour une collaboration transparente. Cette coordination est cruciale pour le déploiement réussi de solutions de santé numérique dans le pays.

Une gouvernance efficace dans le secteur de la santé numérique exige l'implication et la coopération de différentes entités. Les organismes gouvernementaux jouent un rôle essentiel dans l'élaboration de politiques, de règlements et de normes liés aux initiatives de santé numérique. Les prestataires de soins de santé doivent aligner leurs pratiques sur ces réglementations et participer activement au développement et à la mise en œuvre de solutions de santé numérique. Les entreprises technologiques jouent un rôle significatif en fournissant des technologies et des solutions innovantes pouvant améliorer la prestation de soins de santé. Les organisations de la société civile sont essentielles pour représenter les intérêts de la communauté et garantir que les initiatives de santé numérique sont inclusives et répondent aux besoins de tous les segments de la population.

Une collaboration harmonieuse entre ces divers acteurs peut être difficile en raison de différences de priorités, de ressources et d'expertise. Surmonter ces défis nécessite des canaux de communication efficaces, des objectifs communs et une confiance mutuelle. De plus, des cadres de gouvernance doivent être établis pour faciliter les processus de prise de décision, assurer la responsabilité et résoudre les conflits. La participation de toutes les parties prenantes à ces structures de gouvernance est essentielle pour aborder leurs préoccupations, garantir un accès équitable aux services de santé numérique et promouvoir la durabilité.

Mobiliser des ressources adéquates et durables est crucial pour le développement et la mise en œuvre de la santé numérique au Cameroun. Pour utiliser efficacement les technologies numériques dans le secteur de la santé, il est essentiel d'offrir des opportunités de formation et de développement de compétences pour les professionnels de la santé. Cela leur permettra d'acquérir les connaissances et l'expertise nécessaires pour exploiter les outils et plateformes numériques afin d'améliorer la prestation de soins de santé. En investissant dans des programmes de formation, le personnel de santé peut acquérir les compétences nécessaires pour naviguer et utiliser efficacement les solutions de santé numérique.

De plus, allouer des fonds suffisants pour promouvoir l'innovation et l'adoption généralisée des technologies numériques dans le secteur de la santé est essentiel. Des ressources financières sont nécessaires pour soutenir la recherche et le développement, ainsi que la mise en œuvre des initiatives de santé numérique. En investissant dans des projets innovants, le Cameroun peut favoriser la création de nouvelles solutions qui répondent à des défis spécifiques en matière de santé et améliorent les résultats pour les patients. De plus, l'allocation de fonds pour l'adoption généralisée des technologies numériques permettra aux établissements de santé d'intégrer ces outils dans leurs systèmes existants, garantissant une connectivité et une interopérabilité sans faille.

3.3.3. Les enjeux éthiques, de sécurité et de qualité liés à l'utilisation des technologies numériques dans le secteur de la santé

Dans le domaine des soins de santé au Cameroun, l'adoption croissante des technologies numériques est remarquable. Malgré les avantages offerts par ces avancées, il est crucial de tenir compte des considérations éthiques, de sécurité et de qualité pour assurer des pratiques éthiques et sécurisées.

Un défi majeur lié à l'intégration des technologies numériques dans les soins de santé est la fracture technologique, qui reflète les disparités d'accès aux services numériques de santé au sein de la population. Au Cameroun, les inégalités en termes d'accès à l'internet et aux infrastructures technologiques peuvent limiter la capacité de certaines personnes ou communautés à bénéficier des services de santé numériques, soulevant ainsi des préoccupations d'équité et mettant en lumière les enjeux d'accessibilité et de disponibilité des soins de santé pour tous.

L'intégration des technologies numériques dans le secteur de la santé soulève également des questions éthiques, particulièrement en ce qui concerne la confidentialité des données médicales. L'utilisation de plateformes numériques accroît les risques d'accès non autorisé ou de violation des données, compromettant potentiellement la vie privée des patients. Il est impératif que les prestataires de soins de santé et les organisations mettent en place des mesures de sécurité robustes pour garantir la confidentialité des informations des patients.

Le respect des droits des patients constitue une préoccupation majeure liée à l'utilisation des technologies numériques. Cela inclut le consentement éclairé des patients pour l'utilisation de leurs données à des fins de recherche ou autres, ainsi que la préservation du contrôle des patients sur leurs données de santé. Les professionnels de la santé doivent faire preuve de transparence quant à la collecte, au stockage et à l'utilisation des données des patients, tout en respectant leur autonomie et leur vie privée.

Enfin, la responsabilité en cas d'abus des informations médicales doit être prise en considération. Une utilisation inappropriée des technologies de santé numériques peut entraîner des erreurs ou des abus ayant des conséquences graves pour les patients. Il est essentiel que les prestataires de soins de santé garantissent une utilisation sûre et efficace des technologies numériques, en anticipant les problèmes potentiels et en gérant les risques éventuels qui pourraient survenir.

3.4. Analyse des expériences réussies de la transformation numérique du secteur de la santé en Afrique

Cette section met en lumière les progrès réalisés dans le domaine de la santé en Tunisie, au Rwanda, au Kenya et en Afrique du Sud, alors que ces pays avancent dans la numérisation de leurs systèmes de santé. En analysant leurs réussites, des leçons précieuses et des bonnes pratiques peuvent être tirées pour inspirer d'autres nations.

3.4.1. Cas de la Tunisie

La Tunisie a adopté des solutions de santé numérique pour améliorer son système de santé. Grâce à la mise en place des DME et de services de télémédecine, la Tunisie a amélioré l'accès aux soins de santé dans les zones reculées et réduit les temps d'attente pour les patients.

Son programme de télémédecine s'articule autour de la création de centres de télémédecine entièrement équipés de matériel informatique et médical de pointe. Ces centres sont ensuite reliés aux hôpitaux de référence par un réseau à haut débit, ce qui permet aux médecins spécialistes d'effectuer des consultations, des diagnostics, des prescriptions et même de la télésurveillance.

Il couvre un large éventail de spécialités, de la cardiologie à la dermatologie, de la neurologie à la psychiatrie. Cela signifie que les patients de tout le pays peuvent désormais accéder à des conseils et à des soins médicaux d'experts sans avoir à parcourir de longues distances ou à supporter des coûts exorbitants. La commodité et l'accessibilité de ce programme sont tout simplement incroyables.

Non seulement le programme de télémédecine améliore l'accès aux soins de santé, mais il garantit également une qualité de soins irréprochable. Les patients peuvent consulter des spécialistes qui peuvent se trouver dans une autre partie du pays, mais qui possèdent l'expertise nécessaire pour fournir des diagnostics précis et des plans de traitement efficaces. Cela signifie que les personnes n'ont plus à se contenter de soins de santé médiocres simplement parce qu'elles vivent dans une région éloignée. Le programme de télémédecine met tout le monde sur un pied d'égalité et garantit à chacun l'accès aux meilleurs soins possibles.

Cette transformation numérique a également permis aux professionnels de la santé de collaborer plus efficacement, ce qui a permis d'améliorer les diagnostics et les plans de traitement. La réussite de la Tunisie témoigne de la capacité de la technologie à combler les lacunes dans la prestation des soins de santé. Le programme national de télémédecine de la Tunisie est un exemple éclatant de la façon dont la technologie peut révolutionner la prestation des soins de santé. Il témoigne de l'engagement du pays à améliorer l'accès à des soins de santé de qualité pour tous ses citoyens. Je suis ravie de voir l'impact positif que ce programme aura sur la vie des Tunisiens, en particulier ceux qui vivent dans des zones mal desservies.

3.4.2. Cas du Rwanda

Le Rwanda est un autre exemple de transformation numérique dans le secteur des soins de santé. Le pays a mis en place avec succès un programme national de CSU. Ce programme est une initiative révolutionnaire qui vise à garantir à chaque citoyen l'accès à des soins de santé de qualité sans craindre de devoir faire face à des difficultés financières. Il s'agit vraiment d'une étape remarquable vers la création d'une société plus saine et plus équitable.

L'un des éléments clés de ce programme est la création de mutuelles de santé communautaires. Ces mutuelles agissent comme un filet de sécurité pour les individus et les familles en couvrant leurs frais de santé de base. Cela signifie que même les personnes qui n'ont pas les moyens de souscrire une assurance maladie privée peuvent recevoir les soins dont elles ont besoin sans avoir à se soucier de la charge financière. Il s'agit d'une approche inclusive qui garantit que personne n'est laissé pour compte lorsqu'il s'agit d'accéder aux services de santé essentiels.

Mais ce qui rend ce programme encore plus intéressant, c'est l'intégration des technologies numériques. En utilisant des plateformes numériques, la gestion, le paiement et le suivi des prestations deviennent beaucoup plus efficaces et accessibles. Cela signifie que les individus peuvent facilement suivre leur couverture santé, effectuer des paiements et recevoir des mises à jour en temps voulu sur leurs prestations. Cela change la donne en termes de commodité et de transparence, rendant les soins de santé plus accessibles et plus conviviaux pour tous.

Grâce aux avions électriques télécommandés, les livraisons médicales peuvent être effectuées rapidement et sans effort. Mais ce n'est pas tout. Le programme va encore plus loin en veillant à ce que les destinataires soient informés à l'avance de leurs livraisons. Grâce aux messages SMS, les personnes qui ont commandé des fournitures médicales peuvent être informées de l'heure d'arrivée prévue de leur colis. Ce niveau de communication est essentiel pour s'assurer que les destinataires sont préparés et prêts à recevoir les fournitures dont ils ont tant besoin. Il élimine toute incertitude ou supposition pouvant découler des méthodes de livraison traditionnelles.

L'impact de ce programme est vraiment remarquable. Il réduit les retards, les distances et le gaspillage lorsqu'il s'agit de livrer des fournitures médicales essentielles, telles que des produits sanguins, des vaccins et des antirétroviraux. L'utilisation d'avions électriques télécommandés permet d'effectuer des livraisons dans les zones les plus reculées et les plus difficiles d'accès. Cela ouvre un tout nouveau monde de possibilités pour les personnes qui n'avaient auparavant qu'un accès limité aux ressources essentielles en matière de soins de santé.

Cela a considérablement amélioré la surveillance des maladies et la réponse, permettant une détection précoce et la prévention des épidémies. En outre, le Rwanda a tiré parti de la technologie mobile pour fournir des services de santé essentiels à ses citoyens, notamment des programmes de santé maternelle et infantile. L'engagement du pays en faveur de l'innovation numérique a sans aucun doute contribué à ses progrès remarquables en matière de soins de santé.

3.4.3. Cas du Kenya

Le Kenya fait également une avancée marquante dans la transformation numérique des soins de santé. Le gouvernement a mis en place un programme national novateur qui vise à réduire la mortalité et la morbidité chez les mères et les enfants, en se concentrant sur les zones rurales et les bidonvilles. Ce programme est axé sur la mise en œuvre d'un système d'assurance mobile qui offre une couverture médicale aux femmes enceintes et aux mères.

Grâce à cette approche innovante, les femmes enceintes et les mères ont accès à des soins prénatals, postnatals et pédiatriques gratuits ou à faible coût. Cela signifie qu'elles peuvent désormais recevoir les soins médicaux dont elles ont besoin sans se soucier de la charge financière. Il est extraordinaire de voir comment la technologie est utilisée pour combler le fossé en matière d'accessibilité et d'abordabilité des soins de santé.

Non seulement ce programme répond aux besoins immédiats des mères et des enfants, mais il peut aussi avoir un impact durable sur leur bien-être général. En se concentrant sur la réduction des taux de mortalité et de morbidité, le gouvernement donne la priorité à la santé et à la sécurité de ses citoyens. Cela témoigne d'un véritable engagement à améliorer les résultats des soins de santé et à faire en sorte que chaque femme et chaque enfant du Kenya aient une chance équitable de vivre en bonne santé.

Ce programme utilise des applications mobiles pour s'assurer que les informations cruciales, les conseils, les rappels et les alertes concernant la santé maternelle et infantile sont facilement accessibles à tous. Vous vous rendez compte ? La technologie a tellement évolué que nous pouvons désormais recevoir des informations importantes sur les soins de santé du bout des doigts ! Non seulement cela est pratique pour les utilisateurs, mais cela permet également de diffuser des informations vitales à un public plus large.

L'un des aspects les plus importants de ce programme est la façon dont il facilite la communication, la coordination et le suivi entre les professionnels de la santé et les utilisateurs. Imaginez que vous puissiez communiquer facilement avec votre prestataire de soins de santé chaque fois que vous avez une question ou une inquiétude concernant votre santé ou celle de votre enfant. Ce programme donne véritablement aux utilisateurs le pouvoir et le sentiment de contrôler leur propre parcours de santé. Le programme veille également à ce que les suivis importants ne soient pas manqués, ce qui est crucial pour le bien-être de la mère et de l'enfant.

L'impact de ce programme est vraiment positif. Il a non seulement amélioré l'accès aux soins de santé, mais aussi la qualité des soins fournis. En utilisant des applications mobiles, les professionnels de la santé peuvent atteindre un public plus large et fournir des informations et des conseils précieux. Cela permet en fin de compte d'améliorer l'état de santé des mères et des enfants. En outre, en utilisant la technologie, le programme a pu réduire les coûts et les risques associés aux méthodes traditionnelles de prestation de soins de santé.

3.4.4. Cas de l'Afrique du Sud

Enfin, nous avons l'Afrique du Sud, un pays qui a adopté des solutions de santé en ligne pour relever ses défis uniques en matière de soins de santé. La transformation numérique de l'Afrique du Sud s'est concentrée sur l'amélioration de l'efficacité de la prestation des soins de santé grâce aux dossiers médicaux électroniques et aux services de télémédecine. En numérisant les dossiers des patients, les professionnels de la santé peuvent facilement accéder aux informations et les partager, ce qui permet de mieux coordonner les soins. La télémédecine a également joué un rôle crucial dans la mise en relation des patients des zones reculées avec des spécialistes, leur permettant ainsi de recevoir les soins dont ils ont besoin sans avoir à parcourir de longues distances.

Le pays a aussi mis en place le programme national de lutte contre le VIH/sida! Ce programme constitue une avancée majeure dans la lutte contre ce virus dévastateur et pourrait avoir un impact significatif sur la réduction de sa prévalence et de sa transmission. L'engagement de l'Afrique du Sud à améliorer les soins aux personnes infectées est vraiment louable et donne de l'espoir à des millions de personnes touchées par cette maladie.

L'un des éléments clés de ce programme est la création d'un système d'information sanitaire intégré. Ce système est conçu pour collecter, traiter, diffuser et utiliser des données spécifiquement liées au VIH/sida. Cela change la donne, car il est essentiel de disposer d'informations précises et actualisées pour lutter efficacement contre le virus. Grâce à ce système, les prestataires de soins de santé auront accès à des données en temps réel, ce qui leur permettra de prendre des décisions éclairées et de mettre en œuvre des interventions ciblées.

Mais ce n'est pas tout ! L'Afrique du Sud exploite également la puissance de l'intelligence artificielle (IA) pour renforcer ses efforts. L'utilisation d'algorithmes d'IA permet d'analyser de grandes quantités de données, de prédire les tendances et d'optimiser les interventions. Cette technologie de pointe peut révolutionner notre approche de la prévention et du traitement du VIH/sida. Grâce à l'IA, nous pouvons identifier les populations à haut risque, adapter les stratégies de prévention et allouer les ressources plus efficacement. En utilisant ces algorithmes, le programme est capable de détecter des anomalies, des tendances et même des opportunités dans la grande quantité de données disponibles. Cela signifie que les professionnels de la santé peuvent désormais prendre des décisions plus éclairées et prendre des mesures immédiates pour améliorer les soins aux patients.

L'un des aspects les plus intéressants de ce programme est sa capacité à fournir des recommandations, des alertes et des actions basées sur l'analyse des données. Cela signifie qu'il ne se contente pas d'identifier les problèmes potentiels, mais qu'il fournit également des solutions et des suggestions sur la manière de les résoudre. Par exemple, en cas d'augmentation soudaine du nombre de patients souffrant d'une pathologie spécifique, le programme peut alerter les professionnels de la santé et recommander des mesures appropriées. Cette approche proactive s'est avérée extrêmement précieuse pour prévenir d'autres complications et améliorer les résultats pour les patients.

En outre, le programme a eu un impact significatif sur la planification, le suivi, l'évaluation et la prise de décision au sein des organismes de santé. L'analyse des données en temps réel permet d'améliorer l'affectation des ressources et la planification des besoins futurs. Il permet également aux professionnels de la santé de suivre plus efficacement les progrès des patients et d'évaluer l'efficacité des différentes stratégies de traitement. Ce niveau de connaissance permet non seulement d'améliorer la qualité des soins, mais aussi d'accroître l'efficacité des services, ce qui se traduit en fin de compte par de meilleurs résultats pour les patients.

3.5. Les recommandations pour optimiser le rôle des technologies numériques dans la transformation numérique du secteur de la santé au Cameroun

Cette section se concentre sur l'élaboration de recommandations visant à optimiser le rôle des technologies numériques dans la transformation du système de santé camerounais. En identifiant les meilleures pratiques et les mesures essentielles, nous visons à offrir des pistes concrètes pour renforcer l'efficacité, l'accessibilité et l'impact positif des technologies numériques dans le domaine de la santé.

3.5.1. L'élaboration des stratégies de transformation numérique

Afin d'améliorer l'utilisation des technologies numériques dans la transformation du système de santé camerounais, il est essentiel d'établir des objectifs, des stratégies, des actions et des indicateurs clairs. Ces éléments guideront la mise en œuvre et le suivi du programme, en veillant à ce qu'il s'aligne sur les spécificités du pays et réponde aux besoins de la population. En tenant compte des priorités des politiques publiques et en s'inspirant des bonnes pratiques issues d'expériences réussies, nous pouvons élaborer un plan global qui maximise les avantages des technologies numériques dans la prestation des soins de santé.

L'un des principaux objectifs du renforcement de l'utilisation des technologies numériques est d'améliorer l'accès à des services de santé de qualité pour tous les citoyens. Cet objectif peut être atteint en exploitant les plateformes et les outils numériques pour surmonter les obstacles tels que la distance géographique et les ressources limitées. En mettant en œuvre des initiatives de télémédecine, par exemple, les personnes vivant dans des zones reculées peuvent consulter des professionnels de la santé sans avoir à parcourir de longues distances. Cela permet non seulement d'économiser du temps et de l'argent, mais aussi de garantir un accès rapide aux conseils et aux traitements médicaux.

Un autre objectif est d'améliorer l'efficacité des soins de santé grâce aux technologies numériques. En intégrant les systèmes de dossiers médicaux électroniques, les prestataires de soins de santé peuvent accéder à des informations complètes sur les patients en temps réel, ce qui leur permet de prendre des décisions éclairées et de fournir des soins personnalisés. Cela facilite également la coordination entre les différents prestataires de soins de santé et réduit la duplication des tests ou des procédures. En outre, les technologies numériques permettent de rationaliser les processus administratifs, de réduire la paperasserie et d'améliorer l'efficacité globale.

Pour atteindre ces objectifs, une série de stratégies et d'actions peuvent être mises en œuvre. Il peut s'agir de programmes de renforcement des capacités visant à former les professionnels de la santé à l'utilisation efficace des technologies numériques, ainsi que de l'établissement de partenariats avec des entreprises ou des organisations technologiques en vue de développer des solutions innovantes. Il est également important d'investir dans des infrastructures solides, telles qu'une connectivité internet à haut débit et des systèmes de stockage de données sécurisés, afin de soutenir l'adoption généralisée des technologies numériques dans les établissements de soins de santé.

Enfin, des indicateurs devraient être établis pour suivre les progrès et l'impact des initiatives visant à renforcer l'utilisation des technologies numériques dans la transformation du système de santé camerounais. Ces indicateurs peuvent mesurer des facteurs tels que l'amélioration de l'accès aux services de santé, l'amélioration des résultats sanitaires, les économies de coûts et la satisfaction des patients. Des mécanismes d'évaluation et de retour d'information réguliers permettront d'identifier les domaines à améliorer et de garantir que le programme est constamment affiné pour répondre à l'évolution des besoins et des défis.

3.5.2. Le renforcement du cadre institutionnel et réglementaire

Le renforcement du cadre institutionnel et réglementaire est essentiel pour assurer une gouvernance efficace et le bon fonctionnement des organisations et des systèmes. Pour y parvenir, il est essentiel de proposer des mesures qui améliorent la cohérence, la coordination, la consultation et la communication entre les différents acteurs concernés. Pour ce faire, il convient de mettre en place des mécanismes et des plateformes qui facilitent l'échange d'informations et d'idées entre les parties prenantes. En encourageant la collaboration et le dialogue, ces mesures peuvent contribuer à aligner les efforts et à éviter les doubles emplois.

Un autre aspect important du renforcement du cadre institutionnel et réglementaire est la mobilisation des capacités, des ressources et de l'engagement politique pour mettre en œuvre les politiques, les normes et les lois. Cela implique d'identifier les ressources nécessaires, tant humaines que financières, et de veiller à ce qu'elles soient allouées de manière appropriée. En outre, il faut obtenir le soutien et l'engagement des dirigeants politiques pour qu'ils accordent la priorité à la mise en œuvre de ces politiques et de ces lois et qu'ils s'en fassent les champions. La mobilisation des capacités implique également d'identifier et de développer les compétences et l'expertise nécessaires pour appliquer efficacement les réglementations et les normes.

Le suivi, le contrôle et les sanctions jouent un rôle crucial pour garantir le respect des règles et des règlements. La mise en place de mécanismes de suivi de la mise en œuvre des politiques peut aider à identifier les lacunes ou les domaines à améliorer. Des mécanismes de contrôle efficaces peuvent aider à détecter les cas de non-conformité et à prendre des mesures correctives pour remédier à la situation. En outre, la présence de sanctions appropriées peut avoir un effet dissuasif et garantir que les individus ou les organisations respectent les règles établies.

Enfin, l'adaptation, la révision ou la mise à jour des textes en fonction de l'évolution des besoins et des contextes est essentielle pour garantir que les réglementations restent pertinentes et efficaces. Au fur et à mesure que les circonstances évoluent, il est essentiel de revoir les lois et les politiques existantes afin de relever les nouveaux défis ou de saisir les nouvelles opportunités. Cela nécessite une approche proactive pour identifier les domaines qui nécessitent une révision ou une mise à jour et pour impliquer les parties prenantes concernées dans le processus. En révisant et en mettant à jour régulièrement les textes, les organisations peuvent s'assurer qu'ils restent adaptés à l'évolution des besoins, des technologies et des attentes de la société.

Afin de piloter efficacement la transformation numérique du secteur de la santé, il est essentiel que le Cameroun renforce son comité national de coordination. Ce comité serait l'organe central chargé de superviser et d'orienter les efforts de numérisation des soins de santé. En réunissant des experts de différents domaines tels que la technologie, les soins de santé et l'élaboration des politiques, ce comité peut garantir une approche holistique du processus de transformation numérique. Le comité serait chargé d'actualiser la stratégie en cours, de coordonner les initiatives et de relever les défis qui se présentent en cours de route. Grâce à son leadership et à son expertise, le comité national de coordination peut stimuler l'innovation et la collaboration dans le secteur de la santé, ce qui permettra en fin de compte d'améliorer les résultats pour les patients et de rendre plus efficace la prestation des soins de santé.

Outre le renforcement du comité national de coordination, il est impératif que le pays rédige et adopte une loi spécifique sur la santé numérique. Cette loi fournirait un cadre juridique pour la mise en œuvre et la réglementation des technologies et des services de santé numérique. Elle aborderait des aspects importants tels que la confidentialité et la sécurité des données, l'interopérabilité des systèmes et les considérations éthiques. En inscrivant ces principes dans la loi, les pays peuvent s'assurer que les initiatives en matière de santé numérique sont menées de manière responsable et éthique. En outre, une loi spécifique sur la santé numérique apporterait clarté et conseils aux prestataires de soins de santé, aux entreprises technologiques et aux autres parties prenantes impliquées dans la transformation numérique du secteur de la santé. Elle créerait des conditions de concurrence équitables et favoriserait la confiance entre toutes les parties concernées, ce qui conduirait à une plus grande adoption et à une meilleure acceptation des solutions de santé numérique.

Pour suivre et évaluer efficacement l'impact des efforts de transformation numérique dans le secteur de la santé, il est nécessaire de mettre en place un système solide d'évaluation continue. Ce système permettrait de suivre les indicateurs de performance clés, de mesurer les résultats et de collecter des données pertinentes pour éclairer la prise de décision. En suivant régulièrement les progrès des initiatives de santé numérique, les pays peuvent identifier les domaines de réussite et ceux qui nécessitent des améliorations. Cela permet d'apprendre en permanence et d'affiner les stratégies afin de maximiser les avantages de la numérisation des soins de santé. Le système de suivi et d'évaluation de la transformation numérique doit être transparent, fiable et accessible à toutes les parties prenantes. Il devrait comporter des rapports réguliers et des boucles de rétroaction afin de garantir la responsabilisation et de permettre une prise de décision fondée sur des données probantes à tous les niveaux du système de santé.

3.5.3. Le développement des infrastructures et des équipements

Afin d'exploiter pleinement le potentiel des technologies numériques dans le secteur de la santé au Cameroun, il est crucial d'investir dans le développement d'infrastructures robustes et d'équipements avancés. Pour y parvenir, il est impératif de mettre en œuvre des mesures qui améliorent la disponibilité, la fiabilité, la compatibilité et la sécurité de ces infrastructures et équipements. L'une des étapes clés pour atteindre cet objectif est d'étendre et de moderniser le réseau de fibre optique. Cela permettra une transmission plus rapide et plus fiable des données, essentielle à l'intégration et à l'utilisation transparentes des technologies numériques dans les établissements de soins de santé du pays. Grâce à l'extension du réseau de fibres optiques, les prestataires de soins de santé pourront accéder en temps réel aux informations relatives aux patients, collaborer avec des experts à distance et fournir des services de soins de santé efficaces et opportuns.

De même, l'installation et la diversification des sources d'énergie est un autre aspect critique qui doit être abordé pour optimiser le rôle des technologies numériques dans le secteur de la santé au Cameroun. Une alimentation électrique fiable et ininterrompue est essentielle au bon fonctionnement des équipements et systèmes numériques. En diversifiant les sources d'énergie, par exemple en incorporant des solutions d'énergie renouvelable comme l'énergie solaire, les établissements de soins de santé peuvent atténuer le risque de pannes de courant et garantir un accès continu aux technologies numériques. Cela permet non seulement d'améliorer la fiabilité globale des services de santé, mais aussi de contribuer à la durabilité de l'environnement.

En outre, il est impératif de garantir la sécurité des infrastructures et des équipements dans le secteur des soins de santé. La numérisation des dossiers médicaux et l'utilisation accrue d'appareils connectés posent de nouveaux défis en termes de protection des données et de la vie privée. De solides mesures de cybersécurité doivent être mises en œuvre pour protéger les informations sensibles des patients contre les accès non autorisés ou les violations. Il s'agit notamment d'utiliser des protocoles de cryptage solides, de mettre régulièrement à jour les logiciels et les systèmes, et de fournir une formation complète aux professionnels de la santé concernant les meilleures pratiques en matière de cybersécurité.

3.5.4. L'amélioration des solutions et des services

Afin de maximiser les avantages des technologies numériques dans le secteur de la santé au Cameroun, il est crucial d'améliorer les solutions et services existants. Cela peut être réalisé en mettant en œuvre des mesures qui visent à amplifier l'impact et le potentiel des solutions et services numériques, conduisant finalement à des améliorations dans la qualité et l'efficacité des soins. Un aspect essentiel est le développement et l'intégration de solutions et de services numériques. Il s'agit de créer des outils et des plateformes innovants susceptibles de rationaliser les processus, d'améliorer la communication et de faciliter l'accès aux informations et aux services de santé. En intégrant des solutions numériques dans l'infrastructure de soins de santé existante, le secteur peut devenir plus efficace et centré sur le patient.

En outre, il est important de sensibiliser et de former les utilisateurs afin d'exploiter pleinement le potentiel des technologies numériques. Les professionnels de la santé et les patients doivent être informés des avantages et des fonctionnalités de ces solutions, ainsi que de la manière de les intégrer efficacement dans leur routine quotidienne. En proposant des programmes de formation complets et du matériel pédagogique, les utilisateurs peuvent prendre des décisions éclairées concernant l'adoption et l'utilisation des outils numériques dans leurs pratiques de soins de santé.

Qui plus est, l'implication et la fidélisation des utilisateurs sont essentielles à la réussite de la mise en œuvre des solutions et services numériques. L'engagement des utilisateurs peut être obtenu en recherchant activement un retour d'information, en menant des études sur l'expérience des utilisateurs et en impliquant les utilisateurs dans le processus de conception et de développement. En intégrant les perspectives, les préférences et les besoins des utilisateurs, les solutions numériques peuvent être adaptées pour garantir qu'elles répondent aux défis réels auxquels sont confrontés les prestataires de soins de santé et les patients. En outre, il est essentiel de donner la priorité à la satisfaction des utilisateurs et d'améliorer continuellement les solutions existantes pour maintenir l'engagement des utilisateurs.

Enfin, la coordination et la réglementation des solutions et services numériques jouent un rôle important dans l'optimisation de leur impact. Une coordination efficace garantit que les différentes solutions numériques sont intégrées de manière transparente dans les différents environnements de soins de santé, minimisant ainsi la fragmentation et améliorant l'efficacité globale du système. La réglementation garantit que ces solutions respectent les normes de qualité, les réglementations en matière de protection de la vie privée et les considérations éthiques. En établissant des lignes directrices et des normes claires pour le développement, le déploiement et l'utilisation des technologies numériques dans les soins de santé, il est possible de créer un environnement sûr et sécurisé pour les prestataires et les patients.

3.5.5. L'augmentation des usages et des compétences

Afin d'exploiter pleinement le potentiel des technologies numériques dans le secteur des soins de santé au Cameroun, il est essentiel d'améliorer l'utilisation et les compétences des différents acteurs concernés. Cet objectif peut être atteint grâce à un certain nombre de mesures visant à renforcer l'adoption et l'utilisation de solutions et de services numériques. L'une de ces mesures est l'évaluation et la certification des compétences numériques. En évaluant et en certifiant les compétences des professionnels de la santé en matière d'utilisation des outils et des technologies numériques, nous pouvons nous assurer qu'ils disposent des connaissances et des compétences nécessaires pour exploiter efficacement ces ressources dans le cadre de leur travail.

Aussi, la création et l'animation de communautés de pratique peuvent jouer un rôle important dans l'adoption et l'utilisation de solutions numériques dans le secteur de la santé. Ces communautés constituent une plateforme permettant aux professionnels de la santé d'échanger des idées, de partager les meilleures pratiques et de tirer parti de leurs expériences respectives. En favorisant la collaboration et le partage des connaissances, ces communautés peuvent contribuer à accélérer l'intégration des technologies numériques dans le flux de travail des soins de santé, ce qui se traduit en fin de compte par une amélioration des soins et des résultats pour les patients.

De même, encourager et promouvoir les initiatives locales peut également contribuer à l'optimisation des technologies numériques dans le secteur des soins de santé. En soutenant et en mettant en lumière les projets et les initiatives locales qui exploitent les solutions numériques pour relever les défis en matière de soins de santé, nous pouvons inciter d'autres personnes à faire de même. Cela peut conduire à un effet d'entraînement, où de plus en plus d'organisations et de professionnels de la santé sont motivés pour adopter les technologies numériques, stimulant ainsi la transformation numérique globale du secteur.

Conclusion

Après avoir dressé l'état des lieux de la transformation numérique du secteur de la santé au Cameroun, en analysant les forces, les faiblesses, les opportunités et les menaces de la situation actuelle, il est clair que des défis significatifs se présentent. Toutefois, il est important de noter que ces défis sont des opportunités d'amélioration et de croissance pour le secteur de la santé.

Le chapitre ayant abordé le cadre institutionnel et réglementaire, les infrastructures et les équipements, les solutions et les services, ainsi que les usages et les compétences, nous sommes maintenant prêts à explorer les bonnes pratiques et les recommandations de l'OMS pour les interventions de santé numérique.

Dans le prochain chapitre, nous examinerons les expériences réussies et les leçons apprises à travers le monde, en mettant l'accent sur les approches novatrices qui ont permis d'améliorer la prestation des soins de santé grâce à l'utilisation de solutions numériques. Nous présenterons également les recommandations spécifiques de l'OMS pour le contexte du Cameroun, visant à guider les décideurs politiques, les professionnels de la santé et les autres parties prenantes dans l'élaboration et la mise en œuvre de stratégies de santé numérique efficaces.

Ce chapitre mettra en lumière la voie à suivre pour le Cameroun afin d'exploiter pleinement le potentiel de la transformation numérique dans le secteur de la santé. En tirant parti des bonnes pratiques et des recommandations de l'OMS, le Cameroun pourra renforcer ses systèmes de santé, améliorer la qualité des soins et promouvoir une couverture sanitaire universelle plus solide.

Le prochain chapitre nous permettra de nous plonger dans les détails des meilleures pratiques et des recommandations de l'OMS, offrant ainsi une feuille de route précieuse pour une transformation numérique réussie du secteur de la santé au Cameroun.

Chapitre 4 : Les bonnes pratiques et les recommandations de l'OMS pour les interventions de santé numérique

Introduction

Les interventions de santé numérique ont le potentiel de transformer les systèmes de santé et d'améliorer l'accès aux soins de santé à travers le monde. Cependant, pour garantir leur efficacité et leur sûreté, il est essentiel de suivre des bonnes pratiques et des recommandations basées sur des preuves solides. Dans ce chapitre, nous explorerons les lignes directrices élaborées par l'OMS pour guider les interventions de santé numérique.

Ce chapitre examine en détail le processus d'élaboration des lignes directrices de l'OMS, en mettant l'accent sur la méthodologie utilisée et les sources de données consultées. Nous examinerons également les principes et les normes de qualité et d'éthique qui ont été suivis tout au long du processus de formulation des recommandations. Il est important de reconnaître les limites et les incertitudes des lignes directrices, afin de prendre des décisions éclairées lors de leur mise en œuvre.

En outre, ce chapitre présente les 10 recommandations clés de l'OMS pour les interventions de santé numérique. Ces recommandations sont le fruit d'une analyse approfondie des meilleures pratiques et des preuves disponibles dans le domaine de la santé numérique. Elles fournissent des orientations essentielles pour orienter les décideurs, les professionnels de la santé et les autres acteurs concernés dans leurs efforts visant à mettre en place des interventions de santé numérique efficaces et sûres.

Enfin, nous abordons les conditions nécessaires pour mettre en œuvre et évaluer les interventions de santé numérique. Nous examinons les facteurs contextuels et organisationnels qui doivent être pris en compte pour garantir le succès de ces interventions. De plus, nous explorons les stratégies de renforcement des capacités et de gestion du changement nécessaires pour soutenir la mise en œuvre efficace des interventions de santé numérique. Enfin, nous présentons les indicateurs et les méthodes de mesure de l'impact et de la performance des interventions de santé numérique, permettant ainsi d'évaluer leur efficacité et leurs résultats.

Ce chapitre fournit une base solide pour comprendre les bonnes pratiques et les recommandations de l'OMS en matière d'interventions de santé numérique. En suivant ces lignes directrices et en tenant compte des conditions nécessaires à leur mise en œuvre, nous pouvons maximiser le potentiel des interventions de santé numérique pour améliorer la santé et le bien-être de la population mondiale.

4.1. Le processus et les critères d'élaboration des lignes directrices de l'OMS sur les interventions de santé numérique

Les directives de l'OMS sur les interventions en santé numérique sont un processus rigoureux et basé sur des critères stricts pour garantir des recommandations de qualité et fondées sur des preuves. Dans cette section, nous allons explorer en détail le processus de développement des directives de l'OMS sur les interventions en santé numérique, ainsi que les critères utilisés pour évaluer l'efficacité et la sécurité de ces interventions. En comprenant ces critères, les professionnels de la santé et les décideurs pourront prendre des décisions éclairées sur l'adoption et la mise en œuvre de ces technologies numériques pour améliorer les soins de santé.

4.1.1. Les principaux objectifs de la directive de l'OMS sur les interventions en santé numérique pour le renforcement des systèmes de santé

Le rapport de l'OMS sur les interventions de santé numérique pour le renforcement des systèmes de santé fournit des informations de base sur le rôle de la santé numérique dans l'amélioration des systèmes de santé et la réalisation de la CSU. Ce rapport reconnaît le potentiel des interventions en santé numérique pour améliorer les systèmes de santé et parvenir à une CSU. Il souligne l'importance d'exploiter les technologies numériques pour relever les défis de santé et améliorer les résultats sanitaires. L'objectif principal des directives est de fournir des recommandations fondées sur des données probantes sur les interventions de santé numérique qui peuvent être utilisées pour renforcer les systèmes de santé et améliorer la santé des populations. Il est aussi question d'aider les décideurs politiques, les gestionnaires de programmes, les prestataires de services et les développeurs de solutions numériques à choisir, à mettre en œuvre et à évaluer les interventions de santé numérique les plus appropriées à leur contexte. Enfin, le rapport vise à promouvoir une approche de santé publique qui tient compte des aspects éthiques, juridiques, sociaux et organisationnels liés à l'utilisation des technologies numériques pour la santé.

Les recommandations formulées dans ce rapport visent à orienter les décideurs, les professionnels de la santé et les parties prenantes dans la prise de décisions éclairées concernant la mise en œuvre des interventions en santé numérique. Les directives s'adressent à un large éventail de parties prenantes, notamment les décideurs, les gestionnaires de systèmes de santé, les professionnels de la santé et les chercheurs. Le rapport met en lumière les liens entre les directives et d'autres ressources en santé numérique proposées par l'OMS. Son objectif est de compléter et de renforcer les initiatives et les cadres existants de l'OMS liés à la santé numérique.

Les directives soulignent l'importance de prendre en considération le contexte et l'environnement facilitateur lors de la mise en œuvre des interventions en santé numérique. Elles reconnaissent que la réussite de la mise en œuvre nécessite de tenir compte de divers facteurs tels que l'infrastructure, la gouvernance, la réglementation, ainsi que les aspects liés à la confidentialité et à la sécurité. Le rapport adopte une approche des "directives évolutives", indiquant que les recommandations seront régulièrement actualisées en fonction des preuves émergentes et des avancées technologiques. Cette démarche assure que les directives demeurent pertinentes et reflètent les derniers développements dans le domaine de la santé numérique.

4.1.2. La méthodologie et les sources de données utilisées par l'OMS

L'OMS suit une méthodologie rigoureuse pour élaborer ses directives sur les interventions de santé numérique. Cette approche inclut une évaluation systématique des données probantes issues de recherches de haute qualité, de revues systématiques et de méta-analyses. De plus, l'OMS tient compte des expériences des praticiens de la santé, des besoins des patients et des considérations éthiques. Les données proviennent de diverses sources telles que des rapports officiels, des études cliniques, des enquêtes et des bases de données de santé nationales et internationales. Les lignes directrices de l'OMS reposent sur une approche multidisciplinaire, intégrant des perspectives allant de la technologie de l'information à la pratique clinique, en passant par les politiques de santé. L'OMS vise la transparence, la reproductibilité et l'objectivité dans son processus d'élaboration des directives, tout en garantissant l'intégrité des données et la représentativité des populations concernées. Sa méthodologie repose donc sur un processus systématique et transparent, conforme aux normes internationales pour le développement des directives.

Les éléments de la méthodologie et des sources de données utilisées dans le rapport peuvent être résumées comme suit : Tout d'abord, le rapport identifie les questions clés liées aux interventions de santé numérique pour le renforcement des systèmes de santé qui doivent être abordées. Dans cette perspective, l'OMS effectue des revues systématiques de la littérature pour recueillir et évaluer les preuves disponibles sur les interventions de santé numérique. Ces revues systématiques suivent des protocoles prédéfinis et visent à identifier, sélectionner et synthétiser les études pertinentes répondant à des critères spécifiques. Le rapport définit la portée des interventions de santé numérique et les résultats d'intérêt qui sont pertinents pour le renforcement des systèmes de santé.

Par la suite, une stratégie de recherche exhaustive est utilisée pour identifier les preuves pertinentes provenant de diverses sources, y compris la littérature scientifique, la littérature grise et les rapports. Les preuves identifiées sont évaluées de manière critique, synthétisées et évaluées à l'aide de méthodes établies. L'OMS évalue les preuves scientifiques disponibles sur les interventions de santé numérique en utilisant des méthodes standardisées. Cela peut inclure l'évaluation de la qualité méthodologique des études, l'analyse des résultats et la synthèse des preuves pour formuler des recommandations. L'approche GRADE (*Grading of Recommendations Assessment, Development, and Evaluation*) est souvent utilisée pour évaluer la qualité des preuves et pour noter la force des recommandations.

Dans la même veine, les rôles et responsabilités des individus et des organisations impliqués dans l'élaboration du rapport sont clairement définis. L'OMS s'appuie sur l'expertise d'un groupe d'experts internationaux dans le domaine de la santé numérique. Ces experts peuvent provenir de divers horizons tels que la médecine, l'informatique médicale, la santé publique, la recherche, etc. Leurs contributions sont essentielles pour évaluer les preuves, formuler des recommandations et assurer la pertinence et la faisabilité des interventions de santé numérique.

Les preuves sont consolidées et présentées de manière structurée pour éclairer l'élaboration des recommandations. Elles sont utilisées pour orienter le processus de prise de décision, et les recommandations sont formulées sur la base des preuves disponibles, en tenant compte des avantages, des risques, des valeurs et des préférences du public cible.

L'OMS sollicite par la suite, les commentaires et les contributions des parties prenantes, y compris les professionnels de la santé, les chercheurs, les patients et les représentants de la société civile, lors de l'élaboration de ses lignes directrices sur les interventions de santé numérique. Cela permet de prendre en compte les perspectives diverses et les expériences pratiques dans le processus de formulation des recommandations. Le rapport fait l'objet d'un processus rigoureux de préparation du document et d'examen par les pairs pour garantir l'exactitude, la validité et la fiabilité. Les recommandations sont présentées de manière claire et concise, accompagnées de preuves à l'appui, de la justification et des considérations de mise en œuvre. Examen externe et consultation publique des projets de directives pour recueillir des retours et contributions supplémentaires.

L'OMS utilise des données épidémiologiques et statistiques provenant de différentes sources pour évaluer l'impact des interventions de santé numérique. Cela peut inclure des données nationales, des enquêtes, des systèmes de surveillance de la santé, des données de recherche, etc. En plus des données quantitatives, l'OMS peut également recueillir des données qualitatives pour comprendre les aspects sociaux, culturels et éthiques liés aux interventions de santé numérique. Cela peut être réalisé à travers des entretiens, des groupes de discussion, des études de cas, etc.

Il est important de noter que la méthodologie précise utilisée peut varier en fonction du sujet spécifique des lignes directrices sur les interventions de santé numérique et des ressources disponibles. L'OMS s'efforce cependant d'assurer la rigueur scientifique et l'objectivité dans l'élaboration de ses recommandations. La réussite de la mise en œuvre des interventions de santé numérique au sein du système de santé d'un pays dépend de plusieurs facteurs. Tout d'abord, le domaine de la santé et le contenu connexe jouent un rôle crucial. L'intervention numérique doit être conçue pour répondre à des problèmes de santé spécifiques ou à des défis auxquels la population est confrontée. Il peut s'agir de fournir des informations et des ressources relatives aux maladies chroniques, à la santé mentale ou à la santé maternelle et infantile. Le contenu doit être fondé sur des données probantes et adapté aux besoins et aux préférences du public cible.

Deuxièmement, la fonctionnalité de l'intervention numérique elle-même est un facteur important. Elle doit offrir des caractéristiques et des outils conviviaux et efficaces pour promouvoir la santé et le bien-être. Il peut s'agir de fonctions telles que la surveillance à distance, la prise de rendez-vous, les rappels de médicaments ou les consultations virtuelles. L'intervention numérique doit également être évolutive et adaptable à différents contextes et populations.

Troisièmement, le matériel, les logiciels et les canaux de communication utilisés pour mettre en œuvre l'intervention de santé numérique sont essentiels. L'accès à une connectivité internet fiable et à des appareils compatibles tels que les smartphones ou les tablettes est essentiel pour que les utilisateurs puissent participer à l'intervention. Le logiciel doit être robuste et sécurisé pour garantir la protection de la vie privée et des données. Les canaux de communication tels que la messagerie texte, le courrier électronique ou les applications mobiles doivent être utilisés efficacement pour atteindre le public cible et l'impliquer.

Enfin, une couche fondamentale de TIC et un environnement favorable sont nécessaires pour une mise en œuvre réussie des interventions numériques en matière de santé. Il s'agit notamment de l'infrastructure nécessaire pour soutenir l'intervention numérique, comme les serveurs, les bases de données et l'informatique en nuage. En outre, des politiques et des réglementations relatives à la confidentialité des données, à l'interopérabilité et au remboursement des services de santé numérique doivent être mises en place. La collaboration entre les différentes parties prenantes, notamment les prestataires de soins de santé, les décideurs politiques, les entreprises technologiques et les organisations communautaires, est également cruciale pour créer un environnement favorable.

4.1.3. Les principes et les normes de qualité et d'éthique suivis par l'OMS

L'OMS est à l'avant-garde de l'élaboration de recommandations sur les interventions de santé numérique, et son engagement en faveur de la qualité et des principes éthiques est vraiment louable. Elle suit des normes et des lignes directrices rigoureuses pour s'assurer que ses recommandations sont d'une intégrité, d'une fiabilité et d'une pertinence optimales. Cela signifie que lorsque l'OMS émet une recommandation, nous pouvons être sûrs qu'elle a fait l'objet d'une recherche et d'une évaluation approfondies.

La transparence et la responsabilité sont également des principes clés auxquels l'OMS adhère lorsqu'elle élabore ses lignes directrices. L'OMS est convaincue de la nécessité d'être ouverte et transparente sur l'ensemble du processus d'élaboration des lignes directrices. Il s'agit notamment de détailler les étapes suivies, les sources de données utilisées et les contributions des parties prenantes. En faisant preuve de transparence, l'OMS permet un examen plus approfondi et s'assure que ses recommandations sont fondées sur les meilleures données disponibles.

Outre la transparence, l'OMS accorde également la priorité à la responsabilité. Elle comprend l'importance d'aborder tout conflit d'intérêt potentiel pouvant survenir au cours du processus d'élaboration des lignes directrices. Ce faisant, elle préserve la confiance du public dans ses recommandations. L'OMS prend cette responsabilité au sérieux et fait tout ce qui est en son pouvoir pour s'assurer que ses lignes directrices sont exemptes de tout parti pris ou de toute influence indue.

L'OMS suit aussi des méthodes systématiques et rigoureuses. Cela signifie qu'elle a une approche structurée de la collecte et de l'évaluation des données probantes. Elle utilise des méthodologies solides pour s'assurer que toutes les études pertinentes sont prises en compte et que les résultats sont analysés de manière objective. Cette approche systématique garantit que ses recommandations sont fondées sur les meilleures données disponibles et ne sont pas influencées par des opinions personnelles ou des préjugés.

En outre, l'engagement de l'OMS en faveur de méthodes rigoureuses s'étend également à l'évaluation de l'efficacité et de la sécurité des interventions numériques en matière de santé. L'OMS utilise des techniques d'évaluation rigoureuses pour évaluer l'impact de ces interventions sur les résultats sanitaires. Ce faisant, elle veille à ce que seules les interventions présentant des avantages avérés et des risques minimes soient recommandées.

L'un des principaux aspects qui distinguent les lignes directrices de l'OMS est leur engagement à intégrer des perspectives diverses. L'OMS sait que les besoins et les réalités des différentes populations en matière d'interventions de santé numérique sont uniques. C'est pourquoi l'OMS intègre un large éventail de points de vue dans l'élaboration de ses recommandations. Elle cherche activement à obtenir la contribution de diverses parties prenantes, notamment les prestataires de soins de santé, les patients, les chercheurs et les décideurs politiques. Ce faisant, l'OMS s'assure que ses lignes directrices sont inclusives et prennent en compte les divers besoins et contextes des différentes populations. Cette approche permet non seulement d'améliorer la pertinence des recommandations, mais aussi de remédier aux éventuels préjugés.

Les considérations éthiques jouent un rôle crucial dans l'élaboration des lignes directrices de l'OMS sur les interventions de santé numérique. L'organisation reconnaît l'importance de respecter des principes éthiques lorsqu'il s'agit de l'utilisation de ces technologies. Elle comprend que si les interventions numériques en matière de santé ont le potentiel d'améliorer considérablement la prestation des soins de santé, elles ont également des implications éthiques qui doivent être examinées avec soin. Les lignes directrices de l'OMS intègrent d'importantes considérations éthiques liées à l'utilisation d'un produit. Il s'agit notamment de questions telles que la protection de la vie privée, la sécurité des données, le consentement et l'accès équitable. En tenant compte de ces préoccupations éthiques, l'OMS s'assure que ses recommandations favorisent le bien-être des individus et des communautés tout en préservant leurs droits et leur autonomie.

L'autre aspect pris en compte par l'OMS lors de l'élaboration de ses recommandations est l'adaptation aux contextes nationaux et locaux.

Elle sait que chaque pays et chaque communauté dispose de ressources, d'infrastructures technologiques et de capacités de système de santé qui lui sont propres. Elle reconnaît donc la nécessité d'adapter les interventions de santé numérique à ces contextes spécifiques. Ce faisant, ils s'assurent que leurs recommandations sont pratiques et réalisables, et qu'elles ont un impact réel sur le terrain.

En outre, l'OMS comprend que le paysage de la santé numérique est en constante évolution. De nouvelles technologies apparaissent et de nouvelles données sont disponibles. C'est pourquoi elle insiste sur l'importance d'une révision périodique de ses lignes directrices. Elle reconnaît que les recommandations doivent être régulièrement évaluées et mises à jour pour tenir compte des dernières avancées dans le domaine. Cet engagement à rester à jour garantit que leurs recommandations restent pertinentes et efficaces.

S'engageant à respecter des principes éthiques et de qualité rigoureux, l'OMS veille à ce que ses recommandations soient élaborées avec un maximum d'intégrité, de fiabilité et de pertinence. Cela signifie que toute intervention de santé numérique recommandée par l'OMS est digne de confiance et permet d'obtenir les meilleurs résultats possibles pour les individus et les communautés du monde entier.

Un autre aspect clé sur lequel s'appuie l'OMS est le respect des droits de l'homme. Il s'agit d'une considération cruciale lorsqu'il s'agit d'élaborer des lignes directrices pour les interventions de santé numérique. L'OMS prend en compte différents droits de l'homme, notamment le droit à la vie privée, la protection des données personnelles, la dignité, la justice, l'équité, la non-discrimination, la participation, la transparence et la responsabilité. En veillant à ce que ses lignes directrices soient conformes à ces principes, l'OMS garantit le respect et la protection des droits des personnes dans le domaine de la santé numérique. Il s'agit d'une approche louable qui fixe un niveau élevé que d'autres organisations devraient suivre.

En outre, l'OMS donne la priorité à la promotion de la qualité et de la sécurité dans les interventions de santé numérique. Cela signifie que toute recommandation formulée par l'OMS fait l'objet d'un examen et d'une évaluation rigoureux afin d'en garantir l'efficacité et la sécurité. L'OMS comprend l'importance de fournir des services et des interventions de santé de haute qualité dans le domaine numérique. En mettant l'accent sur la qualité et la sécurité dans ses recommandations, l'OMS veille non seulement à ce que les individus reçoivent les meilleurs soins possibles, mais elle contribue également à instaurer la confiance dans les technologies et les interventions de santé numérique.

4.1.4. Les limites et les incertitudes des lignes directrices de l'OMS

Le rapport de l'OMS sur les interventions de santé numérique constitue un développement important dans le domaine des soins de santé. Il met en évidence le potentiel des technologies numériques pour améliorer les résultats des soins de santé et accroître l'accès à des soins de qualité. Toutefois, il reconnaît également que les interventions de santé numérique ne peuvent pas remplacer le fonctionnement des systèmes de santé. Bien que ces interventions puissent certainement améliorer la prestation des soins de santé, il y a des limites à ce qu'elles peuvent faire. Il est important de reconnaître que la santé numérique n'est pas une panacée pour tous les défis en matière de soins de santé, mais plutôt un outil qui peut compléter et soutenir les systèmes existants.

L'une des limites des interventions de santé numérique est le peu de données disponibles sur leur efficacité. Le rapport de l'OMS souligne à juste titre que les données sur les interventions de santé numérique sont encore limitées, hétérogènes et de qualité variable. Cela signifie que nous avons besoin de plus de recherches et d'évaluations rigoureuses pour comprendre quelles sont les interventions qui fonctionnent le mieux et dans quels contextes. Il est essentiel de disposer de données solides avant d'étendre les interventions numériques en matière de santé pour s'assurer qu'elles ont un impact positif sur les résultats des soins de santé.

Le rapport souligne également la nécessité d'adapter les lignes directrices mondiales sur les interventions de santé numérique au contexte local de chaque pays. Si les lignes directrices mondiales constituent un point de départ précieux, il est essentiel de les adapter aux besoins et aux ressources spécifiques de chaque pays. Ce qui fonctionne dans un pays ne fonctionne pas nécessairement dans un autre en raison des différences d'infrastructures, de systèmes de soins de santé et de normes culturelles. Par conséquent, une approche unique n'est pas appropriée lorsqu'il s'agit de mettre en œuvre des interventions de santé numérique. Chaque pays doit avoir la possibilité d'adapter les lignes directrices en fonction de sa situation particulière.

La mise en œuvre des interventions de santé numérique nécessite une approche concertée impliquant de multiples parties prenantes. Le rapport souligne à bon droit la nécessité d'une collaboration entre les gouvernements, les prestataires de soins de santé, les entreprises technologiques et les autres acteurs concernés. Il est essentiel d'impliquer toutes les parties prenantes dès le stade de la planification afin de s'assurer que les interventions de santé numérique s'alignent sur les priorités et les ressources existantes en matière de soins de santé. Cette approche collaborative peut aider à surmonter les obstacles potentiels et à garantir la réussite de la mise en œuvre et la durabilité des interventions de santé numérique.

4.2. Les 10 recommandations de l'OMS sur les interventions de santé numérique

Au cœur de l'évolution rapide des technologies de la santé numérique se trouvent les 10 recommandations cruciales émises par l'OMS pour guider et encadrer ces interventions novatrices. Ces recommandations représentent un jalon majeur dans la promotion d'une approche axée sur des preuves solides et des normes éthiques élevées dans le domaine en constante évolution de la santé numérique.

Cette section met en lumière les principes directeurs essentiels définis par l'OMS dans ses 10 recommandations, offrant ainsi un cadre complet pour maximiser les avantages des technologies de santé numérique tout en atténuant les risques potentiels. En examinant de près ces recommandations, il devient rapidement évident qu'elles offrent des directives pratiques et spécifiques pour garantir que les technologies numériques sont utilisées de manière sûre, efficace et éthique.

En naviguant à travers cette section, vous découvrirez une analyse approfondie de chaque recommandation de l'OMS, mettant en lumière leur pertinence, leur impact potentiel et leur contribution à l'avancement des soins de santé à l'ère numérique. Ces recommandations ouvrent la voie à un avenir où les avantages des innovations numériques sont pleinement réalisés au service de la santé pour tous, marquant ainsi une nouvelle ère d'inclusion, d'efficacité et de qualité des soins de santé.

4.2.1. Les systèmes de notification de naissances et des décès

La Banque mondiale et l'OMS ont élaboré un plan pour améliorer les systèmes d'enregistrement civil et de statistiques de l'état civil d'ici 2030, en mettant l'accent sur l'enregistrement universel des naissances, des décès et d'autres événements vitaux. L'utilisation de systèmes d'information numérique, en particulier via les téléphones mobiles, est essentielle pour élargir les services d'enregistrement aux populations mal desservies, en particulier dans les zones rurales et à ressources limitées. Les déclarations de naissance et de décès peuvent être transmises par téléphone mobile, ce qui inclut généralement des informations telles que le nom du nouveau-né, les noms et adresses des parents, le lieu et la date de naissance, ainsi que des détails sur la cause du décès.

L'une des recommandations énoncées dans les lignes directrices de l'OMS sur les interventions de santé numérique pour le renforcement des systèmes de santé, porte sur la déclaration des naissances et des décès par l'intermédiaire de plateformes numériques. Imaginez que vous puissiez communiquer facilement et efficacement des informations aussi cruciales grâce à la technologie. Cela pourrait améliorer considérablement l'exactitude et la ponctualité des rapports, ce qui permettrait d'améliorer les systèmes de santé et les résultats pour les individus dans le monde entier.

Traditionnellement, le processus de déclaration des naissances et des décès est lourd et prend du temps, car il s'appuie souvent sur des systèmes papier qui sont sujets aux erreurs et aux retards. Mais avec la mise en œuvre d'interventions de santé numérique, nous pouvons désormais rationaliser ce processus et veiller à ce que les données soient saisies avec précision et en temps réel. Cela est particulièrement important dans les pays disposant de ressources et d'infrastructures limitées, où les méthodes traditionnelles d'établissement de rapports peuvent s'avérer encore plus difficiles à mettre en œuvre.

Tableau 1 : Recommandations 1 et 2 sur les systèmes de notification de naissances et des décès

Recommandation 1	Recommandation 2
L'OMS recommande l'utilisation de la notification de naissance dans les conditions suivantes : ▪ dans les situations où les notifications fournissent des données individuelles au système de santé et/ou à un système d'enregistrement à l'état civil et d'établissement des statistiques démographiques (CRVS) ; et ▪ lorsque le système de santé et/ou le système CRVS peut répondre aux notifications.	L'OMS recommande l'utilisation de la notification de décès dans les conditions suivantes : ▪ dans le cadre d'une recherche rigoureuse et ; ▪ dans les situations où les notifications fournissent des données individuelles au système de santé et/ou à un système CRVS, et ; ▪ lorsque le système de santé et/ou le système CRVS peut répondre aux notifications.

Ces plateformes numériques ont le potentiel de révolutionner la manière dont nous collectons et analysons les données relatives aux naissances et aux décès. Grâce à la technologie, les prestataires de soins de santé peuvent facilement saisir les informations nécessaires dans un formulaire numérique, qui peut ensuite être transmis instantanément aux autorités compétentes. Cela permet non seulement de gagner un temps précieux, mais aussi de réduire les risques d'erreur humaine, garantissant ainsi la saisie et la communication de données exactes. En outre, ces plateformes peuvent être intégrées aux systèmes d'information sanitaire existants, ce qui permet un partage et une analyse transparents des données.

L'un des principaux avantages de la déclaration des naissances et des décès par l'intermédiaire de plateformes numériques est la possibilité de suivre les tendances et les modèles au fil du temps. La collecte électronique des données nous permet de les analyser facilement afin d'identifier toute lacune ou disparité potentielle dans les résultats des soins de santé. Ces informations peuvent ensuite être utilisées pour éclairer les décisions en matière d'élaboration des politiques et d'affectation des ressources, ce qui permet en fin de compte de renforcer les systèmes de santé de manière plus efficace. En outre, les plateformes numériques permettent un suivi et une évaluation efficaces des interventions visant à améliorer les résultats en matière de santé maternelle et infantile.

Un autre aspect intéressant de cette recommandation est le potentiel de renforcement de l'engagement et de l'autonomisation des communautés. En utilisant les plateformes numériques, les individus peuvent jouer un rôle actif dans la déclaration des naissances et des décès au sein de leur communauté. Cela favorise non seulement un sentiment d'appropriation, mais aussi une meilleure communication entre les prestataires de soins de santé et les membres de la communauté. En retour, cela peut conduire à un meilleur accès aux services de santé et à des interventions adaptées qui répondent à des besoins spécifiques.

Toutefois, il est important de prendre en compte certaines considérations clés pour une mise en œuvre réussie d'interventions de santé numérique pour la déclaration des naissances et des décès. La première considération est la garantie de la confidentialité et de la sécurité des données. À l'ère du numérique, où les violations de données et les cyberattaques sont de plus en plus fréquentes, il est impératif de protéger les informations sensibles liées à la déclaration des naissances et des décès. En mettant en œuvre des mesures et des protocoles de sécurité solides, nous pouvons garantir que les données restent confidentielles et à l'abri de tout accès non autorisé.

Une autre considération importante est la promotion de l'interopérabilité et de la normalisation des données. En matière de déclaration des naissances et des décès, il est essentiel de mettre en place un système qui permette une communication et un échange d'informations sans faille entre les différents prestataires de soins de santé, les agences gouvernementales et les acteurs technologiques. En établissant des normes et des protocoles communs, nous pouvons nous assurer que les données sont facilement compréhensibles et utilisables par tous les acteurs concernés. Cela permettra non seulement de rationaliser le processus d'établissement des rapports, mais aussi d'effectuer des analyses efficaces et de prendre des décisions sur la base des données collectées.

L'élimination des obstacles potentiels liés à la culture numérique et à l'accès est également un aspect essentiel de la mise en œuvre d'interventions numériques pour la déclaration des naissances et des décès. Si la technologie nous a facilités la vie à bien des égards, il est important de reconnaître que tout le monde n'a pas le même niveau de culture numérique ou le même accès à la technologie. Pour garantir l'inclusivité et l'équité, des efforts doivent être faits pour fournir une formation et un soutien adéquats aux personnes susceptibles de rencontrer des difficultés dans l'utilisation des systèmes numériques de déclaration des naissances et des décès. En outre, des mesures devraient être prises pour combler le fossé numérique en fournissant un accès à la technologie et à la connectivité internet dans les zones mal desservies.

Enfin, la collaboration entre les prestataires de soins de santé, les agences gouvernementales et les acteurs technologiques est absolument cruciale pour la mise en œuvre réussie et la durabilité des solutions numériques pour la déclaration des naissances et des décès. Cette collaboration permettra de réunir l'expertise, les ressources et les perspectives nécessaires pour développer des interventions numériques efficaces qui répondent aux besoins de toutes les parties prenantes. En travaillant ensemble, ces parties prenantes peuvent partager leurs connaissances, surmonter les difficultés et créer un environnement favorable à l'adoption de solutions numériques.

4.2.2. La notification des stocks et produits de base

L'autre recommandation des lignes directrices de l'OMS sur les interventions numériques pour le renforcement des systèmes de santé est la mise en œuvre de systèmes de notification des stocks et des produits à l'aide de plateformes numériques. Cette recommandation met en évidence le pouvoir et le potentiel des technologies numériques pour révolutionner la façon dont nous gérons et communiquons les niveaux de stocks de produits de santé essentiels. L'époque de la tenue manuelle des registres et des systèmes papier encombrants est révolue. Grâce aux plateformes numériques, nous pouvons désormais suivre et contrôler sans effort la disponibilité des produits de santé essentiels, en veillant à ce qu'ils soient toujours en stock et facilement accessibles à ceux qui en ont besoin.

Imaginez un monde où les prestataires de soins de santé n'auraient plus à s'inquiéter de manquer de médicaments essentiels ou de fournitures médicales. Ce rêve peut devenir réalité grâce à la mise en œuvre de systèmes numériques de notification des stocks et des produits. Ces systèmes permettent un suivi en temps réel des niveaux de stock, ce qui permet de commander et de réapprovisionner en temps voulu pour éviter toute pénurie. Cela permet non seulement d'améliorer l'efficacité des soins de santé, mais aussi de sauver des vies en veillant à ce que les patients aient toujours accès aux médicaments et aux fournitures dont ils ont besoin.

De plus, les plateformes numériques servent de centre d'intégration pour le stockage et l'accès aux données concernant les niveaux de stock. Cela élimine la nécessité de tenir des registres manuels et réduit les risques d'erreurs ou de divergences dans les rapports. Les fournisseurs de soins de santé peuvent facilement saisir les données sur les niveaux de stock, suivre les schémas d'utilisation et générer des rapports en quelques clics. Ce processus rationalisé permet de gagner du temps, des ressources et de la main-d'œuvre, ce qui permet au personnel soignant de se concentrer sur la qualité des soins plutôt que sur les tâches administratives.

Outre l'amélioration de la gestion des stocks et des rapports, les interventions numériques ont également le potentiel d'améliorer la logistique de la chaîne d'approvisionnement. En reliant les différents acteurs de la chaîne d'approvisionnement par l'intermédiaire de plateformes numériques, nous pouvons assurer une meilleure coordination et une meilleure collaboration dans l'achat, la distribution et la livraison des produits de santé essentiels. Cela permet une chaîne d'approvisionnement plus efficace et plus rentable, réduisant le gaspillage et garantissant que les produits atteignent leur destination en temps voulu.

Tableau 2 : Recommandation 3 sur la notification des stocks et produits de base

Recommandation 3
L'OMS recommande le recours à la notification des stocks et à la gestion des produits dans les situations où les systèmes de gestion de la chaîne d'approvisionnement ont la capacité de réagir en temps opportun et de manière appropriée aux notifications.

La mise en œuvre de systèmes numériques d'établissement de rapports sur les stocks et les produits n'est pas seulement une recommandation, elle change la donne dans le domaine du renforcement des systèmes de santé. Elle a le potentiel de révolutionner la façon dont nous gérons et communiquons les niveaux de stocks de produits de santé essentiels, ce qui permettra d'améliorer la prestation des soins de santé, les résultats pour les patients et, en fin de compte, la santé de la population. L'enthousiasme suscité par cette recommandation est justifié, car elle ouvre un monde de possibilités pour tirer parti de la technologie afin de transformer les systèmes de santé dans le monde entier. Profitons de cette révolution numérique pour entrer dans une nouvelle ère de prestations de soins de santé efficaces et efficientes.

La précision des données est un élément clé à prendre en compte lors de la mise en œuvre d'interventions numériques. Dans le secteur des soins de santé, des données précises sont essentielles pour prendre des décisions éclairées. Grâce aux interventions numériques, les prestataires de soins de santé peuvent s'assurer que les informations qu'ils reçoivent sur les stocks et les produits sont à jour et fiables. Ceci est particulièrement important dans les situations d'urgence où un accès rapide aux fournitures peut sauver des vies. En mettant en œuvre des systèmes numériques, les établissements de santé peuvent minimiser le risque d'erreur humaine et s'assurer que leurs informations sur les stocks sont exactes et fiables.

L'interopérabilité et la connectivité sont également des éléments essentiels à prendre en compte lors de la mise en œuvre d'interventions numériques pour la notification des stocks et des produits. Dans un système de soins de santé complexe comprenant plusieurs établissements et partenaires de la chaîne d'approvisionnement, il est essentiel que toutes les parties puissent communiquer efficacement et partager des informations de manière transparente. Les interventions numériques permettent l'intégration de différents systèmes, ce qui permet aux prestataires de soins de santé d'accéder aux informations sur les stocks et les produits de base à partir de diverses sources. Cela améliore la coordination entre les différents établissements et partenaires, en garantissant que tout le monde a accès aux mêmes informations en temps réel. Ce niveau de connectivité permet aux prestataires de soins de santé de prendre des décisions éclairées sur la base d'informations précises et actualisées.

L'adoption de systèmes de codage normalisés, tels que les codes-barres ou les identifiants uniques, est un autre élément important à prendre en considération. Ces systèmes de codage améliorent la traçabilité des produits et facilitent la saisie automatique des données. En utilisant des codes-barres ou des identifiants uniques, les prestataires de soins de santé peuvent facilement suivre le mouvement des produits tout au long de la chaîne d'approvisionnement. Cela facilite non seulement la gestion des stocks, mais aussi l'identification rapide des produits périmés ou rappelés. En outre, la saisie automatique des données élimine le besoin de saisie manuelle, ce qui réduit les risques d'erreurs et rationalise le processus de mise à jour des informations sur les stocks.

4.2.3. La télémédecine client-prestataire

La recommandation 4, qui met l'accent sur le potentiel des plateformes numériques pour révolutionner la communication entre les professionnels de santé et les patients. En utilisant les plateformes numériques, les professionnels de la santé peuvent communiquer facilement et efficacement avec leurs patients, leur prodiguer des conseils, les éduquer, les dépister et même prendre des rendez-vous, le tout de manière transparente et pratique.

Tableau 3 : Recommandation 4 sur l'utilisation de la télémédecine client-prestataire

Recommandation 4
L'OMS recommande l'utilisation de la télémédecine client-prestataire : ▪ à condition qu'elle complète, et non remplace, la prestation directe des services de santé ; et ▪ dans les contextes où la sécurité des patients, la confidentialité, la traçabilité, la responsabilité et la sécurité peuvent être contrôlées.

En quelques clics, les patients peuvent entrer en contact avec leurs prestataires de soins et recevoir les conseils et le soutien dont ils ont besoin. Cela permet non seulement d'économiser du temps et des ressources, mais aussi de s'assurer que les patients reçoivent les soins dont ils ont besoin en temps voulu. En outre, les patients peuvent accéder du bout des doigts à une multitude d'informations sur leur état de santé, leurs médicaments et les options thérapeutiques qui s'offrent à eux. Les professionnels de la santé peuvent fournir du matériel pédagogique, des vidéos et des outils interactifs pour permettre aux patients de prendre leur santé en main. Ce niveau d'accessibilité et de commodité est inestimable, car il permet aux patients de participer activement à leur propre parcours de soins.

Enfin, la possibilité de prendre rendez-vous par l'intermédiaire de plateformes numériques change la donne. Les patients n'ont plus besoin de passer des heures en attente ou de naviguer dans des systèmes téléphoniques compliqués pour prendre rendez-vous. En quelques clics, ils peuvent obtenir le créneau horaire qui leur convient le mieux. Cela permet non seulement d'améliorer la satisfaction des patients, mais aussi d'optimiser le flux de travail des prestataires de soins de santé.

Cette intervention, recommandée par l'OMS pour toutes les nations, tient compte de leurs circonstances et priorités uniques. Bien que les preuves à l'appui soient modérément solides, elles sont suffisamment convaincantes pour susciter de l'enthousiasme. Cela souligne que la mise en place de systèmes de communication avancés peut considérablement améliorer le lien, la confiance et la satisfaction globale entre les professionnels de la santé et les patients. En affinant nos stratégies de communication, nous pouvons élever l'expérience du patient et renforcer le lien entre les prestataires de soins de santé et ceux dont ils ont la charge.

Cette intervention a des effets positifs sur l'information, la prévention et l'orientation des patients. En utilisant des systèmes de communication avancés, les professionnels de la santé peuvent permettre aux patients de prendre des décisions éclairées sur leurs soins. Une communication efficace est cruciale pour éduquer les patients sur les mesures préventives visant à maintenir une bonne santé et à éviter les maladies. Les professionnels de la santé peuvent tirer parti des systèmes de communication pour promouvoir les soins préventifs et encourager les patients à prioriser leur bien-être.

De plus, ces systèmes peuvent considérablement rationaliser le processus d'orientation des patients. Dans les situations où les patients ont besoin de soins spécialisés en dehors de leur prestataire principal, un système d'orientation sans faille est crucial. Des canaux de communication améliorés permettent aux professionnels de la santé de guider rapidement et efficacement les patients vers les soins nécessaires, réduisant les retards et les complications.

L'OMS a mis en lumière l'impact remarquable des interventions en santé mobile dans divers pays. Ces exemples illustrent la puissance de la technologie dans l'amélioration des résultats de santé, en particulier pour les futures mères et les mères. Au Bangladesh, l'application mHealth utilise des messages vocaux interactifs pour fournir des informations cruciales sur la santé maternelle et infantile. Cette approche innovante garantit que même les personnes ayant un accès limité aux établissements de santé peuvent recevoir des conseils et un soutien vitaux. L'utilisation de la technologie mobile dans ce contexte est véritablement révolutionnaire, comblant le fossé entre les prestataires de soins de santé et les patients, permettant aux mères de prendre des décisions éclairées concernant leur propre santé et celle de leurs enfants.

Au Brésil, l'intervention ***Saúde na Hora*** utilise les SMS pour envoyer des rappels de rendez-vous et des conseils de santé aux patients inscrits dans les centres de santé de base. Cette approche simple mais efficace renforce l'engagement des patients dans leur parcours de santé, réduisant les risques de rendez-vous manqués ou de non-respect des consignes. Recevoir des rappels sur leur téléphone permet aux patients de prioriser leur santé et de prendre les mesures nécessaires en toute tranquillité d'esprit. Cette initiative non seulement améliore l'adhésion des patients mais renforce également la relation médecin-patient en favorisant une communication claire et une confiance mutuelle.

Au Kenya, l'application mobile ***Afya Pap*** a remodelé la manière dont les conseils de santé sont dispensés aux femmes enceintes et aux mères. Avec quelques clics sur leur smartphone, les femmes peuvent accéder à un large éventail d'informations sur la santé maternelle et infantile. Cet outil devient leur allié virtuel tout au long de la grossesse, fournissant des recommandations sur la nutrition, l'activité physique, et même les signes d'alerte à surveiller. La commodité et l'accessibilité d'***Afya Pap*** permettent aux femmes de prendre en main leur bien-être et celui de leur enfant, en veillant à ce qu'elles aient les connaissances nécessaires pour prendre des décisions éclairées pour elles-mêmes et leur famille.

Ces exemples illustrent seulement une fraction du potentiel que les interventions de santé mobiles ont pour révolutionner la prestation des soins de santé dans le monde. En exploitant la technologie, les nations peuvent se connecter avec des populations éloignées, renforcer la participation des patients et permettre aux individus de gérer leur santé. La reconnaissance et la documentation par l'OMS de ces interventions réussies valident non seulement leur efficacité, mais inspirent également d'autres pays à adopter des approches similaires. Avec la technologie qui progresse et s'intègre dans les systèmes de santé, nous pouvons prévoir un avenir où des soins de santé de qualité sont accessibles à tous, peu importe leur lieu de résidence ou leur situation économique. Les possibilités sont infinies, et l'impact pourrait vraiment être transformateur.

4.2.4. La télémédecine prestataire-prestataire

La recommandation 5 porte sur l'amélioration des systèmes de communication entre les professionnels de la santé. À l'ère du numérique, il est essentiel d'utiliser la technologie pour faciliter la collaboration et la communication au sein de la communauté des soins de santé. En exploitant la puissance des plateformes numériques, les professionnels de la santé peuvent améliorer leurs capacités en matière de mentorat, de supervision, de consultation et d'orientation des patients. Cette recommandation s'applique à tous les pays, car elle tient compte de leurs contextes et priorités propres. Le fait que cette intervention soit étayée par des données probantes de qualité moyenne souligne encore son efficacité à promouvoir le soutien, le partage et l'apprentissage parmi les professionnels de la santé.

Tableau 4 : Recommandation 5 sur l'utilisation de la télémédecine prestataire-prestataire

Recommandation 5
L'OMS recommande la télémédecine prestataire-prestataire dans les contextes où la sécurité des patients, la confidentialité, la traçabilité, la responsabilité et la sécurité peuvent être contrôlées.

Grâce à la possibilité de communiquer avec des collègues situés dans des lieux différents, les professionnels de la santé peuvent facilement obtenir des conseils et du soutien en cas de besoin. En outre, les systèmes de communication numérique permettent aux professionnels de la santé de collaborer plus efficacement. Dans un environnement en constante évolution comme celui des soins de santé, le temps est un facteur essentiel. Grâce aux plateformes numériques, les professionnels de la santé peuvent rapidement partager avec leurs collègues des informations importantes, telles que les résultats des tests ou les plans de traitement.

Les professionnels de santé expérimentés peuvent utiliser ces plateformes pour guider et former les jeunes générations de travailleurs de la santé. Grâce aux programmes de mentorat virtuel, les aspirants médecins, infirmières et autres professionnels de la santé peuvent apprendre auprès de praticiens expérimentés sans avoir besoin d'être physiquement proches. En outre, les plateformes numériques offrent aux professionnels de la santé un espace sûr et sécurisé où ils peuvent discuter de cas complexes et demander conseil à leurs pairs.

Dans un domaine aussi dynamique que celui des soins de santé, il est essentiel de disposer d'un système de soutien où les professionnels peuvent partager leurs expériences, leurs défis et leurs solutions.

Ces lignes directrices soulignent l'importance d'une bonne accessibilité, de la compatibilité des systèmes, de la responsabilité des agents et de la sécurité des échanges. En veillant à ce que ces conditions soient remplies, les professionnels de la santé peuvent communiquer de manière transparente, ce qui permet d'améliorer la collaboration et les résultats pour les patients.

L'un des facteurs clés mis en évidence par l'OMS est le défi de la qualité de la communication. Il est essentiel que les professionnels de la santé aient accès à des systèmes de communication fiables et efficaces qui permettent un échange d'informations clair et concis. Qu'il s'agisse de partager des données sur les patients, de discuter des plans de traitement ou de coordonner les soins, la qualité de la communication a un impact considérable sur l'efficacité de la prestation des soins de santé. Il est donc essentiel d'investir dans des systèmes de communication robustes qui favorisent des interactions de qualité entre les professionnels de la santé.

Un autre défi mis en évidence par l'OMS est la disponibilité des réseaux. Dans le monde numérique d'aujourd'hui, les professionnels de la santé s'appuient fortement sur la technologie pour communiquer entre eux. Cependant, dans certains cas, la connectivité réseau peut être limitée ou peu fiable, en particulier dans les régions éloignées ou mal desservies. Cela peut nuire à une communication efficace entre les professionnels de la santé et constituer un obstacle important à la fourniture de soins efficaces et en temps voulu. Il convient donc de veiller à ce que les systèmes de communication soient accessibles même dans les zones où la couverture réseau est faible, par exemple en utilisant des fonctionnalités hors ligne ou des canaux de communication alternatifs.

La protection des données est un autre élément important à prendre en compte lors de la mise en œuvre de cette recommandation. Avec l'utilisation croissante de plateformes numériques pour l'échange d'informations sensibles sur les patients, il devient crucial de protéger ces données contre les accès non autorisés ou les violations. Les organismes de santé doivent donner la priorité aux mesures de sécurité des données, telles que le cryptage et les contrôles d'accès, afin de protéger la vie privée des patients et de se conformer aux exigences réglementaires. En veillant à la mise en place de protocoles de protection des données appropriés, les professionnels de la santé peuvent avoir confiance dans la sécurité de leurs communications.

Enfin, l'éthique joue un rôle important dans la mise en œuvre des systèmes de communication dans les soins de santé. Les professionnels de la santé doivent adhérer à des principes éthiques lorsqu'ils communiquent entre eux et partagent des informations sur les patients. Il s'agit notamment d'obtenir un consentement éclairé, de préserver la confidentialité et de respecter l'autonomie du patient. En outre, les organismes de soins de santé devraient disposer de politiques et de lignes directrices pour guider les pratiques de communication éthique au sein de leur personnel. En respectant les normes éthiques, les travailleurs de la santé peuvent favoriser la confiance et maintenir l'intégrité de leur profession.

L'OMS a présenté plusieurs exemples de réussite de cette intervention dans divers pays du monde. Le simple fait de réfléchir aux résultats positifs de cette initiative dans des pays comme le Bangladesh, le Brésil, le Kenya, le Malawi, le Mali, le Népal, le Rwanda, la Tanzanie, l'Ouganda et le Viêt Nam suscite un sentiment d'enthousiasme et d'optimisme. Le projet ***mMentoring*** mené au Kenya en est un exemple frappant. Cette approche inventive démontre non seulement l'efficacité de l'intervention, mais aussi son potentiel de reproduction dans d'autres régions.

Le projet ***mMentoring*** est une démonstration exceptionnelle de l'optimisation des systèmes de communication, au bénéfice des professionnels de la santé et des patients. Grâce à l'utilisation de plateformes numériques, les professionnels de la santé ont désormais la possibilité extraordinaire d'accéder à un vaste réseau de mentors et d'experts qui peuvent leur transmettre des informations et des conseils inestimables. Le pouvoir de la collaboration et du partage des connaissances grâce à ces plateformes est vraiment impressionnant.

4.2.5. La communication ciblée vers les clients (communication ciblée vers les personnes et les patients) en vue d'un changement de comportement

Les recommandations de l'OMS sur les interventions de santé numérique mettent en lumière l'importance d'une communication personnalisée avec les utilisateurs pour influencer leurs comportements. Cette approche communicationnelle consiste à envoyer des messages individualisés aux usagers des services de santé en fonction de leurs caractéristiques, besoins et comportements. Ces messages peuvent être diffusés à travers divers canaux numériques tels que les SMS, les e-mails, les applications mobiles, et autres plateformes. Ainsi, chaque individu peut bénéficier du soutien personnalisé nécessaire pour améliorer ses comportements de santé, quel que soit le canal de communication privilégié.

La fourniture d'informations sur la santé adaptées à chaque individu peut transformer la communication dans le domaine des soins de santé. En adaptant les informations en fonction de l'état de santé ou des caractéristiques démographiques d'une personne, la communication personnalisée peut efficacement atteindre les bonnes personnes au bon moment. Que ce soit pour transmettre des alertes sanitaires, fournir des informations basées sur des états de santé ou des données démographiques spécifiques, envoyer des alertes et des rappels, ou communiquer des résultats diagnostiques, la personnalisation des informations de santé garantit aux individus l'accès aux données nécessaires pour prendre des décisions éclairées concernant leur santé. Cette avancée promet d'améliorer les résultats en santé publique et d'autonomiser les individus à prendre en charge leur bien-être.

Tableau 5 : Recommandation 6 sur la communication ciblée vers les personnes et les patients

Recommandation 6
L'OMS recommande une communication ciblée vers les clients afin de modifier les comportements en matière de santé sexuelle, reproductive, maternelle, néonatale et infantile, à condition que les préoccupations concernant les contenus sensibles et la confidentialité des données soient traitées de manière adéquate.

L'OMS recommande vivement cette intervention en complément des services de santé habituels, notamment pour les personnes difficiles à joindre ou appartenant à des groupes à haut risque. Cela sous-entend que les individus ayant un accès limité aux soins de santé ou un risque accru de développer des problèmes de santé spécifiques peuvent grandement bénéficier d'une communication ciblée. Cela offre la possibilité de combler les lacunes et d'assurer un accès équitable à tous pour les informations et ressources nécessaires à l'amélioration des résultats en matière de santé.

Ce qui est encore plus notable, c'est que l'OMS reconnaît l'importance de tenir compte du contexte, des préférences et des besoins locaux. Cela signifie que les messages et les interventions seront adaptés non seulement aux caractéristiques individuelles, mais aussi aux facteurs culturels, sociaux et environnementaux spécifiques qui influent sur les comportements liés à la santé. Cette approche holistique prend en considération les défis et les opportunités propres à chaque communauté.

Un aspect fascinant de la communication ciblée réside dans sa capacité à répondre à des besoins et comportements spécifiques. En comprenant les caractéristiques et préférences des utilisateurs des services de santé, ces messages peuvent être personnalisés en fonction de leur situation particulière. Par exemple, une personne ayant des difficultés à suivre son traitement peut recevoir des rappels et des conseils pour l'aider à rester fidèle à son plan de traitement. D'un autre côté, une personne souhaitant adopter un mode de vie plus sain peut recevoir des messages contenant des recommandations sur l'alimentation et l'exercice physique. Les possibilités sont infinies !

Ce qui distingue cette stratégie, c'est son accent mis sur le changement de comportement. Il ne s'agit pas seulement de fournir des informations ou de l'éducation ; il s'agit d'autonomiser les individus pour qu'ils prennent en charge leur santé et apportent des changements durables. En renforçant la motivation, la confiance et les compétences des clients, la communication ciblée joue un rôle essentiel en aidant les individus à adopter des comportements sains comme l'observance du traitement. C'est un peu comme avoir un coach personnel à portée de main, vous encourageant à chaque étape de votre parcours vers une meilleure santé.

Explorons de plus près quelques exemples ayant eu un impact significatif sur l'amélioration des résultats en matière de santé. Le programme ***MomConnect*** en Afrique du Sud illustre brillamment la communication ciblée pour modifier les comportements dans le domaine de la santé numérique. Cette initiative innovante utilise les SMS pour envoyer des informations personnalisées aux femmes enceintes et aux nouvelles mamans, les aidant à faire des choix sains pendant la grossesse et après l'accouchement. En recevant régulièrement des mises à jour et des conseils adaptés à leurs besoins spécifiques, ces femmes sont plus enclines à adopter des comportements positifs qui contribuent à leur bien-être global. Il est tout à fait remarquable qu'un simple message texte puisse avoir un tel impact sur la vie d'une personne.

En Inde, nous découvrons le projet ***mCessation***, visant à aider les fumeurs à arrêter grâce à des SMS et des appels interactifs. Le tabagisme comporte des risques importants pour la santé et arrêter peut-être un parcours très difficile. Cependant, cette solution de santé numérique innovante offre aux fumeurs le soutien nécessaire à portée de main. À travers des messages réguliers et des appels interactifs proposant des conseils, de la motivation et des astuces utiles, les individus peuvent surmonter leur dépendance et mener une vie plus saine. C'est comme avoir un coach personnel dans votre poche, vous guidant à chaque étape.

Ces exemples illustrent l'impact significatif de la communication ciblée avec les clients dans le domaine de la santé numérique. En exploitant la technologie et en adaptant les messages aux besoins individuels, nous pouvons induire des changements de comportement et obtenir des résultats positifs en matière de santé à grande échelle. Qu'il s'agisse d'encourager les femmes enceintes à adopter des pratiques saines ou d'aider les fumeurs à arrêter, les solutions de santé numérique ont le potentiel de transformer des vies.

4.2.6. L'aide à la prise de décisions des professionnels de santé

Les recommandations de l'Organisation mondiale de la santé sur les interventions en santé numérique pour l'aide à la prise de décision des professionnels de la santé sont véritablement révolutionnaires. Envisagez l'accès à des outils numériques pouvant aider à évaluer, diagnostiquer, traiter et surveiller les patients selon des normes cliniques établies et des protocoles. Cela transforme le paysage pour les professionnels de la santé cherchant à améliorer la qualité, la sécurité et l'efficacité de leur pratique. Grâce aux applications mobiles, aux systèmes d'information, aux algorithmes ou aux appareils portables, les professionnels de la santé auront la capacité de révolutionner la prestation de soins de santé.

Tableau 6 : Recommandation 7 sur l'aide à la prise de décision des professionnels de la santé

Recommandation 7
L'OMS recommande l'utilisation de l'aide à la décision des professionnels de la santé dans le contexte de tâches qui sont déjà définies comme faisant partie du champ d'activité de ces professionnels de la santé.

Il s'agit d'outils de mémoire conçus pour stocker et organiser de vastes informations sur la santé d'un individu. Des antécédents médicaux aux symptômes actuels, ces outils peuvent capturer et consolider toutes les données pertinentes. Les professionnels de la santé peuvent ainsi accéder facilement à ces informations, les examiner en profondeur, et obtenir une vision complète de l'état de santé d'une personne, leur permettant de prendre des décisions éclairées.

Ces outils se distinguent par leur capacité à fusionner les informations sur la santé de l'individu avec les connaissances et les protocoles cliniques du professionnel de la santé. En combinant ces différentes sources de données, ces outils deviennent des outils puissants pour établir des diagnostics précis et des décisions thérapeutiques éclairées. Ils peuvent analyser des schémas, identifier des risques ou des complications potentielles, et suggérer des actions appropriées basées sur des protocoles établis. Cette approche permet de gagner du temps et assure que les professionnels disposent des informations les plus récentes et les plus précises.

L'impact potentiel de ces outils numériques est considérable. Imaginez un médecin diagnostiquant rapidement et précisément l'état d'un patient à l'aide d'un algorithme ou d'une application mobile. Cela permet non seulement de gagner du temps, mais également de minimiser les erreurs de diagnostic. Grâce à l'accès à ces outils numériques, les professionnels peuvent concevoir des plans de traitement plus spécifiques et de meilleure qualité, améliorant ainsi les résultats en santé.

Ces outils numériques facilitent également la surveillance à distance des patients. Avec des dispositifs portables suivant les signes vitaux et autres paramètres de santé, les professionnels peuvent recevoir des données en temps réel sur l'état de santé de leurs patients. Cela permet une détection précoce des problèmes potentiels et une intervention rapide. Les professionnels peuvent ainsi offrir des soins personnalisés, même à distance.

La recommandation de l'OMS sur les interventions de santé numérique marque une avancée vers un avenir où la technologie joue un rôle essentiel dans les soins de santé. Elle autonomise les professionnels de la santé et améliore l'engagement et la satisfaction des patients. Désormais, les patients peuvent participer activement à leur parcours de soins en utilisant des applications mobiles ou des systèmes d'information leur fournissant des données précieuses sur leur état de santé et les options de traitement disponibles.

Par ailleurs, l'utilisation d'outils numériques dans le domaine de la santé peut également conduire à des économies. En améliorant l'efficacité et la précision des diagnostics et des traitements, il est possible d'éviter les tests et les procédures superflus. Cette approche permet non seulement de soulager le fardeau financier des patients, mais également d'optimiser les ressources en matière de soins de santé.

La recommandation de l'OMS souligne l'importance de prendre en considération le contexte local lors de la mise en place de cette intervention. Ce point est crucial car chaque région est confrontée à ses propres défis et possède des ressources uniques. En tenant compte du contexte local, les professionnels de la santé peuvent adapter l'intervention aux besoins spécifiques de leurs communautés. Cela garantit que l'intervention soit non seulement efficace mais aussi durable à long terme.

La disponibilité des ressources est un autre aspect clé mis en avant par l'OMS. Dans les régions aux ressources limitées, les professionnels de la santé ont souvent du mal à offrir des soins adéquats à leurs patients. Cependant, grâce à cette intervention, ils peuvent désormais accéder à un soutien et à des ressources supplémentaires qui peuvent considérablement améliorer leur capacité à fournir des services de santé de qualité. Cela profite non seulement aux professionnels mais améliore également les résultats de santé globaux de la communauté.

La formation et le soutien des professionnels de la santé sont des éléments cruciaux pour une mise en œuvre réussie. L'OMS reconnaît que sans une formation adéquate et un soutien continu, les professionnels de la santé peuvent ne pas pleinement exploiter les avantages de cette intervention. En investissant dans des programmes de formation et en fournissant un soutien continu, l'OMS garantit que les professionnels de la santé disposent des compétences et des connaissances nécessaires pour mettre en œuvre efficacement cette intervention.

L'interopérabilité des systèmes d'information est un autre facteur clé mis en avant par l'OMS. À l'ère numérique, les systèmes d'information jouent un rôle vital dans la prestation de soins de santé. En veillant à ce que les différents systèmes d'information puissent communiquer et partager des données de manière transparente, les professionnels de la santé peuvent accéder à des informations précises et opportunes. Cela permet une meilleure coordination des soins et permet aux professionnels de prendre des décisions éclairées.

4.2.7. Le suivi numérique de l'état de santé et des services des clients

La recommandation sur le suivi de l'état de santé des clients et des services, est l'une des dix recommandations de l'OMS sur les interventions de santé numérique, publiée en 2019. L'objectif principal de cette recommandation est d'exploiter la puissance des technologies numériques et mobiles pour collecter, analyser et diffuser les données sur la santé des clients et des services. Grâce à cette intervention, les prestataires de soins de santé peuvent désormais avoir accès à des informations en temps réel sur l'état de santé de leurs clients et sur la qualité des services qu'ils fournissent. Cela signifie que la prise de décision en matière de soins de santé peut être fondée sur des données probantes et plus précise que jamais.

Tableau 7 : Recommandations 8 et 9 sur le suivi de l'état de santé des clients et des services

Recommandation 8 **Suivi numérique de l'état de santé des clients et des services (suivi numérique) combiné avec l'aide à la prise de décisions**	Recommandation 9 **Suivi numérique combiné à une aide à la décision et à une communication ciblée vers les clients**
L'OMS recommande l'utilisation du suivi numérique avec l'aide à la décision dans les conditions suivantes : ▪ dans les situations où le système de santé peut appuyer la mise en œuvre de ces composantes d'intervention de façon intégrée ; et ▪ pour les tâches qui sont déjà	L'OMS recommande l'utilisation du suivi numérique combiné à la fois à l'aide à la décision et à une communication ciblée vers les clients dans les conditions suivantes : ▪ dans les situations où le système de santé peut appuyer la mise en œuvre de ces composantes d'intervention de façon intégrée

définies comme faisant partie du champ d'activité du professionnel de santé.	; et ▪ pour les tâches qui sont déjà définies comme relevant du champ de pratique pour le professionnel de santé ; et ▪ lorsqu'il est possible de répondre aux éventuelles préoccupations concernant la confidentialité des données et la transmission de contenus sensibles aux clients.

L'utilisation de la surveillance numérique conjuguée à des outils d'aide à la décision apporte une contribution significative. Les prestataires de soins de santé peuvent désormais s'appuyer sur la technologie pour prendre des décisions éclairées concernant les soins prodigués à leurs patients. Les données recueillies via la surveillance numérique peuvent être analysées pour repérer des modèles, des tendances et des domaines d'amélioration potentiels. Cela permet d'améliorer la qualité des soins, tout en permettant aux prestataires de soins de santé de traiter de manière anticipée tout problème éventuel.

L'impact potentiel de cette initiative est considérable. En exploitant les technologies numériques et mobiles, nous pouvons accroître la couverture, la qualité et l'efficacité des services de santé. Cela signifie qu'un plus grand nombre de personnes pourront accéder aux soins de santé, quel que soit leur lieu de résidence ou leur statut socio-économique. La distance et les barrières financières ne seront plus un frein à l'accès aux soins nécessaires.

Les prestataires de soins de santé ont accès à des données en temps réel sur l'état de santé de leurs patients. Ils peuvent surveiller les maladies chroniques, suivre l'observance médicamenteuse et détecter toute détérioration. Avec ces informations à disposition, les prestataires de soins de santé peuvent intervenir rapidement, prévenir les complications et améliorer les résultats pour leurs patients.

Par ailleurs, les outils d'aide à la décision offrent aux prestataires de soins de santé des lignes directrices et des recommandations fondées sur des données probantes. Cela garantit que les soins sont standardisés et basés sur les dernières recherches et les meilleures pratiques. Les prestataires de soins n'ont plus à se fier uniquement à leur jugement subjectif, mais peuvent prendre des décisions étayées par des données ayant prouvé leur efficacité.

Avec les systèmes d'information de santé, l'époque des dossiers papier interminables et de la saisie manuelle des données est révolue. Grâce à ces systèmes, les prestataires de soins peuvent accéder facilement aux informations des patients et les mettre à jour en quelques clics. Cela permet non seulement de gagner du temps, mais aussi de garantir la précision et l'efficacité des soins de santé.

Les systèmes d'information de santé ne se limitent pas au stockage des données, ils jouent un rôle crucial dans l'analyse et l'interprétation des données pour générer des informations précieuses. En analysant les données de santé de la population, les professionnels de santé peuvent repérer des tendances, des modèles et des risques potentiels pour la santé. Cela permet de concevoir des interventions ciblées et des mesures préventives pour améliorer la santé globale des individus et des communautés. En outre, la capacité à diffuser ces informations aux parties prenantes concernées est inestimable pour promouvoir la prise de décision fondée sur des données probantes et améliorer les résultats en matière de santé.

Quant aux applications mobiles, elles proposent diverses fonctionnalités, du suivi aux rappels, en passant par les alertes et les services de conseil. Avec la généralisation des smartphones, les applications mobiles internet et intranet font désormais partie intégrante de notre quotidien. Elles peuvent aider les individus à prendre en charge leur santé et leur bien-être. Par exemple, une application mobile peut suivre l'exercice quotidien, surveiller la fréquence cardiaque et la tension artérielle, et fournir des recommandations personnalisées pour un mode de vie sain. Elle peut également rappeler aux utilisateurs de prendre leurs médicaments à temps et les alerter en cas d'urgence.

De plus, la surveillance numérique et le soutien à la décision peuvent combler le fossé existant entre les patients et les prestataires de soins de santé. A l'aide des applications mobiles et des systèmes d'information sur la santé, les patients peuvent communiquer à distance avec leurs prestataires de soins de santé, évitant ainsi des visites inutiles à l'hôpital ou en clinique. Cela permet de gagner du temps et des ressources à la fois pour les patients et les prestataires de soins de santé.

Les messages texte ou vocaux, envoyés par des prestataires de soins de santé ou des systèmes automatisés, fournissent des informations, des encouragements et des conseils aux patients sur leur santé. Imaginez recevoir un SMS de votre médecin vous rappelant de prendre vos médicaments ou vous encourageant à adopter un mode de vie plus sain.

Ces messages peuvent être adaptés aux besoins et préférences individuels, ce qui les rend très personnalisés et efficaces. Ils peuvent rappeler des rendez-vous importants, des horaires de médication ou des dépistages préventifs. Ils peuvent également proposer du contenu éducatif sur divers sujets liés à la santé afin de permettre aux individus de prendre des décisions éclairées concernant leur bien-être général. De plus, ces messages peuvent servir de source de motivation et de soutien, surtout pour les personnes gérant des maladies chroniques ou cherchant à adopter des habitudes plus saines.

La combinaison de la surveillance numérique, du soutien à la décision et des messages texte ou vocaux offre un immense potentiel pour améliorer les résultats en matière de santé. Elle établit un flux continu d'informations, de la collecte de données à l'analyse et à la communication avec les patients. Cette intégration permet non seulement d'améliorer l'efficacité des processus de santé, mais aussi d'accroître l'engagement et la satisfaction des patients. Les patients se sentent plus proches de leurs prestataires de soins de santé, mieux informés sur leur santé et capables de gérer leur bien-être.

En tirant parti de la technologie, les prestataires de soins de santé peuvent offrir des soins personnalisés basés sur des données en temps réel et des lignes directrices fondées sur des preuves. Les systèmes de soutien à la décision peuvent analyser les données cliniques et fournir des recommandations pour le diagnostic, le traitement et les soins de suivi. Cela améliore la prise de décision clinique, réduit les erreurs et améliore la sécurité des patients.

De bons exemples existent de pays qui ont mis en place avec succès des programmes de surveillance de la santé numérique pour leurs citoyens et services de santé ! Le Bangladesh a lancé l'application ***mCARE***, révolutionnant les soins de santé pour les femmes enceintes et les nouveau-nés. Les professionnels de la santé peuvent facilement surveiller l'état de santé et fournir les soins nécessaires, tandis que des messages personnalisés sont envoyés via l'application pour les soins prénatals, postnatals et infantiles.

De même, le Pérou avance avec ***WawaRed***, assurant le suivi de la santé des femmes enceintes et des nouveau-nés. Les sages-femmes surveillent les signes vitaux et interviennent rapidement pour garantir le bien-être. Ces initiatives montrent comment la surveillance numérique améliore les soins de santé, autonomisant les professionnels et offrant un soutien individualisé.

Au Rwanda, ***RapidSMS*** a transformé la communication et les soins de santé. Les agents envoient des mises à jour, des rappels et des conseils personnalisés, améliorant considérablement l'efficacité des soins. Ces cas inspirants encouragent d'autres nations à renforcer leurs systèmes de santé grâce à la surveillance numérique, ayant un impact positif sur la santé maternelle et infantile. Les succès du Bangladesh, du Pérou et du Rwanda dans la surveillance de la santé numérique et le soutien à la décision sont une source d'inspiration pour l'adoption de la technologie et de l'innovation dans ce secteur.

4.2.8. La fourniture numérique de contenus de formation et d'éducation pour les professionnels de la santé.

La fourniture numérique de contenus de formation et d'éducation pour les professionnels de la santé est un aspect essentiel dans le domaine de la santé. L'OMS a formulé une recommandation intéressante concernant la fourniture de contenus de formation et d'éducation pour les professionnels de la santé. Grâce aux avancées technologiques, il est désormais possible de proposer des contenus de formation interactifs, accessibles et adaptés aux besoins spécifiques des professionnels de la santé. Les plateformes d'apprentissage en ligne et les applications mobiles permettent aux professionnels de la santé d'accéder à une variété de ressources éducatives, telles que des cours en ligne, des ***webinaires***, des vidéos et des documents, qui peuvent être consultés à tout moment et n'importe où. Ces ressources couvrent un large éventail de sujets, allant de la formation clinique et médicale à la gestion des soins de santé et à l'éthique professionnelle.

Tableau 8 : Recommandation 10 sur fourniture numérique de contenus de formation et d'éducation pour les professionnels de la santé

Recommandation 10
L'OMS recommande que les travailleurs de la santé reçoivent une formation et un contenu éducatif numériques, à condition qu'ils complètent et non remplacent les méthodes traditionnelles d'éducation sanitaire continue et de formation interne.

En encourageant l'utilisant des technologies numériques et mobiles, l'OMS vise à offrir aux professionnels de la santé des possibilités d'apprentissage flexibles et personnalisées, spécifiquement adaptées à leurs besoins individuels. Cette intervention pourrait révolutionner la manière dont les professionnels de la santé accèdent aux supports de formation et d'éducation et s'y engagent, améliorant ainsi la qualité et l'efficacité globales de leurs expériences d'apprentissage. Ce qui rend cette recommandation encore plus intéressante, c'est qu'elle pourrait avoir un impact significatif dans les régions à faibles ressources ou à forte demande, où l'accès aux possibilités traditionnelles de formation et d'éducation peut être limité.

En exploitant la puissance des technologies numériques et mobiles, la recommandation de l'OMS a la capacité de surmonter de nombreux obstacles auxquels sont confrontés les professionnels de la santé dans les régions à faibles ressources ou à forte demande lorsqu'il s'agit d'accéder à une formation et à un enseignement de qualité. Les méthodes traditionnelles de formation exigent souvent des professionnels de la santé qu'ils assistent à des sessions en personne ou qu'ils se rendent dans des lieux spécifiques, ce qui peut être long et coûteux. En revanche, grâce à la diffusion numérique, les agents de santé peuvent accéder aux supports de formation de n'importe où et à n'importe quel moment, ce qui leur permet d'adapter leur formation à leur emploi du temps chargé. Cette flexibilité est particulièrement importante pour ceux qui travaillent dans des zones à faibles ressources ou à forte demande, où le temps et les ressources peuvent être limités.

Un autre aspect intéressant de la recommandation de l'OMS est l'accent mis sur les possibilités d'apprentissage personnalisé. Chaque professionnel de la santé a des lacunes de connaissances et des besoins d'apprentissage qui lui sont propres, et l'utilisation des technologies numériques permet de personnaliser le contenu de la formation pour qu'il réponde à ces besoins spécifiques. Cette approche personnalisée garantit que les professionnels de la santé reçoivent la formation la plus pertinente et la plus efficace, ce qui leur permet d'améliorer leurs compétences et leurs connaissances de manière ciblée. Cela profite non seulement à chaque agent de santé, mais a également un effet d'entraînement positif sur la qualité générale des soins de santé dans leurs communautés respectives.

En outre, l'utilisation des technologies numériques et mobiles dans la fourniture de contenus de formation et d'éducation peut améliorer l'efficacité des expériences d'apprentissage pour les professionnels de la santé. Des fonctions interactives telles que des quiz, des simulations et des ressources multimédias peuvent être incorporées dans les plateformes numériques, ce qui rend le processus d'apprentissage plus attrayant et interactif. Des études ont montré que les expériences d'apprentissage interactives permettent de mieux retenir les connaissances et les compétences que les méthodes d'apprentissage passives. En tirant parti de ces technologies, la recommandation de l'OMS peut aider les professionnels de la santé à acquérir et à retenir les connaissances de manière plus efficace, ce qui se traduira en fin de compte par une amélioration des résultats pour les patients.

Avec l'avènement des cours en ligne ouverts à tous (MOOC), des plateformes d'apprentissage en ligne et des applications mobiles, les professionnels de la santé disposent désormais d'un large éventail d'options pour améliorer leurs connaissances et leurs compétences. Les MOOC ont gagné une immense popularité ces dernières années. Ces cours en ligne gratuits permettent aux professionnels de la santé d'accéder à un contenu de haute qualité provenant d'institutions et d'experts renommés du monde entier. L'avantage des MOOC réside dans leur accessibilité ; toute personne disposant d'une connexion internet peut s'inscrire à ces cours et apprendre à son rythme. Que vous soyez une infirmière souhaitant mettre à jour ses compétences ou un médecin intéressé par un domaine spécialisé, les MOOC offrent une mine d'informations facilement accessibles depuis le confort de votre domicile. L'OMS reconnaît le potentiel des MOOC pour atteindre un large public et combler le fossé entre les professionnels de santé des pays développés et ceux des pays en développement.

Les plateformes d'apprentissage en ligne constituent une autre forme d'offre numérique pour la formation et l'éducation. Ces environnements virtuels permettent aux apprenants d'accéder à un large éventail de contenus, d'activités et d'interactions avec des formateurs et des pairs. Imaginez que vous puissiez assister à des conférences virtuelles, participer à des discussions et même collaborer à des projets avec des professionnels de la santé de différentes parties du monde. Les plateformes d'apprentissage en ligne ne sont pas seulement pratiques, elles favorisent également un sentiment de communauté et de collaboration entre les apprenants. L'OMS reconnaît le pouvoir de ces plateformes dans la promotion de l'apprentissage tout au long de la vie et du développement professionnel continu pour les professionnels de la santé.

N'oublions pas non plus les applications mobiles, qui font désormais partie intégrante de notre vie quotidienne. Qu'il s'agisse de ***trackers* de *fitness*** ou de rappels de médicaments, les applications mobiles ont réformé la façon dont nous gérons notre santé. Pour les professionnels de la santé, les applications mobiles offrent une multitude de ressources et d'outils qui peuvent faciliter la prise de décisions cliniques, l'éducation des patients et même la surveillance à distance. En quelques clics sur leur smartphone, les professionnels de la santé peuvent accéder à des bases de données de médicaments, à des calculatrices médicales, à des lignes directrices cliniques et à bien d'autres choses encore. L'OMS reconnaît le potentiel des applications mobiles pour améliorer la prestation des soins de santé et permettre aux professionnels de la santé de disposer d'informations actualisées au bout des doigts.

Notons deux exemples positifs et motivants de pays ayant apporté des changements significatifs dans le domaine de l'éducation sanitaire. Au Kenya, le projet ***AMREF*** a été lancé, introduisant la plateforme d'apprentissage mobile révolutionnaire ***Leap***. Cette innovation révolutionne la formation des agents de santé communautaires en fournissant des connaissances essentielles sur la santé maternelle, le VIH, le paludisme et la tuberculose. Grâce à ***Leap***, ces professionnels dévoués accèdent instantanément à des ressources éducatives de haute qualité, impactant significativement la santé et le bien-être de leurs communautés. L'impact remarquable de cette technologie dans le comblement des lacunes et l'assurance de l'accès aux connaissances sanitaires cruciales, même dans les zones les plus reculées, est véritablement remarquable.

Un autre exemple remarquable vient de l'Inde, avec le projet Campus Numérique développant la plateforme d'apprentissage en ligne ***OppiaMobile***. Cette plateforme répond parfaitement aux besoins de formation des infirmières et des sages-femmes en transmettant des compétences cliniques fondamentales. Que ce soit dans la réanimation néonatale ou la gestion des complications obstétricales, ***OppiaMobile*** permet à ces professionnels de la santé d'acquérir les connaissances et l'expertise nécessaires pour gérer efficacement des situations critiques. Cette solution innovante vise non seulement à améliorer leurs compétences, mais aussi à renforcer leur confiance dans la prestation de soins de qualité aux patients. L'Inde démontre de manière éloquente comment la technologie peut être un véritable allié dans l'éducation sanitaire, contribuant finalement à sauver des vies.

4.3.1. Les facteurs contextuels et organisationnels à prendre en compte

Lors de la mise en œuvre et de l'évaluation des interventions de santé numérique, le rapport de l'OMS souligne l'importance de prendre en compte les facteurs contextuels et organisationnels. En effet, ces éléments jouent un rôle crucial dans le succès de telles initiatives. La recherche met en évidence l'importance de comprendre les spécificités de chaque environnement et de les intégrer lors de la conception et de l'évaluation des interventions de santé numérique. Adapter les interventions aux particularités du contexte et de l'organisation permet d'optimiser les résultats et d'assurer leur efficacité. Cette approche holistique garantit une meilleure intégration et acceptabilité des solutions numériques dans les systèmes de santé.

- **Comprendre le contexte socioculturel**

Il est crucial de prendre en considération les facteurs contextuels et organisationnels qui peuvent influencer le succès des interventions, de leur développement à leur mise en œuvre. Le rapport de l'OMS met en lumière l'importance de comprendre le contexte socioculturel entourant ces actions. Des éléments tels que la langue, le niveau d'alphabétisation, les croyances et les normes culturelles peuvent avoir un impact significatif sur l'acceptation et l'adoption de ces initiatives par la population cible. En tenant compte de ces éléments, nous pouvons garantir la pertinence et l'efficacité des interventions pour répondre aux besoins spécifiques de la communauté. Par exemple, si le taux d'alphabétisation est bas au sein d'une communauté, il est pertinent de privilégier des contenus visuels ou audio plutôt que textuels. De même, si les croyances et les normes culturelles influencent les décisions en matière de santé, il est crucial de concevoir des interventions alignées sur ces valeurs.

En prenant en compte ces facteurs contextuels, nous garantissons l'efficacité et la durabilité des interventions de santé numérique. La simple mise à disposition de la technologie ou de l'information via des plateformes numériques ne suffit pas. Une approche holistique est nécessaire pour comprendre la réception et l'utilisation de ces interventions par la population cible. L'engagement communautaire, la compréhension des besoins et des préférences des membres de la communauté, ainsi que leur implication dans le processus de conception et de mise en œuvre sont essentiels.

- **La disponibilité et la fiabilité de l'infrastructure et de la connectivité**

Le rapport de l'OMS souligne l'importance de prendre en compte divers aspects tels que l'infrastructure et la connectivité. Il est indéniable que la disponibilité et la fiabilité de l'infrastructure et de la connectivité jouent un rôle crucial dans la mise en œuvre réussie des interventions de santé numérique. Imaginez essayer d'utiliser des technologies de santé numérique sans accès à l'électricité ou à une infrastructure de télécommunications fiable - ce serait presque impossible ! Il est donc impératif d'évaluer et de combler les lacunes dans ces domaines pour garantir que les interventions de santé numérique puissent être déployées et utilisées efficacement.

L'accès à l'électricité est une nécessité absolue lors de la mise en œuvre des interventions de santé numérique. Sans une source d'énergie stable, il serait impossible de faire fonctionner les appareils et les systèmes essentiels à la fourniture de services de santé numérique. Que ce soit pour alimenter l'équipement médical ou recharger les appareils utilisés par les professionnels de santé, l'électricité est l'épine dorsale de toute intervention de santé numérique. De plus, les patients comptant sur les technologies de santé numérique ont également besoin d'accéder à l'électricité pour utiliser efficacement ces outils. Ainsi, veiller à un accès généralisé à l'électricité dans les zones où les interventions de santé numérique sont mises en œuvre est crucial.

En outre, la connectivité Internet est un autre facteur critique à prendre en compte lors de la mise en œuvre des interventions de santé numérique. Dans le monde interconnecté d'aujourd'hui, Internet est devenu un outil essentiel pour accéder à l'information, communiquer avec autrui et fournir des services de santé à distance. Sans une connectivité Internet fiable, le potentiel des interventions de santé numérique est considérablement limité. Les professionnels de la santé ont besoin d'une connexion Internet stable pour accéder aux dossiers des patients, communiquer avec leurs collègues et fournir des services de télémédecine. Les patients ont également besoin d'un accès Internet pour accéder aux ressources de santé en ligne, participer à des consultations virtuelles et surveiller leur santé à distance. Par conséquent, garantir une connectivité Internet fiable dans les zones où les interventions de santé numérique sont mises en œuvre est essentiel.

En plus de l'électricité et de la connectivité Internet, disposer d'une infrastructure de télécommunications fiable est crucial pour le déploiement et l'utilisation efficaces des technologies de santé numérique. L'infrastructure de télécommunications comprend les réseaux et les systèmes qui facilitent la communication entre les prestataires de soins de santé et les patients. Cette infrastructure permet la transmission de données, les appels vocaux, les conférences vidéo et d'autres méthodes de communication essentielles pour la fourniture de services de santé numérique. Sans une infrastructure de télécommunications fiable, la qualité et l'efficacité des interventions de santé numérique seraient compromises. Ainsi, évaluer l'infrastructure de télécommunications existante et apporter les améliorations ou les mises à niveau nécessaires pour soutenir la mise en œuvre des interventions de santé numérique est essentiel.

- **Évaluation de la préparation des organisations de santé à adopter et à intégrer les interventions de santé numérique**

L'évolution rapide du paysage de la santé est marquée par l'essor des interventions en santé numérique. De la télémédecine aux dispositifs portables, ces interventions ont le potentiel de révolutionner la prestation des soins de santé. Cependant, l'adoption réussie et l'intégration de ces technologies au sein des organisations de santé ne sont pas simples. Elles nécessitent une évaluation méticuleuse de la préparation de l'organisation et la prise en compte de divers facteurs organisationnels.

Un des principaux déterminants du succès des interventions en santé numérique est le soutien de la haute direction. Lorsque les dirigeants s'engagent à adopter ces technologies et participent activement au processus de mise en œuvre, cela crée une dynamique positive pour l'ensemble de l'organisation. Leur soutien garantit non seulement la mise à disposition des ressources nécessaires, mais aide également à surmonter toute résistance ou appréhension parmi le personnel. Un autre facteur essentiel est la structure de gouvernance au sein de l'organisation. Les rôles et les responsabilités doivent être clairement définis, et les processus de prise de décision rationalisés. Cela assure la responsabilité et la transparence tout au long du processus de mise en œuvre. Une structure de gouvernance bien définie aide également à résoudre les conflits ou désaccords qui pourraient survenir lors de l'intégration des interventions en santé numérique. En adoptant une approche structurée, les organisations de santé peuvent relever les défis liés à l'adoption de nouvelles technologies.

L'intégration des flux de travail est un autre élément critique à considérer. Les organisations de santé disposent de flux de travail bien établis qui doivent être adaptés pour intégrer les interventions en santé numérique. Cela nécessite une évaluation minutieuse des processus existants et l'identification des domaines où la technologie peut être intégrée de manière transparente. En alignant ces interventions sur les flux de travail existants, les prestataires de soins de santé peuvent garantir que les soins aux patients ne sont pas perturbés et que la transition des méthodes traditionnelles aux méthodes numériques se déroule harmonieusement. L'intégration des flux de travail englobe également la formation et l'éducation du personnel pour qu'ils puissent utiliser efficacement ces nouvelles technologies dans leurs activités quotidiennes.

Enfin, les stratégies de gestion du changement sont essentielles pour assurer la mise en œuvre réussie et la durabilité des interventions en santé numérique. Le changement est souvent confronté à la résistance, en particulier dans les environnements de santé où les pratiques établies sont profondément ancrées. Pour surmonter cette résistance, les organisations de santé doivent mettre en œuvre des stratégies efficaces de gestion du changement. Celles-ci incluent une communication claire sur les avantages et les objectifs de ces interventions, l'implication du personnel dans les processus décisionnels, et la fourniture d'une formation et d'un soutien adéquats. En abordant les préoccupations et les craintes liées au changement, les organisations de santé peuvent créer un environnement où les interventions en santé numérique sont acceptées et maintenues.

- **Considérations financières**

Mettre en œuvre et évaluer les interventions numériques est une tâche complexe qui exige une considération minutieuse des facteurs contextuels et organisationnels. Le rapport de l'OMS met en avant l'importance de tenir compte de facteurs tels que des ressources financières adéquates et des modèles de financement durables.

La disponibilité de ressources financières adéquates est cruciale pour la mise en œuvre réussie des interventions de santé numérique. Le développement et le déploiement de ces interventions nécessitent des investissements importants dans la technologie, l'infrastructure et les ressources humaines. Sans un financement suffisant, il serait impossible de mettre en place les systèmes et les outils nécessaires pour soutenir ces interventions. De plus, un soutien financier continu est essentiel pour garantir leur viabilité à long terme. Cela inclut le financement pour la maintenance, les mises à jour et la formation des professionnels de la santé utilisant ces interventions. Le rapport met à juste titre en évidence l'importance de disposer de ressources financières adéquates pour soutenir la mise en œuvre et la viabilité à long terme des interventions de santé numérique.

Un autre aspect clé souligné dans le rapport est la nécessité de modèles de financement durables. Les interventions de santé numérique ne devraient pas dépendre uniquement de subventions ponctuelles ou de sources de financement temporaires. Au lieu de cela, elles devraient disposer d'un modèle de financement durable garantissant leur fonctionnement et leur développement continus. Cela peut impliquer l'exploration de différentes sources de revenus, telles que les frais d'utilisation ou les partenariats avec des entreprises privées. Cela pourrait également impliquer l'intégration de ces interventions dans les systèmes de santé existants et les modèles de remboursement. En établissant des modèles de financement durables, les interventions de santé numérique peuvent continuer à bénéficier aux patients et aux prestataires de soins de santé sans interruption.

Prendre en compte les facteurs contextuels et organisationnels décrits dans le rapport est essentiel pour le succès des interventions de santé numérique. Chaque système de santé est unique, avec ses propres défis et opportunités. Par conséquent, une approche universelle pourrait ne pas être efficace lors de la mise en œuvre de ces interventions. Il est crucial de tenir compte de facteurs tels que l'infrastructure de santé locale, l'environnement réglementaire et les normes culturelles. En adaptant les interventions de santé numérique au contexte spécifique, elles sont plus susceptibles d'être acceptées et adoptées par les prestataires de soins de santé et les patients.

- **Environnement politique et réglementaire**

Les interventions de santé numérique ont le potentiel de révolutionner la prestation de soins de santé, mais leur mise en œuvre et leur évaluation réussies nécessitent une prise en compte minutieuse de divers facteurs. Un aspect crucial souligné dans le rapport est la nécessité d'un environnement politique et réglementaire favorable. En l'absence de lignes directrices, de normes et de réglementations claires, il devient difficile de garantir une utilisation efficace et sûre des interventions de santé numérique. Ces politiques devraient aborder des questions cruciales telles que la protection des données, la sécurité, l'interopérabilité et l'assurance qualité. En créant un environnement favorable, les décideurs politiques peuvent s'assurer que les interventions numériques en matière de santé peuvent être mises en œuvre et utilisées à leur plein potentiel.

L'importance d'un environnement politique et réglementaire favorable ne peut être surestimée en ce qui concerne les interventions de santé numérique. Des lignes directrices claires sont nécessaires pour fournir aux prestataires de soins de santé un cadre leur permettant de mettre en œuvre ces interventions de manière efficace. Les normes sont essentielles pour garantir que les outils numériques utilisés dans les soins de santé répondent à des critères de qualité spécifiques. Les réglementations jouent un rôle crucial en garantissant la protection et la sécurité des données, ainsi qu'en favorisant l'interopérabilité entre les différents systèmes de santé numérique. Sans ces mesures, la mise en œuvre et l'utilisation des interventions de santé numérique peuvent être entravées, ce qui limite leur impact potentiel sur les résultats des soins de santé.

La protection et la sécurité des données revêtent une importance primordiale dans le domaine de la santé numérique. Les informations personnelles sur la santé des patients doivent être protégées pour garantir la confidentialité et la sécurité. Des réglementations claires définissant les mesures de protection des données sont nécessaires pour instaurer la confiance entre les patients et les prestataires de soins de santé. De plus, des protocoles de sécurité doivent être établis pour se prémunir contre les menaces et les atteintes à la cybersécurité. En abordant ces questions à travers des politiques et des réglementations, le rapport souligne la nécessité de créer un environnement sûr pour les interventions de santé numérique.

L'interopérabilité constitue un autre facteur essentiel à prendre en considération lors de la mise en œuvre des interventions de santé numérique. Les différents systèmes de santé utilisent souvent des technologies et des formats de données différents, ce qui complique l'échange d'informations. En établissant des normes favorisant l'interopérabilité, les décideurs politiques peuvent garantir que les interventions de santé numérique peuvent communiquer et partager efficacement des données sur différentes plateformes. Cela permet de mieux coordonner les soins et d'améliorer les résultats pour les patients.

Enfin, l'assurance qualité représente un aspect crucial de la mise en œuvre des interventions de santé numérique. Des lignes directrices et des réglementations doivent être mises en place pour garantir que ces interventions répondent à certaines normes de qualité. Il est question non seulement de la précision de la technologie utilisée, mais aussi de l'efficacité de l'intervention en termes d'amélioration des résultats pour le patient. En définissant des mesures claires d'assurance qualité, les décideurs politiques peuvent assurer que les interventions de santé numérique sont bénéfiques et sûres pour les patients.

4.3.2. Les stratégies de renforcement des capacités et de gestion du changement

Le rapport de l'OMS met en évidence plusieurs stratégies de renforcement des capacités et de gestion du changement pour soutenir la mise en œuvre réussie des interventions en santé numérique. Dans un monde de plus en plus numérisé, l'adoption de solutions technologiques en santé est essentielle pour améliorer l'accès aux soins et optimiser les résultats pour les patients. Cependant, la mise en œuvre de ces interventions nécessite souvent des ajustements importants au sein des organisations de santé, ce qui peut être un défi. Cette sous-section examine diverses stratégies permettant de renforcer les capacités et de gérer le changement lors de la mise en œuvre de projets de santé numérique. De la formation et de l'éducation des professionnels de la santé à l'engagement des parties prenantes et à la communication efficace, ces stratégies sont essentielles pour garantir le succès de la transition vers la santé numérique.

- **Formation et Éducation**

Le rapport de l'OMS met en lumière diverses stratégies visant à renforcer les capacités et à gérer le changement pour aider les professionnels de la santé, les gestionnaires et les parties prenantes à adopter et à exploiter efficacement les technologies de santé numériques. Parmi les stratégies clés évoquées se trouvent la formation et l'éducation.

La formation et l'éducation revêtent une importance cruciale en équipant les acteurs de la santé des compétences et des connaissances nécessaires pour intégrer les interventions de santé numériques. Des programmes de formation complets peuvent couvrir un large éventail d'aspects, tels que les compétences techniques, la gestion des données et la confidentialité. En dotant les prestataires de soins de santé d'une formation adéquate, ils peuvent naviguer en toute confiance dans l'univers numérique, garantissant ainsi une intégration harmonieuse de la technologie dans leur pratique. Cela permet non seulement d'améliorer leur efficacité, mais aussi de rehausser la qualité des soins prodigués aux patients.

Ces programmes de formation ne se limitent pas aux seuls prestataires de soins de santé. Les gestionnaires et les autres parties prenantes concernées doivent également être sensibilisés aux avantages et aux fonctionnalités des interventions numériques en matière de santé. En leur fournissant les connaissances nécessaires, ils peuvent participer activement au processus décisionnel, soutenir les prestataires de soins de santé et assurer le succès de la mise en œuvre des initiatives de santé numérique au sein de l'organisation.

Le rapport met en avant l'importance des ateliers interactifs et des séminaires en tant qu'outils de formation efficaces dans le domaine de la santé numérique. Ces sessions permettent aux professionnels de la santé de s'engager dans un apprentissage pratique et d'acquérir de l'expérience pratique. De plus, ils favorisent la collaboration et le réseautage entre les participants, facilitant l'apprentissage partagé à partir d'expériences et de points de vue divers. Cet environnement d'apprentissage collaboratif est essentiel dans le secteur de la santé en constante évolution, où le suivi des dernières avancées est crucial.

Le rapport souligne également l'importance des formations en ligne pour le développement des compétences en santé numérique. Avec l'avènement du numérique, ces formations en ligne présentent plusieurs avantages clés. Elles offrent une grande flexibilité, permettant aux professionnels de la santé de se former à leur propre rythme et selon leurs disponibilités en termes de timing et de lieu. De plus, elles donnent accès à une multitude de ressources et de matériaux pédagogiques, fournissant aux apprenants des informations complètes. Les formations en ligne sont donc une excellente option pour les professionnels de la santé, souvent très occupés, qui souhaitent acquérir de nouvelles compétences ou approfondir leurs connaissances grâce à cette accessibilité et à cette flexibilité qu'elles offrent.

En plus des ateliers, des séminaires et des cours en ligne, le rapport souligne l'importance d'autres plateformes d'apprentissage pour la dispensation de la formation à la santé numérique. Ces plateformes peuvent inclure des simulations de réalité virtuelle, des applications mobiles et des portails d'apprentissage en ligne. Ces outils innovants non seulement renforcent l'engagement dans l'apprentissage, mais répondent également à différents styles d'apprentissage. Par exemple, les simulations de réalité virtuelle permettent aux professionnels de la santé de pratiquer des procédures complexes dans un environnement sécurisé.

Les applications mobiles offrent un accès aux matériaux d'apprentissage en déplacement, permettant aux professionnels d'apprendre n'importe où, n'importe quand. Les portails d'apprentissage en ligne offrent une large gamme de ressources telles que des vidéos, des articles et des quiz, permettant aux apprenants de personnaliser leur expérience d'apprentissage.

- **Sensibilisation et Communication**

Du suivi de nos activités quotidiennes via des appareils portables à la fourniture de conseils de santé personnalisés via des applications mobiles, les interventions numériques peuvent considérablement améliorer notre bien-être global. Pour garantir le succès de ces interventions, il est impératif de sensibiliser le public à leurs avantages et leur potentiel. Cette sensibilisation peut être réalisée grâce à des campagnes ciblées mettant en lumière l'impact positif de la santé numérique sur les individus et les communautés. En présentant des histoires à succès concrètes et en démontrant comment ces interventions ont amélioré les résultats de santé, nous pouvons inspirer les autres à adopter ces technologies et à effectuer les changements nécessaires pour améliorer leur propre santé.

En plus des campagnes ciblées, il est crucial de reconnaître l'importance des supports d'information dans la sensibilisation aux interventions de santé numérique. Ces supports peuvent prendre différentes formes : brochures, dépliants ou ressources en ligne fournissant des détails sur les interventions disponibles. Ces documents mettent en avant les avantages des interventions tout en abordant les préoccupations et les idées fausses. En traitant ces problèmes directement, nous atténuons les craintes et encourageons les gens à explorer les interventions de santé numérique.

Les plateformes de partage de connaissances sont aussi des outils efficaces pour promouvoir les interventions de santé numérique. Elles se présentent sous la forme de forums en ligne, de groupes de médias sociaux ou de sites web dédiés, permettant aux individus de participer à des discussions. Ces plateformes aident également les professionnels de la santé à intégrer la santé numérique. En facilitant la collaboration, elles accélèrent l'adoption des interventions de santé numérique. En favorisant le dialogue entre les utilisateurs actuels et potentiels, elles créent une communauté de soutien propice à l'apprentissage.

- **Leadership et Gouvernance**

Un leadership et une gouvernance efficaces jouent un rôle moteur dans la réussite de tout changement et déploiement au sein d'une organisation. En l'absence d'une direction solide, les initiatives de transformation risquent de perdre de leur élan et de ne pas atteindre les objectifs escomptés. Toutefois, lorsque les responsables prennent les commandes et établissent une vision claire, ils créent un environnement propice à l'innovation et à la croissance. En définissant précisément les rôles et les responsabilités, les dirigeants s'assurent que chaque individu comprend sa contribution à l'objectif global. Cette clarté améliore non seulement les performances individuelles, mais favorise également la collaboration et la cohésion au sein de l'équipe. Lorsque chacun connaît ses missions et son alignement sur les objectifs organisationnels, il est plus enclin à être motivé et engagé pour atteindre le succès.

Outre la clarté des rôles et des responsabilités, la promotion d'une culture de l'innovation est essentielle pour mener le changement. En encourageant et célébrant les nouvelles idées, les dirigeants stimulent la créativité de leurs équipes et les incitent à trouver des solutions novatrices aux défis rencontrés. Cette culture de l'innovation pousse les individus à prendre des risques, à expérimenter de nouvelles approches et à tirer des enseignements des échecs. Cette flexibilité est cruciale dans le domaine de la santé numérique, où les avancées sont constantes et où les organisations doivent rester à la pointe. En favorisant une culture d'innovation, les responsables donnent les moyens à leurs équipes d'accepter le changement et de s'adapter aux évolutions technologiques et aux nouveaux processus.

Un soutien solide de la part de la direction constitue un autre élément essentiel à une mise en œuvre réussie des interventions de santé numérique. Les dirigeants doivent fournir à leurs équipes les ressources, les conseils et le soutien nécessaires pour intégrer efficacement les interventions de santé numérique. En offrant un soutien solide, les dirigeants témoignent de leur engagement envers la réussite de l'initiative et créent un environnement où les individus se sentent soutenus et prêts à embrasser le changement. Cela peut impliquer la mise en place de programmes de formation, l'investissement dans l'infrastructure technologique requise ou l'affectation de membres du personnel à la supervision du processus de mise en œuvre.

Les structures de gouvernance sont également cruciales pour superviser le processus de mise en œuvre et relever les défis ou les obstacles éventuels. Ces structures garantissent la responsabilité et la transparence tout au long du processus de déploiement. En mettant en place des structures de gouvernance, les organisations peuvent rapidement repérer les problèmes susceptibles de freiner les progrès et prendre les mesures nécessaires pour les résoudre. Elles fournissent un cadre décisionnel, établissent des canaux de communication clairs et permettent de résoudre les problèmes de manière opportune. Cette approche proactive assure l'identification précoce des obstacles à une mise en œuvre réussie et leur résolution rapide.

- **Collaboration et Partenariats**

L'établissement de partenariats et de collaborations entre les divers acteurs transforme le paysage des interventions en santé numérique. Ces partenariats sont cruciaux pour le renforcement des capacités et la gestion du changement, offrant une plateforme permettant à des entités diverses de se réunir et de contribuer avec leur expertise unique. En collaborant avec des institutions académiques, des organismes de recherche, des fournisseurs de technologie et d'autres entités pertinentes, nous pouvons créer un écosystème collaboratif favorisant le partage des connaissances, le développement des compétences et l'échange des meilleures pratiques.

Les institutions académiques sont à l'avant-garde de la recherche et de l'innovation dans le domaine de la santé. Leur expertise et leur savoir sont inestimables pour mettre en œuvre efficacement des interventions en santé numérique. En collaborant avec ces institutions, nous pouvons exploiter leurs ressources étendues, accéder à la recherche de pointe et bénéficier de leur profonde compréhension des systèmes de santé. Cette collaboration renforce non seulement notre capacité à mettre en œuvre des solutions de santé numérique, mais garantit également que les interventions reposent sur des preuves et s'appuient sur une recherche scientifique rigoureuse.

Les organismes de recherche jouent un rôle crucial dans l'amélioration de notre compréhension des interventions en santé numérique et de leur impact sur les résultats des patients. En collaborant avec ces organismes, nous pouvons exploiter leurs découvertes de recherche, mieux comprendre l'efficacité des différentes interventions et identifier les domaines à améliorer. En travaillant ensemble, nous pouvons combler le fossé entre la recherche et la pratique, traduisant les connaissances scientifiques en stratégies opérationnelles pouvant être mises en œuvre à plus grande échelle. Cette collaboration améliore non seulement notre capacité à fournir des soins de santé de qualité, mais contribue également à la croissance du domaine en générant de nouvelles preuves et en favorisant l'innovation.

Les fournisseurs de technologie sont des acteurs clés dans le paysage de la santé numérique. Leur expertise dans le développement et le déploiement de technologies innovantes peut considérablement améliorer la mise en œuvre des interventions en santé numérique. En collaborant avec ces fournisseurs, nous pouvons accéder à des solutions de pointe, exploiter leur expertise technique et garantir l'intégration harmonieuse des outils numériques dans les systèmes de santé existants. Cette collaboration nous permet d'exploiter pleinement le potentiel de la technologie pour améliorer la prestation de soins de santé, renforcer l'engagement des patients et atteindre des résultats de santé positifs.

Il est tout aussi important d'établir des partenariats efficaces avec d'autres entités pertinentes, telles que les agences gouvernementales, les organisations à but non lucratif et les groupes de défense des patients. Ces entités apportent des perspectives uniques, des ressources et des réseaux qui peuvent grandement contribuer à la mise en œuvre réussie des interventions en santé numérique. En collaborant avec elles, nous pouvons garantir que nos efforts sont alignés sur les objectifs de santé plus larges, répondre aux besoins spécifiques des populations diverses et maximiser l'impact de nos interventions.

- **Stratégies de Gestion du Changement**

En plus de la formation et de l'éducation, le rapport met en évidence d'autres stratégies qui favorisent la mise en œuvre réussie des interventions de santé numérique. La gestion du changement est également un aspect crucial à prendre en compte. Les stratégies de gestion du changement peuvent aider les organisations à traverser cette période de transformation en douceur, en sensibilisant les parties prenantes aux avantages des interventions de santé numérique, en les impliquant dans les processus décisionnels, en offrant un soutien pendant la transition, et en évaluant et adaptant continuellement les stratégies pour assurer un changement durable. Dans un secteur médical en constante évolution, l'intégration de nouvelles technologies et de processus novateurs est souvent confrontée à une certaine résistance. Cependant, en déployant des stratégies de gestion du changement efficaces, les organisations peuvent surmonter ces obstacles et faciliter des transitions en douceur.

L'engagement des parties prenantes constitue un aspect crucial de la gestion du changement. Il est impératif d'inclure dès le départ toutes les parties prenantes dans le processus décisionnel. En impliquant des acteurs clés tels que les professionnels de la santé, les administrateurs et les patients, les organisations peuvent garantir la prise en compte de leurs perspectives et préoccupations. Cette approche favorise non seulement la confiance et l'adhésion, mais permet également une meilleure appréhension des défis et opportunités liés au changement.

La communication est un autre pilier essentiel de la gestion du changement. Une communication claire et cohérente est primordiale pour répondre aux préoccupations et aux idées erronées pouvant surgir lors de la mise en œuvre. En fournissant des mises à jour régulières, les organisations tiennent les parties prenantes informées de l'évolution du changement et répondent à leurs interrogations, contribuant ainsi à instaurer la transparence et à réduire l'incertitude, un obstacle majeur au changement.

Pour surmonter la résistance au changement, il est crucial de traiter les préoccupations et les idées fausses. La peur de l'inconnu ou l'appréhension face à l'impact sur le travail ou le quotidien peuvent être des raisons de cette résistance. En abordant directement ces craintes et en fournissant des informations précises, les organisations contribuent à atténuer les appréhensions et à renforcer la confiance dans le changement. Des ateliers, des sessions de formation ou des entretiens individuels avec les parties prenantes peuvent être des moyens efficaces pour y parvenir.

Enfin, offrir un accompagnement durant la mise en œuvre est essentiel pour assurer une transition fluide. Le changement peut représenter un défi, et les individus peuvent avoir besoin de ressources supplémentaires ou de soutien pour s'adapter aux nouvelles technologies ou processus. En proposant des programmes de formation, une assistance technique et des conseils continus, les organisations aident les employés et les parties prenantes à mieux naviguer dans ces changements. Ce soutien améliore non seulement leur capacité à utiliser les interventions de santé numérique, mais encourage également un environnement favorable à leur adoption.

4.3.3. Les indicateurs et les méthodes de mesure de l'impact et de la performance

Le rapport de l'OMS met en évidence différents indicateurs et méthodes pour mesurer l'impact et la performance des interventions en santé digitale. Ces indicateurs et méthodes sont essentiels pour évaluer l'efficacité des interventions en santé digitale. Dans un monde de plus en plus axé sur la technologie, il est crucial de comprendre comment ces interventions numériques peuvent véritablement influencer la santé et le bien-être des personnes. Grâce à ces indicateurs et méthodes, les professionnels de la santé peuvent non seulement évaluer les résultats obtenus, mais aussi ajuster et améliorer leurs pratiques pour offrir des interventions plus efficaces et personnalisées. Que vous soyez un fournisseur de soins de santé ou un utilisateur de services de santé, ces informations vous permettront de prendre des décisions éclairées sur les interventions en santé digitale.

- **Indicateurs de résultats en santé**

Les indicateurs de résultats en matière de santé sont essentiels pour évaluer l'efficacité des interventions de santé numérique. Ces indicateurs fournissent des données mesurables sur l'impact de ces interventions sur l'état de santé et le bien-être général des individus. Ils permettent d'évaluer si les interventions ont atteint les buts et objectifs prévus.

L'amélioration des résultats cliniques, tels que la réduction de la tension artérielle, de la glycémie ou du taux de cholestérol, est un indicateur de résultats de santé couramment utilisé. Les interventions de santé numérique, telles que les dispositifs de surveillance à distance ou les applications mobiles, peuvent permettre aux individus de gérer activement leur état de santé et d'apporter les changements nécessaires à leur mode de vie. En suivant ces résultats cliniques, les prestataires de soins de santé peuvent déterminer l'efficacité des interventions dans l'amélioration de la santé des patients.

L'amélioration de la qualité de vie est un autre indicateur important des résultats en matière de santé. Les interventions de santé numérique peuvent améliorer la capacité des individus à s'engager dans des activités d'autosoins, à gérer leurs symptômes et à améliorer leur bien-être général. En mesurant des indicateurs tels que l'amélioration de la qualité du sommeil, l'augmentation du niveau d'activité physique ou la réduction de la douleur et de l'inconfort, les professionnels de la santé peuvent évaluer l'impact des interventions numériques sur la qualité de vie des patients.

En outre, les indicateurs de résultats en matière de santé peuvent inclure des indicateurs liés à l'utilisation des soins de santé et au rapport coût-efficacité. Par exemple, les interventions de santé numérique qui réduisent les réadmissions à l'hôpital ou les visites aux urgences peuvent être considérées comme efficaces pour améliorer l'utilisation des soins de santé. En outre, les interventions qui s'avèrent rentables en réduisant les coûts des soins de santé peuvent être très utiles à la fois pour les patients et pour les systèmes de santé.

- **Indicateurs de processus**

Les indicateurs de processus jouant un rôle crucial dans l'évaluation de leur efficacité des interventions de santé numérique. Ces indicateurs se concentrent sur la mise en œuvre et la prestation de ces interventions, offrant des informations précieuses sur des aspects tels que le nombre d'utilisateurs, la fréquence d'utilisation, l'adhésion au protocole et la rapidité de la prestation de services. Ces données aident à évaluer l'efficacité et l'efficience globales de la mise en œuvre et du fonctionnement des interventions, contribuant à l'amélioration des résultats de santé pour l'ensemble de la population.

Un aspect clé mesuré par les indicateurs de processus est le nombre d'utilisateurs. En suivant l'engagement des individus dans les interventions de santé numérique, nous pouvons évaluer leur portée et leur popularité. Ces informations sont essentielles pour comprendre le niveau d'acceptation et d'adoption de ces interventions au sein de la population cible. Une augmentation du nombre d'utilisateurs signifie souvent l'efficacité de l'intervention pour répondre aux besoins. De plus, le suivi du nombre d'utilisateurs dans le temps permet d'identifier les tendances et de prendre les décisions les plus appropriées pour l'allocation des ressources et les améliorations futures.

En plus du nombre d'utilisateurs, les indicateurs de processus évaluent également la fréquence d'utilisation. Cette mesure indique à quelle fréquence les individus s'engagent dans les interventions de santé numérique. Une fréquence élevée d'utilisation suggère une utilisation régulière par le public cible, indiquant que l'intervention répond à leurs besoins et apporte de la valeur. À l'inverse, une faible fréquence d'utilisation peut indiquer un manque de sensibilisation ou de bénéfices perçus par les utilisateurs. L'analyse de ces données permet aux prestataires de soins de santé de mettre en œuvre des stratégies pour améliorer l'engagement et garantir une utilisation complète des interventions.

Le respect du protocole représente un autre élément crucial mesuré par les indicateurs de processus. Les interventions de santé numérique s'accompagnent souvent de protocoles ou de lignes directrices spécifiques que les utilisateurs sont censés suivre. En surveillant les taux de conformité, nous pouvons déterminer si les individus respectent ces protocoles. Des taux de conformité élevés reflètent une adhésion active aux meilleures pratiques, conduisant à des résultats de santé améliorés. En revanche, des taux de conformité faibles nécessitent une enquête approfondie pour identifier les obstacles au respect du protocole. Ces informations peuvent ensuite être exploitées et utilisées pour affiner les interventions et améliorer leur efficacité.

La rapidité de la prestation de services est également un élément clé mesuré par les indicateurs de processus. Dans un environnement rapide, une prestation de services efficace est cruciale pour garantir un accès rapide aux ressources de santé. Le suivi de la rapidité avec laquelle les individus bénéficient des services de santé numérique permet d'identifier les goulets d'étranglement ou les retards et de mettre en œuvre des stratégies correctives. Cela peut conduire à une satisfaction accrue des patients et à une amélioration globale des résultats.

- **Indicateurs économiques**

Les interventions de santé numérique apportent une vague d'innovation et d'efficacité. Comment évaluer leur impact financier et leur rentabilité ? Les indicateurs économiques interviennent alors, jouant un rôle crucial dans le domaine de la santé numérique. Ces indicateurs agissent comme des enquêteurs financiers, évaluant méticuleusement des éléments tels que les économies de coûts, le retour sur investissement, le coût par unité de résultat de santé obtenu et les ratios de rentabilité. Ils fournissent des informations précieuses sur les implications financières et la durabilité des interventions de santé numérique.

Imaginons pouvoir mesurer avec précision les économies générées par une intervention de santé numérique. Les indicateurs économiques rendent ce rêve réalité ! Ils analysent méthodiquement les données financières et déterminent combien d'argent est économisé grâce à la mise en œuvre de ces interventions. Cette information est cruciale pour les parties prenantes car elle leur permet de comprendre l'impact financier de leurs investissements et de prendre des décisions éclairées concernant l'orientation future de leurs initiatives de santé numérique.

Le retour sur investissement (ROI) est un autre indicateur clé évalué par les indicateurs économiques. Le ROI mesure la rentabilité d'un investissement en comparant les gains au coût initial. Dans le contexte des interventions de santé numérique, le ROI aide les parties prenantes à déterminer si leur investissement en valait la peine en termes de rendement financier. En calculant le ROI, les indicateurs économiques offrent aux parties prenantes une image claire des avantages financiers qu'elles peuvent attendre de leurs initiatives de santé numérique. C'est comme avoir un conseiller financier qui vous informe si votre investissement sera rentable ou non !

Le coût par unité de résultat de santé obtenu est un autre facteur pris en compte par les indicateurs économiques. Cette mesure évalue le coût d'obtention d'un résultat de santé spécifique grâce à une intervention de santé numérique. En calculant ce coût, les indicateurs économiques fournissent aux parties prenantes des informations précieuses sur l'efficacité et l'efficience de leurs interventions. Cela leur permet de prendre des décisions basées sur les données et d'optimiser leurs ressources pour un impact maximal. C'est comme avoir une arme secrète qui vous aide à faire plus avec moins !

Enfin, les indicateurs économiques évaluent également les ratios de rentabilité. Ces ratios aident les parties prenantes à comprendre la rentabilité de leurs interventions de santé numérique par rapport à leurs coûts. En analysant ces ratios, les indicateurs économiques offrent aux parties prenantes une vue claire de leur performance financière et leur permettent d'identifier les domaines à améliorer. C'est comme avoir un bulletin financier qui indique à quel point votre intervention de santé numérique est rentable.

- **Expérience utilisateur et satisfaction**

Mesurer l'expérience et la satisfaction des utilisateurs revêt une importance capitale dans le contexte des interventions numériques en santé. Ces interventions visent à améliorer la santé et le bien-être des individus par le biais de la technologie, d'où l'impératif de vérifier leur efficacité et leur convivialité. En recueillant les témoignages des utilisateurs à travers des enquêtes, des entretiens et des mécanismes de retour d'information, il nous est possible d'obtenir des données précieuses sur l'efficacité de ces interventions et la satisfaction des utilisateurs quant à leur expérience.

Les enquêtes se révèlent être des outils particulièrement efficaces pour collecter des informations sur l'efficacité des interventions, leur convivialité et la satisfaction globale des utilisateurs. Elles nous permettent de poser des questions ciblées sur l'expérience utilisateur et de recueillir des données quantitatives pouvant être analysées et comparées. Ces enquêtes peuvent être menées en ligne ou en personne, et adaptées pour recueillir des informations spécifiques sur les différentes facettes de l'intervention. Par exemple, il est possible de solliciter les utilisateurs pour évaluer l'efficacité d'une fonctionnalité précise ou pour fournir des retours sur leur satisfaction globale à l'égard de l'intervention.

Les entretiens constituent un moyen privilégié pour approfondir la perception des utilisateurs. Ils offrent la possibilité d'engager une conversation avec les utilisateurs, de leur poser des questions ouvertes et d'explorer leurs expériences en profondeur. Ces entretiens peuvent être individuels ou se dérouler dans le cadre de groupes de discussion, en fonction de l'étendue et de la portée de l'étude. En menant des entretiens, nous sommes en mesure de collecter des données qualitatives allant au-delà des simples évaluations, offrant ainsi un éclairage riche sur les pensées, les sentiments et les expériences des utilisateurs vis-à-vis de l'intervention.

Les mécanismes de retour d'information représentent un autre outil précieux pour évaluer l'expérience et la satisfaction des utilisateurs. Intégrés à l'intervention elle-même, ces mécanismes permettent aux utilisateurs de fournir des retours en temps réel. Par exemple, les utilisateurs peuvent évaluer leur satisfaction après une tâche accomplie ou partager leurs commentaires sur des fonctionnalités spécifiques. Les mécanismes de retour d'information peuvent aussi être externes à l'intervention, tels que des enquêtes par e-mail ou des forums en ligne où les utilisateurs échangent leurs réflexions et expériences. En recherchant activement les retours des utilisateurs, nous pouvons continuellement améliorer l'intervention en fonction de leurs besoins et préférences.

Les indicateurs d'expérience utilisateur jouent un rôle essentiel dans la compréhension de l'acceptabilité et de l'utilisabilité des interventions de santé numérique. Ils fournissent des données sur la facilité d'utilisation et l'acceptation par les utilisateurs, nous permettant d'identifier les domaines à améliorer et d'apporter les ajustements nécessaires. Par exemple, si de nombreux utilisateurs signalent des difficultés de navigation ou expriment leur frustration vis-à-vis de certaines fonctionnalités, des actions peuvent être prises pour améliorer l'interface utilisateur et renforcer l'expérience utilisateur.

- **Analyse de données et suivi**

En permettant la collecte et l'analyse de vastes quantités de données sur la santé, il est dorénavant possible de suivre les indicateurs clés de performance et d'obtenir des informations précieuses sur les modalités d'utilisation. Cette capacité à surveiller les résultats en matière de santé dans la durée permet de prendre des décisions éclairées pour améliorer de façon continue les interventions de santé numérique. L'analyse des données se distingue par sa capacité à fournir des informations en temps réel, offrant une vision dynamique et actualisée de l'efficacité des interventions. L'identification de tendances et de modèles jusqu'alors dissimulés permet de prendre des décisions mieux informées et d'instaurer des changements positifs dans le secteur des soins de santé.

La collecte et l'analyse des données numériques en santé ouvrent de nouvelles perspectives pour améliorer les résultats des soins. En suivant les indicateurs clés de performance, il est désormais possible d'évaluer le succès des interventions en santé numérique et de cibler les domaines à améliorer. L'analyse des schémas d'utilisation permet de comprendre l'impact des interventions sur la santé des individus et d'adapter ces dernières aux besoins spécifiques des différentes populations. Ces informations sont cruciales pour concevoir des interventions plus efficientes.

Le suivi des résultats sanitaires dans le temps est un aspect essentiel des méthodes d'analyse et de suivi des données en santé numérique. Cette surveillance continue permet d'évaluer l'impact à long terme des interventions et d'apporter les ajustements nécessaires pour en optimiser l'efficacité. Elle favorise une approche proactive des soins de santé, visant constamment à améliorer les résultats et à faire une réelle différence dans la vie des individus.

L'un des aspects remarquables de l'analyse des données en santé numérique est sa capacité à fournir des informations en temps réel. L'attente de plusieurs mois voire années pour obtenir des résultats est révolue. Grâce à l'analyse des données, l'accès à des informations en temps réel sur la performance et l'impact des interventions est désormais possible. Cela permet de prendre des décisions promptes, de résoudre les problèmes dès leur apparition et d'améliorer continuellement la qualité des soins offerts.

- **Méthodes qualitatives**

Les méthodes qualitatives apportent un vent de fraîcheur lorsqu'il s'agit de recueillir des informations sur l'impact et la performance des interventions en santé numérique. Des techniques telles que les entretiens, les groupes de discussion et les études de cas explorent les expériences, les perceptions et les récits des parties prenantes impliquées. C'est comme entrer dans un nouveau monde où nous pouvons réellement comprendre les effets de l'intervention et les facteurs influençant sa mise en œuvre.

Imaginez pouvoir interagir avec des personnes ayant une expérience de première main d'une intervention en santé numérique et écouter leurs histoires. Grâce aux entretiens, nous pouvons recueillir des informations riches et détaillées sur la manière dont l'intervention a influencé leur vie. Nous découvrons les défis auxquels ils ont été confrontés, les succès obtenus et l'impact global de l'intervention sur leur bien-être. Ces témoignages personnels offrent une perspective unique que les données quantitatives seules ne peuvent pas capturer. C'est comme dévoiler une tapisserie d'expériences qui peint un tableau vivant de l'efficacité de l'intervention.

Cependant, les entretiens ne sont qu'un élément du puzzle. Les groupes de discussion offrent une autre opportunité convaincante pour recueillir des informations approfondies sur les interventions en santé numérique. En réunissant un groupe diversifié de parties prenantes, nous pouvons explorer leurs expériences communes, leurs opinions et leurs perspectives. C'est comme une séance de remue-méninges sous stéroïdes, où les idées sont échangées, la connaissance est acquise et de nouvelles perspectives émergent. Les groupes de discussion nous permettent de puiser dans la sagesse collective des participants, révélant des nuances et des schémas qui ne seraient peut-être pas apparents lors d'entretiens individuels.

N'oublions pas les études de cas. Ces examens approfondis de personnes ou de groupes spécifiques offrent une compréhension globale de l'impact et de la performance des interventions en santé numérique dans des contextes réels. En examinant de près un cas particulier, nous pouvons appréhender les complexités et les défis auxquels sont confrontées à la fois l'intervention et ses bénéficiaires. Les études de cas fournissent un récit détaillé qui capture les subtilités de la mise en œuvre et met en lumière les facteurs contextuels qui influent sur le succès ou l'échec.

Lorsque nous combinons ces méthodes qualitatives, nous débloquons une mine d'informations sur les interventions en santé numérique. Nous allons au-delà des chiffres et des statistiques pour explorer les histoires humaines au cœur de ces interventions. Nous acquérons une compréhension plus profonde de leur impact sur les individus et les communautés, ainsi que des facteurs qui façonnent leur mise en œuvre. C'est un voyage passionnant de découverte qui nous permet de concevoir des interventions plus efficaces et d'améliorer les résultats en matière de santé pour tous. Embrassons les méthodes qualitatives avec enthousiasme et curiosité pour découvrir les trésors de connaissances qu'elles renferment.

- **Cadres d'évaluation**

Le domaine des cadres d'évaluation et leur rôle essentiel dans la supervision de l'évaluation de l'impact et de la performance des interventions de santé numérique est crucial. Ce rapport souligne l'importance de ces cadres pour évaluer de manière systématique tous les aspects de ces interventions, garantissant ainsi un processus d'évaluation global et bien structuré.

Les cadres d'évaluation agissent comme des outils de navigation dans le paysage complexe des interventions de santé numérique. Ils offrent une approche systématique pour évaluer diverses dimensions, y compris les intrants, les processus, les résultats, les impacts et les facteurs contextuels. Cette perspective holistique nous permet de comprendre pleinement l'efficacité et l'influence de l'intervention.

Imaginez posséder un outil qui mesure non seulement les résultats d'une intervention de santé numérique, mais qui tient également compte des intrants et des processus façonnant ces résultats. Les cadres d'évaluation offrent précisément cette capacité ! Ils nous permettent de prendre en compte toutes les variables pertinentes et de discerner leurs interactions. Cette stratégie d'évaluation minutieuse garantit que nous ne négligeons pas des facteurs cruciaux qui pourraient influer sur le succès ou l'échec d'une intervention.

Au-delà de leur nature exhaustive, les cadres d'évaluation rationalisent systématiquement notre processus d'évaluation. Cela implique de suivre une méthodologie structurée et normalisée, améliorant ainsi la fiabilité et la validité de nos conclusions. En adoptant un cadre, nous nous assurons que notre évaluation est approfondie et impartiale.

L'un des principaux avantages des cadres d'évaluation réside dans leur contribution à l'évaluation des effets immédiats et à long terme des interventions de santé numérique. Ils nous permettent d'évaluer non seulement les résultats à court terme, mais aussi les conséquences à long terme au fil du temps. Cet aspect est essentiel pour déterminer si une intervention contribue véritablement à améliorer les résultats de santé.

De plus, les cadres d'évaluation tiennent compte des facteurs contextuels pouvant influencer le succès ou l'échec d'une intervention. Ces facteurs peuvent être liés au système de santé, aux normes culturelles ou aux circonstances socio-économiques. En reconnaissant ces éléments contextuels, nous pouvons mieux comprendre pourquoi certaines interventions réussissent dans des contextes spécifiques tandis que d'autres échouent.

Conclusion

Ce chapitre a mis en lumière l'engagement inébranlable de l'OMS à garantir que ses directives reposent sur une méthodologie rigoureuse, des sources de données fiables et des normes strictes en matière d'éthique et de qualité. Ce niveau de dévouement est vraiment louable et démontre la détermination de l'OMS à fournir les directives les plus crédibles et pertinentes possibles.

L'accent mis sur une approche méthodologique solide est crucial pour assurer la crédibilité des directives de l'OMS. En adoptant une méthodologie rigoureuse, l'OMS veille à ce que ses recommandations soient étayées par des preuves solides et des recherches fiables. Ainsi, les responsables politiques et les décideurs peuvent avoir une confiance totale dans ces directives, sachant qu'elles reposent sur la rigueur scientifique et non sur de simples hypothèses. L'intégration de sources de données fiables renforce davantage cette crédibilité en garantissant que les recommandations reposent sur des informations précises et actuelles.

L'éthique et les normes de qualité revêtent également une importance capitale dans l'élaboration de ces directives. L'OMS reconnaît l'importance du respect des principes éthiques dans les interventions de santé numérique, qui peuvent avoir des répercussions significatives sur la vie privée et l'autonomie des individus. En respectant des normes éthiques strictes, l'OMS veille à ce que ces interventions soient conçues et mises en œuvre dans le plus grand respect des droits de l'homme et de la dignité. De plus, en maintenant des normes de qualité élevées, l'OMS garantit que les directives sont complètes, fondées sur des preuves et applicables à une variété de contextes.

Les dix recommandations émises par l'OMS pour les interventions de santé numérique représentent une avancée révolutionnaire dans le domaine des soins de santé. Elles offrent des directives pratiques et spécifiques qui optimisent l'utilisation des technologies de santé numérique tout en réduisant les risques potentiels. Basées sur une compréhension des contextes locaux et des réalités organisationnelles, ces recommandations constituent un ensemble précieux de principes directeurs pour les professionnels de la santé et les décideurs. Grâce à ces directives, nous pouvons naviguer dans le paysage numérique en constante évolution et exploiter le potentiel de la technologie pour améliorer les résultats des soins de santé pour tous.

Le potentiel de la technologie numérique pour révolutionner les soins de santé est véritablement remarquable. Nous sommes impatients de découvrir les exemples inspirants de la manière dont ces avancées seront utilisées pour rendre les soins de santé accessibles à tous dans le prochain chapitre de ce livre. Nous sommes enthousiastes à l'idée d'en apprendre davantage sur ces réussites. Les progrès des technologies numériques ont ouvert un monde de possibilités pour parvenir à une couverture santé universelle, en Afrique et dans le monde entier. Embarquons ensemble dans cette aventure passionnante et découvrons dans le prochain chapitre les expériences réussies de l'utilisation des technologies numériques pour la mise en œuvre de programmes de couverture santé universelle en Afrique et dans le monde.

Chapitre 5 : Les expériences réussies de l'utilisation des technologies numériques dans la mise en œuvre des programmes de couverture santé universelle en Afrique et dans le monde

Introduction

Alors que la CSU s'affirme comme un objectif prioritaire dans de nombreux pays, les technologies numériques émergent comme un levier essentiel pour en concrétiser la mise en œuvre. Ce cinquième chapitre se propose d'examiner les expériences réussies en la matière, en Afrique comme dans le reste du monde.

Dans un premier temps, nous étudierons les critères et indicateurs clés qui permettent de juger du succès des projets de santé numérique, notamment en termes d'accessibilité, d'efficacité et d'impact sur les populations. Nous identifierons également les bénéfices et opportunités que les technologies numériques peuvent apporter à la réalisation de la CSU.

La suite du chapitre sera consacrée à des exemples concrets de programmes de CSU ayant pleinement exploité le potentiel du numérique, en Afrique d'abord. Nous mettrons en lumière les innovations, les défis relevés et les résultats obtenus dans différents pays du continent. Enfin, nous élargirons notre perspective pour examiner des initiatives similaires menées dans d'autres régions du monde. Une analyse comparative permettra de dégager les meilleures pratiques et les enseignements à tirer de ces expériences réussies. À travers cette exploration, nous espérons offrir aux décideurs et acteurs de la santé publique des pistes concrètes pour saisir les opportunités offertes par le numérique dans leur quête de la couverture santé universelle.

5.1. Les critères et les indicateurs de succès des projets de santé numérique

L'évaluation des projets de santé numérique repose sur des critères et des indicateurs de succès essentiels pour mesurer l'impact et l'efficacité de ces initiatives. Dans cette section, nous explorerons en profondeur les différents critères utilisés pour évaluer le succès des projets de santé numérique, mettant en lumière les mesures clés qui permettent de quantifier les bénéfices pour les patients, les prestataires de soins et les systèmes de santé dans leur ensemble. En analysant ces critères, nous serons en mesure de mieux comprendre comment les projets de santé numérique peuvent atteindre leurs objectifs et offrir des solutions durables pour les défis de santé contemporains.

5.1.1. Qu'est-ce qu'un projet de santé numérique réussi ?

Dans le monde numérique d'aujourd'hui, le domaine de la santé est en constante évolution, intégrant continuellement de nouvelles technologies. Les initiatives de santé numérique ont radicalement transformé le secteur en réinventant notre approche des soins de santé et en améliorant les résultats pour les patients. Quels sont donc les éléments clés du succès des projets de santé numérique ? L'innovation, la collaboration et la conception centrée sur l'utilisateur jouent un rôle crucial.

Les projets de santé numérique les plus réussis se distinguent par leur caractère révolutionnaire. Ils dépassent les méthodes traditionnelles de prestation des soins de santé en exploitant la technologie pour proposer des solutions avant-gardistes. Que ce soit par le biais de dispositifs portables surveillant les signes vitaux en temps réel ou de plateformes de télémédecine permettant des consultations à distance, ces projets repoussent les frontières des possibilités dans le domaine de la santé. En embrassant l'innovation, les initiatives de santé numérique ont le potentiel d'améliorer l'accessibilité aux soins, de renforcer l'engagement des patients et, en fin de compte, de sauver des vies.

La collaboration représente un autre pilier essentiel du succès des projets de santé numérique. Ces initiatives rassemblent une diversité d'intervenants, notamment des professionnels de la santé, des experts en technologie, des patients et des décideurs politiques. En unissant leurs forces, ils peuvent partager leurs connaissances et leur expertise pour élaborer des solutions répondant aux défis complexes de la santé moderne. La collaboration garantit que les projets de santé numérique ne se distinguent pas uniquement sur le plan technique, mais s'adaptent également aux besoins et attentes de toutes les parties prenantes.

Un des aspects clés d'un projet de santé numérique réussi réside dans sa conception centrée sur l'utilisateur. Pour avoir un impact réel, ces projets doivent être pensés en tenant compte de l'utilisateur final, qu'il s'agisse d'un patient, d'un prestataire de soins de santé ou d'un aidant. Cela implique une compréhension approfondie de leurs besoins, préférences et contraintes, ainsi que la création de solutions intuitives, conviviales et accessibles. Une conception centrée sur l'utilisateur garantit que les projets de santé numérique sont non seulement adoptés, mais également appréciés par leur public cible, favorisant ainsi un meilleur engagement et des résultats accrus.

Par ailleurs, les projets de santé numérique couronnés de succès se caractérisent par leur évolutivité et leur durabilité. Ils sont conçus pour évoluer et s'adapter aux mutations du secteur de la santé. Cette évolutivité leur permet d'atteindre un public élargi et d'avoir un impact significatif sur la santé de la population. La durabilité assure leur maintenance à long terme, en les préservant des engouements passagers ou des technologies dépassées.

Enfin, les initiatives de santé numérique prospères reposent sur un engagement ferme envers la sécurité des données et la protection de la vie privée. À l'heure où les technologies numériques se généralisent dans le domaine de la santé, il est impératif de préserver les données sensibles des patients contre les accès non autorisés et les violations. Des mesures de sécurité rigoureuses, telles que le cryptage et l'authentification, doivent être mises en place pour protéger les informations des patients et maintenir la confiance dans les solutions de santé numérique.

5.1.2. Quels sont les critères et les indicateurs utilisés pour évaluer le succès des projets de santé numérique ?

Divers critères et indicateurs sont couramment utilisés pour évaluer l'impact des projets de santé numérique. Un critère crucial est la satisfaction de l'utilisateur. Il est impératif d'évaluer si le projet de santé numérique répond aux besoins et aux attentes de ses utilisateurs.

Cela peut être accompli à travers des enquêtes, des entretiens ou des formulaires de feedback, permettant aux utilisateurs de fournir des informations précieuses sur leur expérience. En mesurant la satisfaction de l'utilisateur, nous pouvons déterminer si le projet répond efficacement à leurs besoins de santé et offre une expérience utilisateur positive.

Un autre critère essentiel est l'impact sur les résultats de santé. Cela implique d'évaluer si le projet a entraîné une amélioration des résultats pour les patients, tels qu'une meilleure gestion des maladies chroniques, une réduction des réadmissions à l'hôpital, ou une amélioration générale de la santé et du bien-être. Ce critère se concentre sur l'impact réel du projet de santé numérique sur la santé des patients et peut être mesuré en utilisant divers indicateurs tels que les changements dans les données de santé ou les résultats rapportés par les patients. En évaluant l'impact sur les résultats de santé, nous pouvons déterminer si le projet fait une différence tangible dans l'amélioration de la santé des patients.

De plus, la rentabilité est un critère significatif pour évaluer le succès des projets de santé numérique. Les coûts de santé sont une préoccupation majeure à l'échelle mondiale, et les projets de santé numérique ont le potentiel de réduire les coûts en améliorant l'efficacité et en diminuant l'utilisation inutile des services de santé. Évaluer la rentabilité de ces projets implique d'analyser des facteurs tels que les économies de coûts, le retour sur investissement, et le coût par unité de résultat obtenu. En évaluant le ratio coût-efficacité d'un projet de santé numérique, nous pouvons déterminer s'il offre un bon rapport qualité-prix et s'il peut être étendu et mis en œuvre à plus grande échelle.

Un autre critère pour évaluer le succès des projets de santé numérique est leur interopérabilité et leur intégration avec les systèmes de santé existants. Les projets de santé numérique doivent s'intégrer de manière transparente avec les DME, par exemple, et d'autres technologies de santé pour assurer un échange d'informations fluide et une continuité des soins. L'interopérabilité permet aux prestataires de soins de santé d'accéder aux données des patients et de les partager à travers différents systèmes, facilitant une meilleure coordination des soins et des résultats améliorés pour les patients. En évaluant l'interopérabilité et l'intégration, nous pouvons déterminer si un projet de santé numérique se connecte efficacement aux systèmes de santé existants et contribue à un écosystème de santé plus connecté et efficace.

5.1.3. Quels sont les facteurs clés de succès et les bonnes pratiques à adopter pour les projets de santé numérique?

Plusieurs facteurs clés de succès et bonnes pratiques contribuent à l'efficacité et à la réussite des projets de santé numérique. Un élément crucial réside dans la définition claire et précise des objectifs du projet. Cela implique l'identification rigoureuse des défis à surmonter par le projet de santé numérique afin d'établir des buts et des objectifs mesurables pour garantir le succès. En ayant une vision objective définie, les équipes projet peuvent aligner leurs efforts et garantir une collaboration harmonieuse.

Un autre pilier déterminant pour la réussite des projets de santé numérique réside dans le leadership fort et l'engagement d'une équipe compétente. Une direction efficace est impérative pour orienter le projet et prendre des décisions éclairées. Il est primordial d'avoir un chef de projet expérimenté dans le domaine de la santé numérique, conscient des subtilités du secteur. En outre, la constitution d'une équipe pluridisciplinaire d'experts peut enrichir le projet de perspectives variées, favorisant ainsi l'innovation et des résultats optimaux.

Une des pratiques exemplaires pour les projets de santé numérique consiste à impliquer activement les utilisateurs finaux tout au long du processus de développement. Il s'agit des professionnels de la santé, des patients et des parties prenantes concernées par le projet. En intégrant les utilisateurs finaux dès le départ, il est possible de répondre à leurs besoins spécifiques, favorisant ainsi la convivialité et l'efficacité de la solution. Cette démarche peut s'effectuer à travers des groupes de discussion, des enquêtes et des essais pilotes pour recueillir des retours et apporter les ajustements nécessaires.

L'interopérabilité représente un autre facteur déterminant de succès pour les projets de santé numérique. Ce concept renvoie à la capacité des systèmes et technologies divers à échanger des informations de manière transparente. Dans le secteur de la santé numérique, cela implique que les dossiers médicaux électroniques, les dispositifs portables, les plateformes de télésanté et autres outils numériques puissent partager des données de manière sécurisée et normalisée.

Cette interopérabilité favorise une coordination accrue des soins, une efficience renforcée et des expériences de soins plus personnalisées pour les patients.

La sécurité des données et la protection de la vie privée représentent des aspects essentiels pour les projets de santé numérique. Avec la quantité croissante d'informations sensibles sur la santé stockées et échangées sous forme numérique, il est crucial d'instaurer des mesures de sécurité robustes pour prévenir tout accès non autorisé ou violation de données. Ces mesures incluent le cryptage, les pare-feu, les méthodes d'authentification sécurisées et des audits réguliers pour garantir la conformité aux réglementations en matière de protection de la vie privée.

Enfin, l'évaluation continue et l'amélioration sont des éléments clés pour la réussite des projets de santé numérique. Il est primordial d'évaluer régulièrement l'impact du projet sur les résultats pour les patients, la rentabilité, la satisfaction des utilisateurs et d'autres paramètres pertinents. Cela permet d'identifier les domaines nécessitant des améliorations ou des ajustements, assurant ainsi la pérennité des objectifs du projet.

5.2. Les bénéfices et les opportunités des technologies numériques pour la couverture santé universelle

Dans cette section, nous explorerons les multiples bénéfices et opportunités que ces technologies apportent, en mettant en lumière leur capacité à transformer la prestation des soins, à favoriser des résultats de santé positifs, et à surmonter les barrières géographiques et économiques. En s'appuyant sur des initiatives et des stratégies mondiales, nous mettrons en évidence l'impact significatif des technologies numériques sur la promotion de systèmes de santé plus inclusifs et accessibles.

5.2.1. Comment les technologies numériques peuvent-elles contribuer à la réalisation des objectifs de la couverture santé universelle ?

Grâce aux technologies numériques, nous pouvons combler le fossé entre les services de santé et les personnes dans le besoin, garantissant à tous l'accès à des soins de santé de qualité, indépendamment de leur lieu géographique ou de leur statut socio-économique. Les technologies numériques contribuent à la CSU en améliorant l'accès aux services de santé. Dans de nombreuses régions reculées, les habitants ont un accès limité aux installations de santé et aux professionnels de la santé. Cependant, grâce à la télémédecine, les individus peuvent consulter des médecins et des spécialistes via des appels vidéo ou des rendez-vous virtuels.

Cela est utile pour économiser du temps et de l'argent, ainsi que pour garantir que les personnes vivant dans des zones reculées aient accès à la même qualité de soins que celles des zones urbaines. Les technologies numériques permettent également la fourniture de services de santé directement aux domiciles des individus via des applications de santé mobiles. Ces applications permettent aux individus de surveiller leur santé, de recevoir des conseils médicaux personnalisés, voire de commander des médicaments. Cette commodité et cette accessibilité sont essentielles pour atteindre une CSU.

Les technologies numériques jouent également un rôle significatif dans l'amélioration de l'efficacité des soins de santé et la réduction des coûts. Les DME permettent aux prestataires de soins de santé d'accéder instantanément aux antécédents médicaux des patients, éliminant le besoin de tâches administratives manuelles et réduisant le risque d'erreurs. De plus, les DME facilitent le partage harmonieux des informations des patients entre différents prestataires de soins de santé, assurant la continuité des soins.

En outre, les technologies numériques peuvent aider à mieux surveiller à distance, les patients atteints de maladies chroniques. Les dispositifs portables et les capteurs permettent de collecter plus facilement les données en temps réel sur les signes vitaux des patients et les transmettre aux professionnels de la santé. Cela permet la détection rapide de tout problème de santé et une intervention opportune, réduisant ainsi les hospitalisations et les coûts associés.

L'utilisation d'algorithmes d'IA permet également l'analyse rapide et précise de grandes quantités de données médicales, aidant les professionnels de la santé à prendre des décisions éclairées et à améliorer les résultats pour les patients.

L'éducation et la promotion de la santé sont un autre moyen par lequel les technologies numériques contribuent à la CSU. Avec la montée en puissance des médias sociaux et des plateformes en ligne, il est désormais plus facile que jamais de diffuser des informations sanitaires à un large public.

Les technologies numériques permettent aussi la création de contenu interactif et captivant qui éduque les individus sur les mesures préventives, les choix de mode de vie sain et la détection précoce des maladies. Cela permet aux individus de prendre en main leur santé et de prendre des décisions éclairées concernant leur bien-être. De plus, les plateformes numériques offrent un espace de soutien entre pairs et de partage de connaissances parmi les personnes confrontées à des problèmes de santé similaires, favorisant un sentiment d'appartenance communautaire et réduisant le sentiment d'isolement.

5.2.2. Quels sont les domaines et les solutions de la santé numérique les plus pertinents pour la couverture santé universelle ?

Divers domaines et solutions de santé numérique s'avèrent particulièrement pertinents pour atteindre la CSU. La télémédecine permet aux individus de consulter des professionnels de santé, de recevoir des diagnostics et des ordonnances à distance, favorisant des soins appropriés et une gestion efficace, indépendamment de leur localisation.

Les DME représentent un autre domaine crucial pour la CSU. Ils constituent des versions numériques des antécédents médicaux des patients, facilitant l'accès et le partage des informations entre les prestataires de santé pour une coordination optimale des soins. Les DME donnent aux patients un meilleur contrôle sur leurs informations médicales, favorisant leur implication dans les décisions concernant leur santé. Cette transparence et accessibilité contribuent grandement à la continuité des soins et à une communication efficace entre les acteurs de la santé et les patients.

Les solutions de santé numérique jouent un rôle clé dans l'amélioration des soins préventifs, essentiels pour atteindre une CSU. Elles permettent d'identifier et de traiter les problèmes de santé avant leur aggravation, réduisant ainsi les coûts de traitement. Les applications mobiles et les dispositifs portables offrent aux individus la possibilité de surveiller leur santé, de suivre leur condition physique et de recevoir des conseils personnalisés pour préserver leur bien-être. En encourageant les soins préventifs par le biais des solutions de santé numérique, il est envisageable d'atteindre une couverture sanitaire universelle, améliorant la santé publique et allégeant la pression sur les systèmes de santé.

Par ailleurs, les solutions de santé numérique peuvent accroître l'efficacité des systèmes de santé en rationalisant les processus et en réduisant les tâches administratives. Les systèmes de prise de rendez-vous réduisent les délais d'attente et optimisent l'utilisation des ressources. Les ordonnances électroniques éliminent les erreurs dues à une écriture illisible et favorisent l'observance thérapeutique. L'intelligence artificielle peut analyser de vastes quantités de données pour détecter des modèles utiles à la surveillance des maladies, à l'allocation des ressources et aux recommandations thérapeutiques. Ces avancées technologiques améliorent la qualité des soins de santé, les rendant plus accessibles et abordables pour tous.

5.2.3. Quels sont les facteurs de succès et les bonnes pratiques pour intégrer les technologies numériques dans les programmes de couverture santé universelle ?

Plusieurs facteurs de succès et meilleures pratiques peuvent garantir l'intégration efficace de ces technologies dans de tels programmes. Un facteur clé est le développement d'une infrastructure numérique robuste, comprenant une connectivité Internet solide et des capacités de stockage de données. Ces éléments sont cruciaux pour le bon fonctionnement des systèmes de santé numériques et l'échange efficace d'informations de santé. De plus, la disponibilité d'appareils numériques abordables et conviviaux, tels que les smartphones et les tablettes, est essentielle pour garantir que les patients et les prestataires de soins de santé puissent facilement accéder et utiliser les services de santé numériques.

Un autre facteur de succès critique est l'engagement et la collaboration de toutes les parties prenantes, y compris les agences gouvernementales, les prestataires de soins de santé, les entreprises technologiques et la communauté. Impliquer ces parties prenantes dans la planification, la conception et la mise en œuvre des initiatives de santé numérique est essentiel pour répondre à leurs besoins et préoccupations. Cette collaboration peut également exploiter l'expertise et les ressources de différentes organisations pour développer des solutions innovantes et étendre les interventions réussies en matière de santé numérique.

Pour intégrer efficacement les technologies numériques dans les programmes de CSU, il est essentiel de privilégier l'interopérabilité et les normes d'échange de données. Cela permet une intégration transparente de différents systèmes de santé numériques et facilite le partage sécurisé d'informations de santé sur différentes plateformes et lieux de soins. En garantissant que différents systèmes puissent communiquer entre eux, les prestataires de soins de santé peuvent accéder à des informations complètes sur les patients, ce qui conduit à un meilleur diagnostic, traitement et coordination des soins.

De plus, le renforcement des capacités et la formation jouent un rôle crucial dans l'intégration réussie des technologies numériques dans les programmes de CSU. Les prestataires de soins de santé doivent acquérir les compétences et les connaissances nécessaires pour utiliser efficacement les outils et plateformes de santé numérique. Les programmes de formation doivent être adaptés pour répondre aux besoins spécifiques des différents professionnels de la santé et se concentrer sur des domaines tels que la gestion des données, la télémédecine et l'éthique de la santé numérique. En plus des prestataires de soins de santé, il est également important d'éduquer les patients sur les avantages et l'utilisation adéquate des services de santé numérique pour garantir leur participation active et leur engagement.

Enfin, la surveillance, l'évaluation et la rétroaction régulières sont essentielles pour évaluer l'impact et l'efficacité des technologies numériques dans les programmes de CSU. Une surveillance régulière permet d'identifier les défis et les domaines à améliorer, tandis que l'évaluation permet de déterminer si les résultats souhaités sont atteints. Les retours des prestataires de soins de santé et des patients peuvent éclairer leur expérience des services de santé numériques et fournir des informations précieuses pour l'amélioration du programme.

5.3. Les exemples de programmes de couverture santé universelle utilisant les technologies numériques en Afrique

L'utilisation croissante des technologies numériques a ouvert de nouvelles opportunités pour améliorer l'accès aux soins de santé en Afrique, notamment dans le cadre de la CSU. Les programmes de santé utilisant des solutions numériques ont démontré leur capacité à surmonter les barrières géographiques et à renforcer les systèmes de santé dans des environnements à ressources limitées. Dans cette section, nous explorerons des exemples de programmes novateurs de CSU basés sur les technologies numériques en Afrique, mettant en lumière leur impact, leurs défis et leurs implications pour l'avenir des soins de santé dans la région.

5.3.1. Le programme Jamii au Kenya : une plateforme mobile de micro-assurance santé

Le programme ***Jamii*** est une initiative visant à révolutionner l'accès aux soins de santé en Afrique, en particulier au Kenya. Lancé par l'entreprise mobile britannique Vodafone en collaboration avec des assureurs locaux, ***Jamii*** exploite la technologie mobile pour rendre l'assurance maladie plus abordable et plus accessible à un plus grand nombre, en particulier aux populations à faible revenu. Grâce à cette technologie, ***Jamii*** concrétise l'accessibilité à l'assurance maladie pour un public plus étendu, marquant ainsi une avancée significative qui bénéficiera à de nombreuses vies.

Une caractéristique notable de ce programme est son utilisation de la technologie mobile à des fins altruistes. À l'ère de la démocratisation des smartphones, l'exploitation de cette technologie pour améliorer l'accès aux soins de santé est une démarche sensée. En s'associant à des assureurs locaux, Vodafone peut proposer des plans d'assurance maladie abordables adaptés aux besoins spécifiques de la population kényane. Ainsi, ceux qui avaient autrefois un accès restreint ou nul aux soins de santé peuvent désormais recevoir les traitements nécessaires sans craindre des coûts prohibitifs.

Ce qui distingue ***Jamii*** des systèmes de santé classiques, c'est son engagement en faveur de l'inclusion. Le programme cible les populations à faible revenu souvent marginalisées en matière de santé. En offrant des plans d'assurance maladie abordables via la technologie mobile, ***Jamii*** garantit que chacun, indépendamment de sa situation financière, puisse accéder à des services de santé de qualité. Il représente ainsi un pas significatif vers la réduction des disparités en matière d'accès aux soins médicaux entre les classes sociales.

Jamii va au-delà de la simple assurance santé abordable en offrant une gamme étendue d'avantages, en faisant de son programme une solution complète. Qu'il s'agisse de la prise en charge des frais d'hospitalisation et des médicaments ou de récompenses incitatives pour encourager le bien-être, ce programme s'engage à garantir des soins optimaux à ses adhérents. En promouvant des comportements sains et en apportant un soutien financier lorsque nécessaire, ***Jamii*** permet aux individus de prendre en main leur santé et leur bien-être.

En ayant recours à des plateformes de paiement mobile populaires telles que M-Pesa, ***Jamii*** a révolutionné l'accès et la gestion des plans d'assurance. Les frais de transaction élevés et les processus bureaucratiques complexes appartiennent désormais au passé. Désormais, les familles peuvent facilement souscrire et gérer leurs plans d'assurance directement depuis leurs appareils mobiles. Cela signifie qu'un plus grand nombre de familles peut désormais accéder aux services de santé essentiels dont elles ont besoin.

Imaginez la commodité de gérer tous vos besoins en assurance du bout des doigts. Finie la paperasse interminable ! Avec ***Jamii***, tout se fait en ligne. Parcourez des plans flexibles, choisissez celui qui vous convient et achetez en quelques clics. Simple, efficace ! Grâce à la micro-assurance de ***Jamii***, même les revenus modestes accèdent à des soins de qualité, brisant les barrières financières pour un accès équitable aux soins médicaux. L'impact sur la santé des Kényans est indéniable.

Jamii va plus loin en rendant l'assurance santé abordable et accessible. Les frais élevés de l'assurance traditionnelle sont une charge pour de nombreuses familles, surtout les plus démunies. Ces coûts peuvent dissuader de souscrire une couverture, exposant à la ruine en cas d'urgence médicale. Avec ***Jamii***, l'assurance devient abordable pour tous, sans frais de transaction exorbitants.

En simplifiant les démarches complexes, ***Jamii*** élimine les obstacles bureaucratiques liés à l'assurance santé classique. Finies les formalités laborieuses et les allers-retours fastidieux. Grâce à ***Jamii***, la souscription est simplifiée, offrant aux familles une assurance méritée, sans tracas.

L'engagement de ***Jamii*** pour une assurance accessible est exemplaire. En exploitant des plateformes de paiement mobile comme M-Pesa, elle démocratise l'accès à l'assurance santé. Aujourd'hui, davantage de familles peuvent se prémunir contre les dépenses médicales imprévues.

Une autre caractéristique essentielle du programme ***Jamii*** est l'accent mis sur les soins préventifs. Grâce à la plateforme mobile, les utilisateurs reçoivent régulièrement des conseils de santé et des rappels pour les examens de santé, les vaccinations et les dépistages. Cette approche proactive des soins de santé a non seulement sauvé des vies, mais aussi allégé le fardeau d'un système de santé déjà débordé. En détectant rapidement les problèmes de santé potentiels, les individus peuvent rechercher un traitement en temps opportun et éviter d'autres complications.

Au-delà de ses avantages pratiques, le programme ***Jamii*** a instillé un sentiment d'autonomisation et d'indépendance parmi ses utilisateurs. En prenant en charge leur santé via des appareils mobiles, les individus ne dépendent plus uniquement des prestataires de soins de santé traditionnels. Cette nouvelle autonomie a favorisé la confiance et l'autorité sur leur propre santé, conduisant à de meilleurs résultats de santé et à un bien-être général amélioré.

Le succès du programme ***Jamii*** au Kenya a attiré l'attention internationale et a été reconnu comme une solution innovante aux défis de la santé dans les pays en développement. Il sert de modèle pour d'autres nations cherchant à mettre en œuvre des plates-formes de micro-assurance santé mobiles similaires, offrant ainsi de l'espoir pour un accès et des résultats de santé améliorés à l'échelle mondiale.

5.3.2. Le programme mTOMADY à Madagascar : un système de paiement mobile pour les soins de santé primaires

Le projet ***mTOMADY*** est une initiative menée par l'ONG Médecins pour Madagascar (DfM) qui révolutionne l'accès aux soins de santé à Madagascar grâce à l'utilisation d'un système de paiement mobile. Grâce à un simple téléphone portable, les habitants des zones reculées ont désormais accès aux services de santé essentiels. Cela représente un réel changement pour les habitants de Madagascar.

La mission de ***mTOMADY*** est de renforcer l'accès aux services de santé essentiels et de promouvoir la CSU à Madagascar. Ainsi, chaque individu dans le pays peut bénéficier des soins nécessaires. L'impact positif sur la vie de ceux qui ont un accès limité ou inexistant aux services de santé est clairement visible.

mTOMADY simplifie l'accès aux soins de santé en offrant un système de paiement mobile efficace et sécurisé. Grâce à cette solution novatrice, chacun peut aisément régler les coûts des services médicaux, contribuant ainsi à une meilleure accessibilité et prise en charge des soins de santé. Mais ***mTOMADY*** ne s'arrête pas là. Cet outil vise également à renforcer la résilience des communautés. En fournissant un accès aux soins de santé, il permet aux communautés de prendre en charge leur santé et leur bien-être. Il s'agit là d'un aspect très important de leur travail, car il ne s'agit pas seulement de fournir des soins de santé dans l'immédiat, mais aussi de jeter les bases d'une santé et d'une résilience à long terme au sein des communautés.

Grâce à son approche innovante, ce projet contribue à l'avancement de la CSU. En facilitant l'accès aux services de santé, ***mTOMADY*** aide les gens à s'inscrire à ces services rapidement, en toute sécurité et à un prix abordable. Cela marque un impact positif, car cela élimine les obstacles qui empêchent souvent les individus d'accéder aux soins dont ils ont besoin.

L'un des facteurs clés qui distingue ***mTOMADY*** est la mobilisation des divers partenaires. En travaillant avec des assureurs, des banques, des ministères et des donateurs, il a été possible de créer un réseau complet qui assure une connectivité transparente entre les bénéficiaires et les différents mécanismes de financement de la santé. Cet effort de collaboration permet de mettre en place un système de soins de santé plus inclusif et plus efficace, bénéficiant à des personnes de tous horizons.

La plateforme de paiement multi-intégrée de ***mTOMADY*** est au cœur de son succès. Cette plateforme permet aux utilisateurs de choisir parmi une variété d'options de paiement, rendant les services de santé plus accessibles à tous. Avec une simple carte SIM, les individus peuvent facilement s'inscrire aux services de santé primaires publics ou privés sans avoir besoin d'une carte de crédit. Cela simplifie non seulement le processus, mais garantit également que les contraintes financières n'empêchent pas les gens d'accéder à des soins médicaux essentiels.

L'impact de la technologie mobile de ***mTOMADY*** ne peut être sous-estimé. Elle comble le fossé entre les individus et les services de santé, permettant à des millions de personnes de prendre en charge leur bien-être. Grâce à cette solution innovante, ***mTOMADY*** ouvre la voie pour que la CSU devienne une réalité.

Imaginez un monde où chacun peut accéder à des services de santé de qualité en appuyant simplement sur son téléphone portable. Grâce à l'approche révolutionnaire de ***mTOMADY***, cette vision est en train de devenir réalité. La commodité et l'accessibilité financière offertes par leur technologie mobile transforment la façon dont nous envisageons les soins de santé.

Non seulement la plateforme ***mTOMADY*** permet aux individus de s'inscrire plus facilement à des services de santé, mais elle garantit également la sécurité de ces services. Avec la prévalence croissante des cybermenaces, il est crucial de mettre en place des mesures de sécurité solides. Les développeurs de ***mTOMADY*** ont pleinement saisi l'importance de la sécurité et ont mis en place des protocoles rigoureux pour protéger les données des utilisateurs, garantissant ainsi la confiance.

5.3.3. Le programme MomConnect en Afrique du Sud : un service d'information et de soutien aux femmes enceintes et aux jeunes mères

Le programme ***MomConnect*** en Afrique du Sud révolutionne le soutien apporté aux femmes enceintes et aux jeunes mamans. Cette plateforme mobile offre des informations vitales et un soutien essentiel pour garantir l'accès aux ressources nécessaires à cette période cruciale de leur vie. L'utilisation de la technologie pour améliorer la santé maternelle et infantile est une perspective fascinante.

Initié par le ministère sud-africain de la Santé, ***MomConnect*** utilise la technologie mobile pour offrir des conseils de santé personnalisés aux femmes enceintes et aux nouvelles mamans. Ces conseils couvrent des aspects essentiels tels que la nutrition, l'exercice et le bien-être global, adaptés aux besoins spécifiques de chaque femme.

Ainsi, ***MomConnect*** les aide à prendre des décisions éclairées pour leur santé et celle de leur bébé.

Une des fonctionnalités remarquables de ***MomConnect*** est l'envoi de rappels de rendez-vous médicaux aux femmes enceintes et aux jeunes mères, assurant ainsi le suivi des contrôles médicaux essentiels. Ces rappels opportuns les aident à rester informées sur leurs besoins en matière de santé tout au long de la grossesse et au-delà.

En plus des conseils de santé et des rappels de rendez-vous, ***MomConnect*** fournit des informations sur le développement de l'enfant. Ces ressources sont précieuses pour les nouvelles mamans qui découvrent les défis de la parentalité. En ayant accès à des données fiables sur le développement de l'enfant, ainsi que des activités adaptées à chaque étape, elles renforcent leur confiance pour soutenir la croissance de leur enfant.

MomConnect propose également des recommandations sur la santé maternelle et infantile, abordant des sujets comme l'allaitement, les vaccinations et les maladies infantiles courantes. Ainsi, les femmes peuvent prendre des décisions éclairées concernant la santé de leur enfant. En encourageant leur implication active dans la gestion de leur bien-être et celui de leur bébé, ***MomConnect*** les soutient pleinement.

Êtes-vous enceinte ou jeune maman ? Si c'est le cas, vous pouvez vous inscrire à ***MomConnect*** directement depuis votre téléphone mobile ! Recevez régulièrement par SMS des informations et conseils personnalisés sur votre grossesse ou le développement de votre enfant.

Imaginez la simplicité de recevoir un soutien continu et des connaissances précieuses sur les soins maternels et infantiles, le tout par messages textuels. Plus besoin de passer des heures à chercher des informations utiles. Avec ***MomConnect***, vous avez tout à portée de main, au bon moment. Que ce soit des conseils sur la nutrition, l'allaitement ou le développement de votre bébé, ces messages vous aident à prendre des décisions éclairées pour votre santé et celle de votre enfant.

Mais ce n'est pas tout. La force de ***MomConnect*** réside dans son impact sur la santé des mères et des enfants. En offrant un soutien continu et en renforçant les connaissances en santé, ce programme innovant vise à garantir les meilleurs soins possibles pour vous et votre bébé. C'est comme avoir une alliée virtuelle toujours présente, vous encourageant à faire des choix sains et vous guidant à travers la maternité.

L'impact de ***MomConnect*** est immense. En fournissant des informations cruciales et des conseils pratiques, ce programme pourrait révolutionner les soins maternels et infantiles. Grâce à ***MomConnect***, les femmes ont accès à des informations précises et actualisées.

Avec son approche basée sur les données, ce programme innovant collecte des informations pour améliorer les services de santé maternelle et infantile en temps réel. Fini les informations obsolètes, place à des soins de santé précis et actualisés pour les mères et leurs enfants.

En collectant des informations sur les soins de santé maternelle et infantile, les autorités sanitaires peuvent révéler des schémas et des tendances qui passeraient autrement inaperçus. Cela leur permet d'adapter leurs stratégies et interventions pour répondre aux besoins spécifiques et aux défis rencontrés dans différentes communautés. Par exemple, si les données révèlent une prévalence plus élevée de la malnutrition dans certaines régions, les autorités sanitaires peuvent allouer des ressources et élaborer des programmes ciblés pour s'attaquer à ce problème. Ce niveau de précision et de personnalisation révolutionne véritablement le paysage des soins de santé.

MomConnect non seulement aide à identifier les tendances et les défis, mais joue également un rôle crucial pour combler les lacunes dans la prestation des services de santé. En recueillant des données sur les expériences des mères et des enfants, le programme peut mettre en lumière les domaines où le système de santé peut présenter des lacunes. Par exemple, si les mères signalent fréquemment des difficultés à accéder aux soins prénatals ou aux vaccinations pour leurs enfants, ces informations peuvent être utilisées pour plaider en faveur d'un meilleur accès à ces services. Cela est extrêmement significatif, car cela signifie que de réels changements peuvent être impulsés grâce au pouvoir des données.

L'impact de l'approche axée sur les données de ***MomConnect*** va au-delà de l'amélioration de la planification et de la prestation des services de santé maternelle et infantile. Cela peut également conduire à un changement de politique au niveau national. Avec des données précises et exhaustives à leur disposition, les décideurs politiques peuvent prendre des décisions éclairées sur l'allocation des ressources et prioriser les domaines nécessitant une attention immédiate. Cela garantit qu'aucune mère ou enfant n'est laissé pour compte en matière d'accès à des soins de santé de qualité. Il est vraiment inspirant de penser à l'impact positif que cette approche axée sur les données peut avoir sur la vie de nombreuses mères et enfants en Afrique du Sud.

5.3.4. Le programme DHIS2 en Tanzanie : un système d'information sanitaire numérique basé sur des normes

Le programme DHIS2 en Tanzanie transforme la collecte, la gestion et l'analyse des données sanitaires à travers le pays. Ce système numérique d'information sur la santé, basé sur des normes révolutionne le domaine de la santé publique. Grâce à son interface conviviale et à ses fonctionnalités robustes, le DHIS2 facilite plus que jamais la collecte d'informations précises et actualisées sur la santé. L'époque des méthodes de collecte de données sur papier, sujettes aux erreurs et aux retards, est désormais révolue. DHIS2 a inauguré une nouvelle ère d'efficience et d'efficacité dans les soins de santé.

Ce qui rend le DHIS2 unique, c'est sa capacité non seulement à collecter des données sur la santé, mais aussi à les gérer et à les analyser de manière exhaustive. Cette approche globale garantit que les données ne restent pas simplement stockées dans une base de données, mais qu'elles sont véritablement mises à profit. Le ministère tanzanien de la santé a mis en œuvre le DHIS2 dans le but d'améliorer la qualité des données sanitaires, et il a pleinement rempli cette mission. Grâce au DHIS2, les prestataires de soins de santé ont accès à des informations en temps réel qui leur permettent de prendre des décisions éclairées sur les soins aux patients et la gestion des ressources.

L'un des principaux atouts du DHIS2 est sa capacité à renforcer la surveillance épidémiologique. En intégrant harmonieusement des données provenant de différentes sources, telles que les cliniques, les hôpitaux et les laboratoires, le DHIS2 offre une vision d'ensemble de la situation sanitaire en Tanzanie. Cela permet de détecter rapidement les épidémies et d'y répondre, ainsi que d'évaluer l'efficacité des interventions. Grâce au DHIS2, les responsables de la santé publique peuvent rapidement repérer les domaines nécessitant une attention immédiate et allouer les ressources en conséquence. Cette approche proactive de la surveillance des maladies est essentielle pour prévenir la propagation des maladies infectieuses et sauver des vies.

De plus, le DHIS2 joue un rôle crucial dans la prise de décisions informées par des données probantes. Grâce à ses outils de visualisation des données et à ses capacités d'analyse, le DHIS2 permet aux décideurs politiques de faire des choix éclairés en matière de stratégies et d'interventions dans le domaine des soins de santé. En analysant les tendances et les modèles des données de santé, les décideurs peuvent identifier les domaines à améliorer et prioriser les ressources en conséquence. Cette approche fondée sur des données probantes garantit une utilisation efficace et efficiente des ressources de santé, se traduisant par de meilleurs résultats pour la santé de la population.

À travers cet outil, les professionnels de la santé peuvent désormais capturer et partager des données de manière cohérente et en temps réel, améliorant ainsi la précision et la rapidité de la surveillance des maladies, de la gestion des stocks de médicaments et de la planification des services de santé. Cette avancée permet aux professionnels de surveiller de manière plus efficace la propagation des maladies pour une intervention rapide et des mesures de contrôle efficaces. De plus, la fonctionnalité d'entrée de données en temps réel garantit des mises à jour immédiates sur les niveaux de stock de médicaments, assurant une disponibilité optimale pour répondre aux besoins des patients.

Les avantages de DHIS2 vont encore plus loin. Une fonctionnalité notable est sa capacité à fournir une visualisation interactive des données. À travers des tableaux, des graphiques et des cartes attrayants, les professionnels de la santé peuvent facilement analyser les données collectées pour identifier des motifs et des tendances. Cela aide à détecter les flambées potentielles, comprendre l'impact des interventions et prendre des décisions éclairées pour l'avenir.

De plus, DHIS2 permet de générer des rapports personnalisés, fournissant aux professionnels des informations adaptées à leurs besoins spécifiques. Ces rapports détaillés sont essentiels pour une prise de décision éclairée, que ce soit pour suivre les taux de vaccination ou évaluer l'efficacité des campagnes de santé publique. Ils guident la planification stratégique et l'allocation des ressources.

Basé sur des normes, le système favorise l'interopérabilité et l'harmonisation des données de santé à tous les niveaux. Cette approche garantit l'accès à des informations précises et à jour pour tous les acteurs de la santé, favorisant la collaboration et la coordination entre les prestataires de soins. Cette transparence améliore les résultats pour les patients en brisant les silos de données et en encourageant le partage d'informations.

DHIS2 contribue également à renforcer les capacités locales en matière de gestion des données de santé. Dans de nombreux pays en développement, le manque de ressources et d'expertise entrave une gestion efficace des données. Avec DHIS2, les travailleurs locaux disposent des outils et des connaissances nécessaires pour collecter, analyser et utiliser les données de manière efficace. Cela améliore la qualité des services de santé, favorise le développement des compétences locales et encourage le leadership en matière de gestion des données de santé.

Par ailleurs, DHIS2 promeut une culture axée sur les données dans la prestation des services de santé. Dans le passé, les décisions en matière de soins de santé étaient souvent prises sur la base de l'intuition ou de l'expérience personnelle plutôt que sur la base de preuves concrètes. Toutefois, avec DHIS2, les décideurs ont désormais accès à des données en temps réel qui les aident à faire des choix éclairés. Cela signifie que les ressources peuvent être allouées plus efficacement, que les priorités peuvent être fixées en fonction des besoins réels et que les interventions peuvent être adaptées à des populations spécifiques. En rendant les données facilement accessibles et en encourageant leur utilisation dans les processus de prise de décision, DHIS2 transforme la manière dont les soins de santé sont dispensés en Tanzanie.

5.3.5. Le programme RapidSMS au Rwanda : un système de notification et de suivi des grossesses et des naissances

Le programme RapidSMS au Rwanda apporte une réelle transformation dans le domaine des soins de santé. Ce système novateur de notification et de suivi a été spécialement conçu pour se concentrer sur les membres les plus vulnérables de la société : les femmes enceintes, les nouveau-nés et les enfants de moins de deux ans. Le déploiement de ce programme vise à prévenir les décès évitables et à améliorer les résultats en matière de santé maternelle et infantile.

Le Rwanda a pleinement embrassé ce programme, avec plus de 58 000 agents de santé communautaires et plus de 515 centres de santé activement impliqués. Ce niveau d'engagement est sans précédent et témoigne de la volonté du gouvernement rwandais d'améliorer la vie de ses citoyens. Les résultats parlent d'eux-mêmes : les taux de mortalité maternelle et infantile ont considérablement diminué dans le pays.

Ce qui rend ce programme si efficace, c'est son utilisation de la technologie. RapidSMS utilise des messages SMS pour envoyer des notifications et des mises à jour aux agents de santé communautaires et aux établissements de santé. Cette communication en temps réel permet de réagir rapidement et efficacement à toute complication ou urgence potentielle. En surveillant de près les grossesses, les nouveau-nés et les jeunes enfants, les prestataires de soins sont en mesure d'intervenir rapidement et de fournir les soins et le soutien nécessaires.

Mais il ne s'agit pas seulement de notifications et de mises à jour. RapidSMS joue également un rôle crucial dans la formation et l'autonomisation des agents de santé communautaires. Grâce à ce programme, ils disposent des connaissances et des ressources nécessaires pour identifier les facteurs de risque potentiels, fournir des conseils appropriés et mettre les personnes en contact avec les services de santé nécessaires. Cela permet non seulement d'améliorer l'état de santé des femmes et des enfants, mais aussi de renforcer l'ensemble du système de santé au Rwanda.

Grâce aux technologies mobiles, elle permet de collecter et de gérer des données sanitaires cruciales, ce qui facilite plus que jamais le suivi de la santé des femmes enceintes et des nouveau-nés. Ce suivi en temps réel est essentiel pour garantir que ces populations vulnérables reçoivent les soins dont elles ont besoin. Grâce aux alertes et aux rappels personnalisés, personne ne risque de passer entre les mailles du filet. Ce système est véritablement révolutionnaire et peut sauver d'innombrables vies.

En utilisant les technologies mobiles pour collecter et gérer les données de santé, les prestataires de soins de santé peuvent désormais suivre de près la santé des femmes enceintes et s'assurer qu'elles reçoivent les soins et le soutien nécessaires. Cela permet non seulement de sauver des vies, mais aussi de renforcer la santé des communautés dans leur ensemble. Il est vraiment incroyable de constater à quel point la technologie a le pouvoir de changer la vie des gens.

L'une des caractéristiques les plus intéressantes de la plateforme RapidSMS est sa capacité à fournir des alertes et des rappels personnalisés. Cela signifie que les femmes enceintes et les jeunes mères peuvent recevoir des informations importantes directement sur leur appareil mobile, ce qui leur permet de ne jamais manquer un rendez-vous important ou un conseil vital. Ce niveau de soins personnalisés est sans précédent et peut avoir un impact considérable sur la santé des mères et des bébés. Les femmes n'ont plus à se fier à leur mémoire ou à des rencontres fortuites avec des professionnels de la santé. Avec RapidSMS, elles ont toutes les informations dont elles ont besoin à portée de main.

La plateforme RapidSMS contribue non seulement à garantir que les femmes enceintes reçoivent les soins dont elles ont besoin, mais elle joue également un rôle crucial dans le suivi de la santé des nouveau-nés. Les premières années de la vie d'un enfant sont cruciales pour son développement, et tout problème qui survient doit être traité rapidement. Avec RapidSMS, les prestataires de soins de santé peuvent suivre les étapes importantes et surveiller tout problème de santé potentiel en temps réel. Ce niveau de suivi change la donne pour les soins pédiatriques et peut sauver d'innombrables vies.

RapidSMS a été hautement loué pour son rôle crucial dans la réduction des taux de mortalité maternelle et infantile au Rwanda. En exploitant les technologies mobiles, ce programme novateur a réussi à réduire la distance entre les professionnels de santé et les patients, garantissant ainsi une accessibilité facile et rapide aux informations vitales en matière de santé. Son impact bénéfique sur de nombreuses vies de femmes et d'enfants est indéniable, sauvant des vies et améliorant de façon significative les résultats en santé.

La particularité de RapidSMS réside dans sa capacité à toucher les zones les plus éloignées du Rwanda en utilisant les technologies mobiles. Face à la difficulté d'accès aux soins de santé dans le pays, ce programme a réussi à rendre les services de santé accessibles directement aux populations nécessiteuses. Grâce à des messages textuels simples, les femmes enceintes et les jeunes mamans peuvent recevoir des conseils de santé essentiels, des rappels pour leurs consultations prénatales et postnatales, et même des alertes en cas d'urgence. Cette connectivité renforcée a transformé de manière significative la prestation des soins maternels et infantiles au Rwanda.

Le succès de RapidSMS au Rwanda est une source d'inspiration pour d'autres pays confrontés aux mêmes défis en matière de santé maternelle et infantile. Cela souligne l'immense potentiel des technologies mobiles pour transformer les systèmes de santé et combler les écarts d'accès aux services de santé. Cette initiative marque une avancée significative dans l'exploitation de la technologie pour améliorer les systèmes de santé à travers le monde.

5.3.6. Le projet mPedigree au Ghana : un système de vérification de l'authenticité des médicaments par SMS

Vous êtes-vous déjà demandé si le médicament que vous prenez est authentique ? Ne vous inquiétez plus si vous êtes au Ghana, car le projet mPedigree a trouvé une solution remarquable pour garantir l'authenticité des médicaments. Cette initiative innovante est véritablement révolutionnaire et vise à garantir la légitimité des produits pharmaceutiques grâce à un système de vérification par SMS. Oui, vous avez bien entendu ! Il vous suffit d'envoyer un simple SMS contenant un code unique associé au produit et, en quelques secondes, vous recevrez une réponse instantanée confirmant l'authenticité du médicament. N'est-ce pas extraordinaire ?

Imaginez la tranquillité d'esprit que ce système apporte aux consommateurs. Ils n'ont plus à s'inquiéter des médicaments contrefaits qui inondent le marché. Il leur suffit d'appuyer sur leur téléphone pour vérifier l'authenticité du médicament qu'ils s'apprêtent à consommer. Cela permet non seulement d'assurer leur sécurité, mais aussi de leur offrir un niveau de sécurité supplémentaire. C'est comme si vous aviez un détective personnel dans votre poche, prêt à découvrir tous les médicaments contrefaits qui se cachent.

Le projet mPedigree révolutionne l'industrie pharmaceutique en transformant notre approche de l'authentification des médicaments. L'ère de la confiance aveugle lors de l'achat de médicaments est révolue, grâce à ce système de vérification par SMS qui nous permet de prendre des décisions éclairées pour notre santé.

La simplicité du projet est l'un de ses aspects les plus remarquables. L'envoi d'un simple SMS avec un code unique a un impact significatif sur la garantie de l'authenticité des médicaments. Cette approche conviviale rend le projet accessible à tous, indépendamment des compétences technologiques ou du niveau d'alphabétisation, responsabilisant ainsi les consommateurs et leur donnant le contrôle de leur propre santé.

Le projet mPedigree a eu un impact positif indéniable sur la vie des Ghanéens, en stoppant la propagation des médicaments contrefaits et en sensibilisant à l'importance de l'authenticité des produits pharmaceutiques. Son succès a inspiré d'autres pays à adopter des systèmes similaires, renforçant ainsi la lutte mondiale contre les médicaments contrefaits.

5.3.7. Le projet GiftedMom au Cameroun : une plateforme de sensibilisation et de suivi des femmes enceintes et des jeunes mères

Le projet GiftedMom révolutionne la santé maternelle avec une approche novatrice depuis le Cameroun. Cette plateforme repense la façon dont les femmes enceintes et les jeunes mamans accèdent aux informations et au soutien. Cette avancée significative favorise l'amélioration des résultats en santé maternelle et infantile. Ce qui distingue ce projet est son utilisation de canaux accessibles comme les SMS, les applications mobiles et les services de messagerie pour toucher son public, même dans les régions les plus reculées.

Un aspect clé du projet GiftedMom est sa sensibilisation à la santé maternelle, comblant le manque d'informations crucial pour les femmes enceintes dans les pays en développement. En exploitant la technologie, GiftedMom assure aux femmes un accès aux connaissances nécessaires pour des décisions éclairées concernant leur santé et celle de leurs enfants, un changement de vie potentiellement salvateur.

Un autre point fort est le suivi des femmes enceintes et jeunes mères, crucial pour une grossesse saine et un accouchement sûr. GiftedMom facilite l'accès aux soins prénataux en envoyant des rappels et mises à jour concernant les rendez-vous médicaux, un soutien précieux pour les femmes des zones reculées. L'accessibilité via SMS, applications mobiles et messagerie rend GiftedMom pratique et adapté aux utilisatrices. Cette communication bidirectionnelle permet aux femmes de poser des questions, recevoir des conseils personnalisés et se sentir soutenues tout au long de leur maternité.

Ce remarquable programme offre aux femmes un accès à une variété de conseils médicaux, de rappels de rendez-vous et d'informations essentielles sur la nutrition, l'allaitement, la planification familiale et d'autres aspects cruciaux de la santé maternelle et infantile. En comprenant véritablement l'importance d'apporter un soutien complet pendant cette période critique de leur vie, GiftedMom met tout ce dont elles ont besoin à portée de main. De plus, l'application va encore plus loin en facilitant la mise en relation avec des professionnels de santé qualifiés, offrant ainsi un soutien continu et personnalisé.

Que ce soit pour des questions sur la grossesse, des conseils postnatals ou simplement pour discuter de préoccupations avec des experts compréhensifs, GiftedMom veille à ce que les femmes ne se sentent jamais seules dans cette aventure. Plus besoin de jongler avec des appels téléphoniques interminables ou des files d'attente chez le médecin, car GiftedMom a concrétisé ce rêve pour de nombreuses femmes. En outre, les rappels de rendez-vous contribuent à garantir qu'aucune consultation prénatale ou postnatale importante ne soit oubliée.

5.3.8. Le projet Zipline au Rwanda : un système de livraison de produits sanguins par drones

Le projet Zipline au Rwanda révolutionne le secteur de la logistique et des services de santé. En repensant la livraison, il a transformé la distribution des produits sanguins vers les hôpitaux du pays. Imaginez un monde où les produits vitaux sont livrés en quelques minutes, peu importe la distance. C'est la prouesse de Zipline, le plus grand système de livraison autonome au monde.

Ce qui rend Zipline encore plus impressionnant, c'est sa spécialisation dans la livraison rapide par drone et la logistique instantanée. Les drones assurent un transport efficace des produits sanguins, évitant les trajets longs et dangereux par la route. Cela garantit une livraison rapide et optimale des produits, prêts à l'emploi immédiatement. La technologie des drones révolutionne les services de santé.

Depuis 2016, Zipline s'est associé au gouvernement rwandais pour devenir le fournisseur national de services de drones, améliorant ainsi les soins de santé au Rwanda. Grâce à Zipline, les hôpitaux ont accès à une livraison fiable et efficace de produits sanguins, sauvant ainsi des vies. Zipline réalise jusqu'à 150 vols d'urgence par jour, transportant des produits sanguins vers 21 centres de transfusion sanguine dans l'ouest du Rwanda. Cette rapidité garantit des soins médicaux rapides et efficaces, sauvant des vies et rendant les soins accessibles.

L'initiative se distingue par la rapidité des livraisons de produits sanguins essentiels, atteignant leur destination en seulement 30 minutes. Cette efficacité change la donne pour les patients nécessitant une transfusion sanguine d'urgence. Auparavant inaccessibles, ces régions voient désormais des vies sauvées chaque jour grâce à Zipline.

L'impact considérable de l'initiative sur la population rwandaise ne doit pas être sous-estimé. L'accès aux soins de santé revêt une importance cruciale, surtout dans les régions éloignées où les infrastructures de transport sont déficientes. Grâce au système instauré par Zipline, les zones autrefois inatteignables bénéficient désormais d'une meilleure accessibilité aux soins de santé, bouleversant ainsi la vie des habitants qui n'ont plus à subir de longs délais d'attente ou la rareté des produits sanguins. Désormais, ils peuvent bénéficier des soins médicaux nécessaires en temps voulu, une avancée à célébrer.

Le travail de Zipline au Rwanda a un impact incommensurable. Non seulement il a amélioré l'accessibilité aux fournitures médicales essentielles, mais il a également révolutionné la prestation des services de santé dans les régions éloignées. Les drones de Zipline sont devenus un pilier essentiel pour la livraison de fournitures dans les régions aux infrastructures de transport limitées voire inexistantes, comblant ainsi l'écart entre les soins de santé urbains et ruraux et assurant un accès équitable à des soins de qualité pour tous.

Le succès du projet Zipline au Rwanda est une source d'inspiration mondiale, soulignant le potentiel énorme des systèmes de livraison autonomes et l'importance d'investir dans des solutions innovantes pour la logistique des soins de santé. En ouvrant la voie, Zipline encourage la mise en œuvre de projets similaires dans le monde entier, apportant un changement positif et améliorant la vie de nombreuses personnes.

Le projet Zipline au Rwanda incarne une avancée révolutionnaire dans la logistique et les services de santé. Grâce à son système de livraison autonome par drone, Zipline a révolutionné le transport des produits sanguins vers les hôpitaux, assurant une livraison rapide et efficace. Son partenariat avec le gouvernement rwandais a renforcé son impact, en faisant d'elle le principal prestataire de services par drone. Ce succès met en lumière le potentiel des systèmes de livraison autonomes et crée un précédent pour des initiatives similaires à l'échelle mondiale.

L'efficacité des opérations de Zipline est véritablement impressionnante. Pour réaliser jusqu'à 150 vols par jour, une planification, une coordination et un dévouement méticuleux sont essentiels. Zipline a su maîtriser ce processus et s'est pleinement investie dans sa mission de sauver des vies. Son système novateur a non seulement révolutionné la distribution des fournitures médicales, mais également établi une nouvelle norme en matière d'intervention d'urgence et d'accès aux soins de santé.

5.4. Les exemples de programmes de couverture santé universelle utilisant les technologies numériques dans le monde

L'accès aux soins de santé est un enjeu crucial à l'échelle mondiale, et les technologies numériques jouent un rôle de plus en plus important dans la promotion de la couverture sanitaire universelle. À travers le monde, divers programmes et initiatives exploitent ces technologies pour étendre la portée des services de santé, faciliter l'accès aux soins et améliorer les résultats pour les populations. Dans cette section, nous explorerons plusieurs exemples de programmes de couverture santé universelle qui tirent parti des technologies numériques pour répondre aux besoins de santé des individus à travers le monde.

5.4.1. Le programme Seguro Popular au Mexique : un système d'identification et d'enregistrement des bénéficiaires de l'assurance santé universelle

Le programme ***Seguro Popular*** au Mexique représente une initiative remarquable qui a révolutionné le système de santé du pays depuis son introduction en 2004. Imaginez un système qui assure à chaque citoyen mexicain un accès équitable à des soins de santé de qualité, sans distinction de statut socio-économique ou d'origine. ***Seguro Popular*** vise à concrétiser pleinement cette vision ambitieuse et essentielle. En tant qu'initiative emblématique, il représente un modèle remarquable de l'engagement gouvernemental en faveur de l'accès universel aux soins de santé, contribuant ainsi à renforcer la qualité de vie de nombreux citoyens à travers ses programmes de couverture médicale.

Ce qui distingue ***Seguro Popular***, c'est la prise en compte des populations les plus vulnérables de la société. Dans un contexte où la pauvreté et les inégalités persistent, il est crucial de prioriser ceux qui ont le plus besoin de services de santé. Le programme va au-delà pour garantir que les groupes marginalisés et sous-desservis ne soient pas laissés pour compte. En fournissant une couverture médicale complète sans frais supplémentaires, ***Seguro Popular*** offre un filet de sécurité et une protection financière contre les dépenses de santé.

De plus, ***Seguro Popular*** a joué un rôle clé dans la réduction des disparités en matière de santé au Mexique. En se concentrant sur les groupes les plus vulnérables, il a contribué à combler le fossé entre les différentes strates socio-économiques. Cela signifie que les individus autrefois privés d'un accès adéquat aux soins de santé peuvent désormais bénéficier du même niveau de service que les plus favorisés. Cette approche favorise non seulement l'équité sociale, mais aussi la construction d'une société plus saine et inclusive.

Le succès de ***Seguro Popular*** découle de son système efficace et bien structuré d'identification et d'inscription des bénéficiaires. En veillant à ce que chaque personne éligible soit intégrée au programme, il ne laisse personne de côté. Cette approche exhaustive garantit que personne ne soit oublié et que tous aient un accès équitable aux services de santé. La mise en place de mécanismes de suivi personnalisés et de soutien continu contribue également à renforcer la relation de confiance entre les bénéficiaires et le programme, favorisant ainsi une meilleure adhésion et une utilisation optimale des services de santé disponibles.

L'impact de ***Seguro Popular*** est immense. Ce programme a radicalement transformé le paysage de la santé au Mexique, améliorant considérablement le bien-être général de sa population. En offrant un accès élargi à une variété de services médicaux, il a levé le fardeau des coûts élevés des soins de santé qui pesait sur les individus et les familles. Désormais, ils peuvent chercher les traitements nécessaires et bénéficier de soins préventifs sans aucune hésitation, retrouvant ainsi leur liberté de choix et une tranquillité d'esprit précieuse.

5.4.3. Le programme Be He@lthy, Be Mobile en Suisse : une initiative mondiale pour promouvoir l'utilisation des technologies mobiles pour la prévention et le traitement des maladies non transmissibles

Le programme ***Be He@lthy***, Be Mobile en Suisse est une initiative mondiale conjointe de l'OMS et de l'Union internationale des télécommunications (UIT) visant à encourager l'utilisation des technologies mobiles pour la prévention et le traitement des maladies non transmissibles. Soutenue par diverses organisations et entreprises telles que l'Université de Genève, Sanofi et Santen Pharmaceutical, cette initiative illustre un engagement mondial en faveur de la santé numérique.

En tirant parti des technologies mobiles, notamment les applications de santé, ce programme novateur a le potentiel d'influencer de manière significative la qualité de vie des individus, de renforcer la prévention des maladies et d'améliorer l'accès aux soins de santé à l'échelle mondiale. Avec la prolifération des smartphones et des appareils mobiles connectés, il est de plus en plus crucial d'exploiter pleinement ces ressources pour promouvoir des résultats en santé optimaux. Cette approche ouvre la voie à un impact positif sur la communauté mondiale dans son ensemble, en favorisant des avancées significatives en matière de bien-être et de santé publique.

Ce qui rend ce programme encore plus fascinant, c'est sa capacité à toucher les populations vivant dans des régions reculées et mal desservies. Les technologies mobiles peuvent combler le fossé entre les professionnels de la santé et les patients, garantissant que chacun puisse accéder à des soins de qualité. En un clic, les individus peuvent accéder à des informations vitales, des ressources et des systèmes de soutien pour prévenir et gérer les maladies chroniques, offrant une aide précieuse aux personnes ayant un accès limité aux établissements de santé ou aux spécialistes.

De plus, le programme ***Be He@lthy***, Be Mobile donne aux individus le contrôle de leur santé. Grâce à des applications mobiles et des plateformes numériques, ils peuvent surveiller leurs paramètres de santé, se fixer des objectifs et recevoir des conseils personnalisés pour optimiser leur bien-être. Ce degré d'autonomie et d'autogestion s'avère particulièrement efficace pour encourager les changements de mode de vie positifs et favoriser l'adhésion aux plans de traitement. En donnant le pouvoir aux individus, nous pouvons véritablement révolutionner les soins de santé.

Un autre aspect passionnant de ce programme est son focus sur la prévention. Les maladies non transmissibles telles que le diabète, les maladies cardiaques et le cancer sont largement évitables grâce à des modifications du mode de vie telles qu'une alimentation saine, une activité physique régulière et l'arrêt du tabac. En utilisant les technologies mobiles pour offrir des interventions ciblées et de l'éducation, nous avons l'opportunité d'atteindre les individus à un moment critique - avant que ces maladies ne se développent ou ne progressent. Imaginez l'impact que nous pouvons avoir en donnant aux individus les connaissances et les outils dont ils ont besoin pour faire des choix plus sains et réduire leur risque de maladies chroniques.

Le programme ***Be He@lthy***, Be Mobile en Suisse représente non seulement une initiative excitante, mais aussi une initiative indispensable. Alors que les maladies non transmissibles continuent de progresser à l'échelle mondiale, il est impératif de trouver des approches innovantes pour faire face à cette montée en puissance de la crise de santé publique. En exploitant les technologies mobiles, nous avons l'opportunité d'atteindre un vaste public et de générer un impact durable sur leur bien-être. Grâce à des solutions numériques accessibles, le programme vise à améliorer la santé et le bien-être des citoyens suisses de manière proactive, en offrant des ressources et des conseils personnalisés pour favoriser des modes de vie sains. Par la mise en place de partenariats stratégiques avec des acteurs clés de la santé et de la technologie, l'initiative cherche à créer un écosystème collaboratif visant à transformer positivement les soins de santé en Suisse et au-delà.

5.4.4. Le projet Babylon Health au Royaume-Uni : un système de consultation médicale en ligne par intelligence artificielle

Babylon Health, une entreprise britannique à l'origine d'un système novateur de consultation médicale en ligne alimenté par l'IA, a révolutionné les soins de santé numériques avec sa technologie avancée ! En imaginant consulter un médecin depuis chez soi en quelques clics sur son smartphone, Babylon Health s'est donné pour mission de rendre les soins de santé accessibles à tous, indépendamment de leur lieu de résidence ou de leur situation financière. En fusionnant l'IA et l'expertise médicale, la plateforme de Babylon Health permet aux patients de recevoir des conseils médicaux de manière précise et opportune, sans nécessiter de déplacements, ce qui est particulièrement bénéfique pour les personnes dans des régions éloignées ou à mobilité réduite.

Ce qui distingue Babylon Health, c'est son approche numérique centrée sur l'utilisateur. À travers l'application intuitive et conviviale "GP at Hand", Babylon Health offre une passerelle vers des consultations cliniques virtuelles. Les patients peuvent ainsi aisément prendre des rendez-vous, accéder à leurs dossiers médicaux et recevoir des ordonnances, comme s'ils avaient un médecin personnel dans leur poche ! Cette praticité et efficacité sont véritablement remarquables. Malgré d'importants changements opérationnels et de propriété récents, Babylon Health renforce ses capacités déjà impressionnantes.

Avec de nouveaux partenariats et investisseurs, Babylon Health se prépare à élever ses soins de santé alimentés par l'IA à des niveaux supérieurs. Cependant, une récente tournure des événements a vu Babylon Health, autrefois prometteur dans le domaine de la santé numérique, rencontrer des défis financiers. Cette situation a conduit la société à vendre ses activités au Royaume-Uni, y compris l'application GP at Hand populaire, à eMed Healthcare. Cette vente intervient alors que Babylon Health envisageait de réduire ses effectifs et de devenir une entreprise privée.

Cette histoire sert de mise en garde à l'industrie technologique et aux investisseurs, montrant que même les entreprises les mieux valorisées peuvent être confrontées à l'insolvabilité et à la restructuration. Babylon Health, avec son approche innovante des soins de santé et la commodité de son application "GP at Hand", a rapidement bâti une clientèle fidèle et attiré d'importants investissements. Le chemin de Babylon Health semblait prometteur pour révolutionner l'accès aux soins de santé, démocratisant les soins de qualité pour tous. Cependant, dans ce monde en constante évolution technologique, le succès peut être fugace. Malgré ses débuts prometteurs, Babylon Health a rencontré des défis financiers insurmontables, menant à la vente de ses activités au Royaume-Uni et de GP at Hand à eMed Healthcare.

La chute de Babylon Health est une leçon pour les entrepreneurs et les investisseurs, soulignant que même les entreprises les plus prometteuses ne sont pas à l'abri de l'échec. Dans une industrie où l'innovation est célébrée et la croissance rapide est attendue, il est facile de s'égarer. Babylon Health met en lumière l'importance d'une gestion financière saine et d'une stratégie commerciale claire pour assurer un succès durable. Bien que la vente puisse être un revers pour Babylon Health, elle ouvre des portes pour eMed Healthcare qui, en acquérant GP at Hand, peut tirer parti de l'expertise technologique et de la base d'utilisateurs de Babylon Health pour devenir un acteur majeur dans la santé numérique.

5.4.5. Le projet Ada Health en Allemagne : une application mobile qui aide les utilisateurs à comprendre leurs symptômes et à trouver les meilleurs soins

L'application Ada Health a révolutionné le secteur de la santé en laissant sa marque indélébile. Cette application mobile innovante vise à aider les utilisateurs à comprendre leurs symptômes et à accéder aux meilleurs soins possibles. Grâce à des technologies d'intelligence artificielle et d'apprentissage automatique de pointe, Ada Health permet aux individus de décrire leurs symptômes et de recevoir des informations de santé personnalisées. Ce qui impressionne le plus, c'est que cette application va au-delà de la simple information : elle propose également des recommandations de traitement ! Imaginez avoir un médecin virtuel à portée de main, prêt à vous donner les conseils nécessaires pour prendre soin de votre santé.

Ada Health se démarque des autres applications de santé par sa capacité à intégrer de manière fluide les technologies médicales les plus avancées et innovantes. Sa flexibilité à proposer des solutions novatrices dans le domaine de la santé en fait un leader incontesté dans le secteur des applications dédiées à la santé. En combinant l'intelligence artificielle et l'apprentissage automatique à sa plateforme, Ada Health peut constamment améliorer ses capacités d'analyse des symptômes. Ainsi, l'application devient plus intelligente et plus précise au fil du temps, s'adaptant aux besoins individuels de chaque utilisateur. C'est comme si vous disposiez d'un assistant médical personnel qui apprend à vous connaître de mieux en mieux à chaque interaction.

Fondée à Berlin, Ada Health est rapidement devenue un leader mondial dans le domaine de la santé numérique. Avec des bureaux à

New York, Londres et dans d'autres grandes villes, l'entreprise s'engage à rendre des soins de santé de qualité accessibles à tous, partout dans le monde. L'application Ada Health est accessible aux utilisateurs du globe, offrant ses fonctionnalités novatrices à tous. Cette portée mondiale témoigne de l'efficacité et de la fiabilité de l'application.

L'un des aspects les plus notables du projet Ada Health est son potentiel d'autonomisation des individus en matière de santé. En permettant aux utilisateurs de décrire leurs symptômes et de recevoir des informations personnalisées, Ada Health redonne le contrôle à chacun. Les individus ne sont plus dépendants uniquement des professionnels de la santé pour obtenir des conseils - ils disposent désormais d'un outil pour prendre des décisions éclairées concernant leur santé. Ce niveau d'autonomisation est réellement révolutionnaire et pourrait transformer notre approche des soins de santé.

5.4.6. Le projet DocPlanner en Pologne : une plateforme de prise de rendez-vous médicaux en ligne

La plateforme innovante DocPlanner de prise de rendez-vous médicaux en ligne, fondée en Pologne, a complètement bouleversé la manière dont les patients peuvent accéder aux professionnels de la santé du monde entier. Fini le temps où l'on passait des heures à essayer de trouver un médecin ou un dentiste adéquat - avec DocPlanner, c'est aussi simple que quelques clics !

DocPlanner se distingue par son interface conviviale qui permet aux utilisateurs de rechercher facilement des médecins, des dentistes et d'autres spécialistes. Que vous recherchiez un médecin de famille de confiance ou un orthodontiste compétent, DocPlanner vous couvre. En quelques étapes simples, vous pouvez trouver un professionnel de la santé qui répond à vos besoins et prendre rendez-vous avec lui. C'est comme si vous aviez un assistant personnel au bout des doigts, vous aidant à naviguer dans le vaste monde des soins de santé sans effort.

Elle a véritablement simplifié l'accès aux soins de santé en rapprochant les patients et les professionnels à l'échelle mondiale. Désormais, où que vous soyez dans le monde, vous avez la possibilité de trouver et de prendre rendez-vous avec des professionnels de santé de premier plan. C'est comme si vous aviez un annuaire médical de classe mondiale dans votre poche !

L'une des fonctionnalités les plus intéressantes de DocPlanner est la possibilité de consulter les avis des patients. Avant de décider quel professionnel de la santé choisir, vous pouvez lire des témoignages réels de patients qui ont déjà consulté leur médecin. Cela permet non seulement d'obtenir des informations précieuses sur les compétences et l'expertise du médecin, mais aussi d'instaurer un climat de confiance avec le professionnel choisi. C'est comme si vous disposiez d'une communauté virtuelle de patients qui partagent leurs expériences et vous guident vers la meilleure option possible en matière de soins de santé.

Mais ce n'est pas tout : DocPlanner va encore plus loin en offrant une expérience de réservation transparente. Une fois que vous avez trouvé le professionnel de santé idéal, vous pouvez prendre rendez-vous directement sur la plateforme. Plus besoin d'attendre ou de passer plusieurs appels téléphoniques - avec DocPlanner, tout est réglé en quelques clics. Les patients gagnent ainsi du temps et de l'énergie, ce qui leur permet de se concentrer sur leur santé et leur bien-être plutôt que sur les tracasseries administratives.

Grâce à sa croissance rapide et à sa présence mondiale, il est devenu un acteur majeur du marché de la santé. En mettant en relation des millions de patients avec des professionnels de la santé dans plus de 30 pays, DocPlanner rend les services de santé de qualité plus accessibles que jamais. L'époque des longs délais d'attente et des appels téléphoniques interminables pour trouver le bon médecin est révolue. En quelques clics, les patients peuvent désormais trouver et prendre rendez-vous avec des professionnels de santé qui répondent à leurs besoins spécifiques.

L'impact positif du DocPlanner ne peut être surestimé. Il a complètement transformé la façon dont les gens accèdent aux soins médicaux, en offrant une solution pratique et transparente pour trouver des services de santé de qualité. Les patients n'ont plus à se fier uniquement au bouche-à-oreille ou à des annuaires limités pour trouver un médecin. La plateforme de DocPlanner permet aux patients de rechercher des professionnels de santé en fonction de leur localisation, de leur spécialité et de leur disponibilité, ce qui facilite plus que jamais la recherche du bon médecin au bon moment.

DocPlanner profite non seulement aux patients, mais aussi aux professionnels de la santé. En mettant en relation des médecins avec des patients du monde entier, DocPlanner aide les médecins à élargir leur champ d'action et à développer leur pratique. Il offre aux professionnels de la santé une plateforme leur permettant de présenter leur expertise et d'attirer de nouveaux patients. Grâce à DocPlanner, les médecins peuvent se concentrer sur ce qu'ils font le mieux - fournir des soins médicaux de qualité - tandis que la plateforme se charge des tâches administratives telles que la prise de rendez-vous et la gestion des patients.

Conclusion

Ce chapitre a présenté les expériences réussies de l'utilisation des technologies numériques dans la mise en œuvre des programmes de CSU en Afrique et dans le monde. Il a analysé les facteurs de succès, les bénéfices, les défis et les leçons apprises de ces expériences, ainsi que formulé des recommandations pour les futures initiatives. Il ressort de cette analyse que les technologies numériques offrent de multiples opportunités pour renforcer les capacités des acteurs de la santé, améliorer la qualité et l'efficience des services, favoriser l'engagement et l'autonomie des usagers, ou encore soutenir la coordination et la gouvernance des systèmes de santé. Toutefois, ces technologies ne sont pas une solution miracle, et elles nécessitent des conditions préalables, comme la disponibilité et l'accessibilité des infrastructures, des équipements et de la connectivité, la formation et l'accompagnement des utilisateurs, l'adaptation aux contextes et aux besoins locaux, ou encore l'évaluation et le suivi des résultats. Elles posent également des questions éthiques, juridiques et sociales, telles que la protection de la vie privée, la sécurité des données, la responsabilité des acteurs, l'équité d'accès et d'utilisation, ou encore l'impact sur les relations humaines et les pratiques professionnelles.

Le prochain chapitre se propose de traiter des recommandations pour optimiser le rôle des technologies numériques dans la mise en œuvre du programme de CSU au Cameroun. Il s'agit de définir les objectifs, les stratégies, les actions et les indicateurs pour renforcer l'utilisation des technologies numériques dans le cadre du programme de CSU au Cameroun, en tenant compte des spécificités du pays, des besoins des populations, des priorités des politiques publiques, et des bonnes pratiques identifiées dans les expériences réussies présentées dans ce chapitre.

Chapitre 6 : Les recommandations pour optimiser le rôle des technologies numériques dans la mise en œuvre du programme de couverture santé universelle au Cameroun

Introduction

Dans ce dernier chapitre, nous explorons des recommandations cruciales pour améliorer le rôle des technologies numériques dans la mise en œuvre des programmes de couverture santé universelle. Alors que les avancées technologiques redéfinissent notre monde, explorer le plein potentiel des technologies numériques est essentiel pour renforcer les soins de santé, consolider les systèmes de santé et garantir un accès équitable aux services de santé pour tous. Cette approche conduira à des environnements de soins plus efficaces, à une meilleure connectivité des infrastructures de santé et à la promotion d'une approche plus inclusive pour répondre aux besoins de populations diverses.

Nos premières recommandations se concentrent sur le renforcement des capacités et compétences en matière de santé numérique. Étant donné l'évolution rapide des technologies numériques, il est crucial que les professionnels de la santé, les décideurs et les utilisateurs finaux soient bien équipés pour utiliser ces technologies de manière efficace et sécurisée. Des stratégies seront explorées pour fournir une formation adéquate, développer des programmes d'éducation continue et promouvoir la collaboration interdisciplinaire afin de maximiser l'impact des technologies numériques dans le domaine de la santé.

La deuxième partie de nos recommandations abordera l'amélioration de l'accès et de l'utilisation des technologies numériques dans le secteur de la santé. Malgré les progrès réalisés, la fracture numérique persiste, laissant de nombreuses populations vulnérables exclues des avantages des technologies numériques. Nous discuterons des méthodes pour combler cet écart en améliorant les infrastructures, en garantissant une connectivité fiable et en développant des solutions centrées sur l'utilisateur adaptées à leurs besoins. De plus, nous explorerons des moyens de promouvoir une adoption plus large des technologies numériques par les professionnels de la santé et les patients grâce à la sensibilisation, à l'éducation et à la conception centrée sur l'utilisateur.

Enfin, nous nous plongerons dans la troisième partie de nos recommandations, en mettant l'accent sur l'harmonisation et la réglementation des technologies numériques dans le secteur de la santé. Avec la prolifération des technologies numériques, l'établissement de normes robustes et de cadres réglementaires est crucial pour garantir la confidentialité des données, la sécurité des informations médicales et le respect des principes éthiques. Des mesures visant à faciliter une collaboration étroite entre les gouvernements, les organismes de réglementation, les professionnels de la santé et les parties prenantes de l'industrie seront discutées afin de créer un environnement propice à l'innovation tout en protégeant les droits et la sécurité des patients.

Ce chapitre fournit une analyse détaillée des recommandations clés pour améliorer significativement l'impact des technologies numériques sur la mise en œuvre des programmes de couverture santé universelle. En renforçant les capacités et compétences en matière de santé numérique, en facilitant l'accès et l'utilisation des technologies numériques, et en établissant des normes et réglementations claires, nous pouvons pleinement exploiter le potentiel de ces technologies pour révolutionner le secteur de la santé. Cette transformation contribuera à établir un système de santé équitable et de qualité, garantissant une couverture santé universelle pour tous.

6.1. Les recommandations pour renforcer les capacités et les compétences en santé numérique

Évaluer les besoins et les lacunes en matière de capacités et compétences en santé numérique est essentiel pour améliorer les soins de santé par les nouvelles technologies. Pour mener cette évaluation efficacement, il est primordial d'utiliser diverses méthodes et modèles des sources fournies. Ces ressources contiennent des informations précieuses pour diagnostiquer les compétences et les lacunes en performance, identifier les outils et formations nécessaires pour développer les compétences numériques, ainsi que comprendre les connaissances, la motivation et les capacités requises pour acquérir, comprendre, évaluer et exploiter les données de santé.

L'OMS a publié deux rapports en 2020 et 2021, jouant un rôle clé dans la promotion des initiatives de santé numérique et l'amélioration de la planification et de la mise en œuvre des programmes de santé. Le premier rapport intitulé « Guide d'investissement pour la mise en œuvre numérique (DIIG) : Intégration des interventions numériques dans les programmes de santé », met en lumière l'importance de former une équipe compétente, de définir des objectifs clairs, d'identifier les défis du système de santé et de cartographier les activités du programme. Cette ressource est essentielle pour intégrer les interventions numériques dans les programmes de santé afin d'améliorer les soins et les résultats.

Le deuxième rapport, dédié à la jeunesse et intitulé « Interventions numériques axées sur la jeunesse : Cadre de planification, de développement et de mise en œuvre de solutions avec et pour les jeunes », offre des directives pour la planification, le développement et la mise en œuvre d'interventions numériques en santé pour les jeunes. Il met en avant la collaboration et la responsabilisation dans la conception de ces interventions pour promouvoir une meilleure santé chez les jeunes. Basé sur l'expérience de diverses organisations et individus, y compris les jeunes eux-mêmes, ce rapport s'appuie sur les connaissances et outils existants.

Cette section explore les recommandations clés pour renforcer les capacités et compétences en santé numérique, en se basant sur les méthodes et modèles des sources fournies ainsi que sur les rapports de l'OMS. Elle détaille comment former une équipe compétente, établir des objectifs clairs, identifier les défis spécifiques du système de santé et déployer des interventions numériques adaptées pour améliorer les soins et les résultats. De plus, elle examine l'intégration des jeunes dans la conception et la mise en œuvre d'interventions numériques axées sur leur santé, favorisant une approche collaborative et responsabilisante.

En suivant ces recommandations, nous renforcerons les capacités et compétences en santé numérique, ouvrant la voie à une transformation significative du secteur de la santé grâce aux technologies numériques.

6.1.1. Comment évaluer les besoins et les lacunes en matière de capacités et de compétences en santé numérique ?

L'OMS souligne l'importance d'effectuer une analyse approfondie du paysage de la santé numérique afin de cerner les besoins et les lacunes en termes de capacités et de compétences. Cette évaluation est essentielle pour relever avec succès les défis et saisir les opportunités dans le domaine de la santé numérique. En examinant les politiques et les réglementations en vigueur, les parties prenantes peuvent identifier les domaines nécessitant des améliorations pour soutenir la mise en œuvre et l'adoption des initiatives de santé numérique.

De plus, l'évaluation de l'infrastructure technologique disponible contribue à une meilleure compréhension des obstacles potentiels à l'intégration de la santé numérique ou des facteurs facilitants. Cette analyse prend également en considération les ressources humaines et financières disponibles, essentielles pour la mise en œuvre et le maintien des programmes de santé numérique. En comprenant les compétences actuelles dans le domaine de la santé numérique, les organisations peuvent cibler les domaines nécessitant un renforcement des capacités et une formation pour garantir une utilisation optimale des outils et technologies de santé numérique. Dans l'ensemble, une analyse approfondie du paysage de la santé numérique permet de saisir la situation actuelle et d'identifier les principaux secteurs à améliorer pour renforcer les capacités et les compétences en santé numérique.

Dans le domaine des interventions de santé numérique, la consultation des parties prenantes, y compris des jeunes, est essentielle pour comprendre de manière exhaustive leurs besoins, leurs préférences et leurs attentes. L'engagement avec ces individus à travers des entretiens, des groupes de discussion, des enquêtes ou d'autres méthodes de recherche participatives permet de recueillir des informations précieuses qui contribuent au développement et à la mise en œuvre de solutions efficaces de santé numérique. En impliquant les jeunes dans ce processus de consultation, leurs perspectives et expériences uniques sont prises en compte, ce qui conduit à des interventions mieux adaptées et plus efficaces.

Une fois que les besoins et les lacunes des interventions de santé numérique ont été identifiés grâce à la consultation des parties prenantes, il devient impératif de développer des programmes de renforcement des capacités et de formation pour répondre à ces besoins. Ces programmes jouent un rôle crucial en équipant les individus des compétences et connaissances nécessaires pour interagir efficacement avec les technologies de santé numérique. Des initiatives telles que les plateformes d'apprentissage en ligne, où les individus peuvent accéder à des documents pédagogiques et des ressources à distance et à leur propre rythme, peuvent être essentielles. De plus, le développement d'ateliers peut offrir une formation pratique et un soutien aux parties prenantes pour améliorer leur compréhension et leur efficacité dans l'utilisation des interventions de santé numérique.

En se concentrant sur les programmes de renforcement des capacités et de formation, nous nous assurons que les parties prenantes disposent des outils nécessaires pour naviguer et utiliser efficacement les interventions de santé numérique. Cela profite non seulement aux individus en améliorant leur état de santé, mais contribue également au succès et à la durabilité globale des initiatives de santé numérique. De plus, l'intégration d'initiatives d'apprentissage en ligne et d'ateliers dans ces programmes permet des opportunités d'apprentissage flexibles et accessibles qui répondent aux besoins et préférences diversifiés des parties prenantes. En fin de compte, ces efforts contribuent à l'avancement des interventions de santé numérique et à l'amélioration de la santé et du bien-être des populations.

Pour évaluer efficacement les besoins et les lacunes en matière de compétences et de capacités en santé numérique au sein de votre organisation, il est crucial d'évaluer régulièrement les progrès de vos équipes dans le développement de ces compétences. Ce processus d'évaluation vous permet d'identifier les défis persistants qui pourraient entraver leur développement de compétences et d'adapter votre approche de formation en conséquence. En comprenant les domaines spécifiques où votre équipe pourrait rencontrer des difficultés, vous pouvez adapter vos programmes de formation et ressources pour combler ces lacunes et fournir le soutien nécessaire.

De plus, il est crucial de fournir des opportunités d'amélioration continue des compétences pour maintenir la pertinence et la compétitivité de votre équipe dans un environnement en constante évolution. La santé numérique est un domaine en rapide évolution, avec l'émergence de nouvelles technologies et des avancées constantes. Pour rester en avance, il est primordial d'offrir des occasions d'apprentissage continu afin d'accroître les connaissances de votre équipe et de rester informé des dernières tendances et pratiques exemplaires. Ces opportunités peuvent prendre la forme d'ateliers, de conférences, de cours en ligne ou même de programmes de mentorat.

En évaluant régulièrement les besoins et les lacunes en matière de compétences et de capacités en santé numérique, ainsi qu'en surveillant attentivement les progrès de vos équipes, vous garantissez que votre organisation dispose des compétences et des connaissances nécessaires pour prospérer dans le secteur de la santé numérique. Cette approche proactive vous permet de relever les défis potentiels et d'apporter le soutien continu indispensable à la réussite de votre équipe. En investissant dans leur développement professionnel et en proposant des opportunités d'amélioration continue des compétences, vous favorisez une culture d'apprentissage et de croissance perpétuels au sein de votre organisation. Ces efforts bénéficieront non seulement aux membres individuels de votre équipe, mais contribueront aussi au succès global de votre organisation dans le domaine de la santé numérique.

6.1.2. Comment élaborer et mettre en œuvre des programmes de formation et d'apprentissage en santé numérique ?

Pour développer et mettre en œuvre des programmes de formation et d'apprentissage efficaces en santé numérique, il est essentiel de suivre une série d'étapes clés. La première étape consiste à comprendre les besoins spécifiques de cette formation et de cet apprentissage. Pour ce faire, une évaluation complète des compétences existantes au sein de l'organisation ou de la communauté est nécessaire pour identifier les domaines à améliorer. En comprenant les besoins spécifiques, il devient plus facile de déterminer les objectifs de formation sur lesquels se concentrer pour combler ces lacunes et améliorer les capacités en santé numérique.

Une fois les besoins spécifiques identifiés, la prochaine étape consiste à définir des objectifs clairs et mesurables pour le programme de formation en santé numérique. Ces objectifs doivent être tangibles et réalisables, permettant aux participants d'évaluer leur progression et leur succès tout au long du processus de formation. En fixant des objectifs clairs, il devient plus facile de suivre l'impact et l'efficacité du programme et de s'assurer qu'il atteint les objectifs fixés. De plus, des objectifs mesurables aident les participants à comprendre clairement ce qui est attendu d'eux pendant le programme de formation, renforçant ainsi leur engagement et leur motivation à apprendre.

En plus d'identifier les besoins et de définir des objectifs clairs, il est également important de concevoir un programme de formation en santé numérique engageant et interactif. Cela implique d'intégrer diverses méthodes d'apprentissage telles que des modules en ligne, des simulations virtuelles, des études de cas et des discussions interactives. En rendant le programme de formation interactif et pratique, les participants sont plus susceptibles de s'engager activement et de retenir les informations enseignées. De plus, l'intégration de scénarios et exemples réels aide les participants à voir l'application pratique de leur apprentissage, le rendant plus pertinent et percutant.

Une fois les objectifs et le public cible identifiés, il est essentiel de sélectionner les ressources appropriées pour le programme de formation en santé numérique. Ces ressources peuvent inclure des modules de formation en ligne, des manuels, des vidéos, des outils de simulation, etc. Il est important que ces ressources soient accessibles aux apprenants, faciles à naviguer et à jour. De plus, elles doivent être basées sur des preuves pour garantir l'exactitude et la fiabilité des informations fournies.

La mise en œuvre du programme de formation est une phase cruciale qui nécessite une planification et une exécution minutieuses. Fournir un soutien adéquat aux apprenants durant cette phase est important. Cela peut se faire par divers moyens tels que l'accès à des formateurs ou des mentors qui peuvent répondre à toutes les questions ou difficultés rencontrées par les apprenants. Des retours réguliers et des évaluations doivent également être effectués pour suivre la progression des apprenants et identifier les domaines qui pourraient nécessiter des améliorations ou un soutien supplémentaire.

Enfin, il est essentiel d'évaluer régulièrement l'efficacité du programme de formation en santé numérique. Cela peut être fait à travers des enquêtes de satisfaction, des évaluations et des évaluations de performance. En recueillant les retours des participants et en mesurant leur progression, il est possible d'identifier les domaines à améliorer ou les modifications à apporter au programme de formation. Une évaluation régulière garantit que le programme reste aligné sur les besoins évolutifs de l'industrie ou de la communauté et continue d'ajouter de la valeur en améliorant les capacités en santé numérique.

6.1.3. Comment assurer le suivi et l'amélioration continue des capacités et des compétences en santé numérique ?

Pour garantir une surveillance continue et l'amélioration des capacités et compétences en santé numérique, il est essentiel de mettre en œuvre diverses stratégies. Une de ces stratégies consiste à établir des indicateurs de performance clairs pour mesurer efficacement l'efficacité des capacités et compétences en santé numérique au sein d'une organisation de soins de santé. Ces indicateurs de performance peuvent englober des mesures telles que la satisfaction des patients, la réduction des erreurs médicales et l'amélioration des résultats de santé. En définissant ces indicateurs, les organisations de santé peuvent évaluer leurs progrès dans la mise en œuvre de la technologie de santé numérique et identifier les domaines à améliorer.

En plus de définir des indicateurs de performance, la réalisation d'évaluations périodiques est une autre stratégie clé pour surveiller et améliorer les capacités et compétences en santé numérique. Ces évaluations aident à évaluer l'état actuel de la santé numérique au sein de l'organisation et à identifier les domaines nécessitant un développement supplémentaire. Grâce à ces évaluations, les organisations peuvent cibler les besoins en formation, mettre à jour les politiques et procédures, et allouer efficacement les ressources. Les évaluations régulières permettent également de suivre les progrès au fil du temps et de garantir une amélioration continue des capacités en santé numérique.

Solliciter les retours des professionnels de la santé, des patients et des parties prenantes sur leur utilisation des technologies de santé numériques est crucial pour une amélioration continue. Ces retours peuvent offrir des insights précieux sur les forces et les faiblesses des systèmes de santé numérique existants, aidant à identifier les obstacles rencontrés par les utilisateurs et contribuant au développement d'interfaces conviviales et de fonctionnalités. La recherche active de retours de la part de toutes les parties prenantes garantit que les capacités de santé numérique répondent aux besoins et attentes des utilisateurs.

La surveillance continue et l'amélioration des capacités de santé numérique impliquent également l'analyse des données collectées pour évaluer les performances actuelles. En examinant régulièrement les données, les organisations de santé peuvent cibler les forces et les domaines à améliorer. Cette analyse peut aider à cibler les lacunes en matière de connaissances ou de compétences, permettant la mise en place d'initiatives de formation ciblées et de programmes de développement.

De plus, offrir des programmes de formation continue aux professionnels de la santé est une autre stratégie essentielle pour maintenir les capacités de santé numérique à jour. La technologie évolue constamment, et les professionnels de la santé doivent rester informés des dernières avancées pour offrir des soins optimaux. En proposant des opportunités de formation continue, les organisations de santé peuvent garantir que leurs employés disposent des connaissances et compétences nécessaires pour utiliser efficacement les outils et technologies de santé numérique.

Favoriser une culture de partage des connaissances et de collaboration entre les professionnels de la santé est crucial pour l'amélioration continue des capacités de santé numérique. Lorsque les professionnels de la santé ont la possibilité de partager leur expertise et d'apprendre les uns des autres, cela crée un environnement où chacun peut bénéficier des connaissances collectives. La collaboration encourage également l'innovation et l'exploration de nouvelles idées, renforçant ainsi les capacités de santé numérique.

Pour garantir que les organisations restent à la pointe de la santé numérique, il est crucial de rester informé des dernières avancées et tendances dans le domaine. En surveillant de près les nouvelles technologies, outils et innovations, les organisations peuvent identifier des opportunités pour améliorer leurs capacités de santé numérique et les aligner sur les évolutions de l'industrie.

Le benchmarking est une autre stratégie clé pour assurer une amélioration continue de la santé numérique. En comparant les capacités de santé numérique d'une organisation aux normes et benchmarks de l'industrie, les organisations peuvent identifier les forces et les domaines à améliorer. Ce processus permet aux organisations de définir des objectifs et des cibles d'amélioration, les aidant à rester compétitives et à fournir des services de santé numérique de haute qualité.

Établir des boucles de rétroaction est essentiel pour collecter et analyser des données sur l'efficacité et l'impact des capacités de santé numérique. En recueillant les retours des patients, des prestataires de soins de santé et d'autres parties prenantes, les organisations peuvent obtenir des insights précieux sur les résultats de leurs initiatives de santé numérique. Ces retours peuvent être utilisés pour identifier les succès et les domaines à améliorer, permettant aux organisations de prendre des décisions basées sur les données pour renforcer leurs capacités de santé numérique.

Promouvoir une culture d'amélioration continue au sein de l'organisation est crucial pour garantir une croissance et un développement continus dans le domaine de la santé numérique. En encourageant les employés à rechercher activement des opportunités d'apprentissage et de développement professionnel, les organisations peuvent favoriser une culture d'innovation et d'adaptabilité. Cette culture permettra aux employés d'adopter de nouvelles technologies et approches en matière de santé numérique, facilitant une amélioration continue des capacités de l'organisation.

Enfin, il est important que les organisations passent régulièrement en revue et mettent à jour leurs politiques de santé numérique. Comme le paysage de la santé numérique évolue rapidement, les politiques doivent être flexibles et adaptables aux nouvelles évolutions. En revisitant régulièrement leurs politiques, les organisations peuvent garantir qu'elles sont alignées sur les normes et les meilleures pratiques de l'industrie, leur permettant de fournir des services de santé numérique sûrs et efficaces.

6.2. Les recommandations pour améliorer l'accès et l'usage des technologies numériques dans le secteur de la santé

Face à l'émergence croissante des technologies numériques dans le domaine de la santé, il devient impératif d'identifier et de mettre en œuvre des recommandations stratégiques visant à améliorer l'accès et l'usage de ces innovations. Ces recommandations permettent de répondre aux défis liés à l'adoption des technologies numériques, ainsi qu'à l'optimisation de leur impact sur les soins de santé. En analysant les meilleures pratiques et les enseignements tirés des expériences passées, cette section explore les recommandations clés destinées à favoriser une intégration efficace des technologies numériques, garantissant ainsi des soins de santé plus accessibles, efficients et centrés sur les patients.

6.2.1. Comment assurer l'accessibilité, l'abordabilité et la fiabilité des technologies numériques pour les usagers et les professionnels de la santé ?

Pour garantir l'accessibilité, l'abordabilité et la fiabilité des technologies numériques pour les utilisateurs et les professionnels de la santé, plusieurs mesures clés doivent être mises en œuvre. Tout d'abord, un investissement significatif dans le développement et l'amélioration de l'infrastructure numérique est crucial. Cela inclut garantir une connectivité internet robuste et des réseaux de télécommunications capables de répondre à la demande croissante de technologies numériques dans le secteur de la santé. En investissant dans cette infrastructure, un accès fiable aux outils numériques et aux ressources peut être fourni aux utilisateurs et aux professionnels de la santé.

Ensuite, des mesures doivent être prises pour surmonter les obstacles financiers associés aux technologies numériques. Cela peut être réalisé par divers moyens, tels que l'octroi de subventions ou d'aides financières aux particuliers ou aux organisations de santé pour l'achat des appareils et logiciels numériques nécessaires. De plus, la recherche de partenariats avec des sociétés technologiques ou la mise en place de modèles de partage des coûts peuvent aider à rendre les technologies numériques plus abordables pour toutes les parties prenantes.

Il est également essentiel de concevoir les technologies numériques en adoptant une approche centrée sur l'utilisateur. Cela implique de prioriser les besoins et les préférences des utilisateurs et des professionnels de la santé dans le processus de conception. En intégrant les retours des utilisateurs et en réalisant des tests de convivialité, des outils numériques intuitifs et conviviaux adaptés aux besoins spécifiques du secteur de la santé peuvent être créés. Cela permettra non seulement d'améliorer l'accessibilité, mais aussi d'améliorer l'expérience globale de l'utilisateur et d'augmenter les taux d'adoption parmi les professionnels de la santé.

Garantir l'accessibilité, l'abordabilité et la fiabilité des technologies numériques est essentiel dans le paysage actuel des soins de santé. Pour atteindre cet objectif, une formation et un soutien complets doivent être fournis aux professionnels de la santé et aux utilisateurs. En améliorant leur alphabétisation numérique et leurs compétences dans l'utilisation des technologies numériques, ils peuvent exploiter efficacement ces outils pour améliorer les soins et les résultats des patients. Les programmes de formation devraient couvrir un large éventail de sujets, y compris les compétences informatiques de base, la navigation dans les dossiers médicaux électroniques (DME) et l'utilisation des plateformes de télémédecine. De plus, un soutien continu et l'accès à des ressources doivent être disponibles pour résoudre les défis ou les questions qui pourraient survenir lors de l'adoption et de l'utilisation des technologies numériques.

L'interopérabilité et l'échange de données sans heurts entre différents systèmes de santé numériques sont essentiels pour garantir un flux d'informations efficace au sein de l'écosystème de la santé. Les données de santé doivent circuler facilement entre les DME, les plateformes de télémédecine et d'autres outils de santé numériques pour offrir une vue d'ensemble complète de l'historique de santé d'un patient. Cette interopérabilité permet aux professionnels de la santé de prendre des décisions plus éclairées, de réduire la duplication des tests et des procédures, et d'améliorer la sécurité des patients. Mettre l'accent sur l'importance de l'interopérabilité lors du développement et de la mise en œuvre des systèmes de santé numériques est crucial. Des formats de données normalisés et des protocoles doivent être établis pour faciliter l'intégration et l'échange de données entre différents systèmes.

Pour garantir l'accessibilité, l'abordabilité et la fiabilité des technologies numériques pour les utilisateurs et les professionnels de santé, il est essentiel de mettre en place des mesures d'assurance qualité et des cadres réglementaires. Cela garantira la fiabilité et la sécurité des technologies de santé numériques. En définissant des normes et des lignes directrices pour le développement et l'utilisation de ces technologies, nous pouvons nous assurer qu'elles répondent aux exigences nécessaires en termes d'accessibilité et de fiabilité. De plus, les cadres réglementaires peuvent aider à identifier les risques ou les vulnérabilités potentiels découlant de l'utilisation de ces technologies, renforçant ainsi leur sécurité globale.

Il est crucial de surveiller et d'évaluer en continu l'accessibilité, l'abordabilité et la fiabilité des technologies numériques pour identifier d'éventuelles lacunes ou problèmes et prendre les mesures nécessaires pour les résoudre. Les évaluations régulières peuvent aider à repérer les domaines nécessitant des améliorations, notamment en améliorant la convivialité des outils de santé numérique et en veillant à ce qu'ils restent abordables pour tous les utilisateurs. En surveillant constamment ces facteurs, nous pouvons garantir que les technologies numériques restent accessibles, abordables et fiables à la fois pour les utilisateurs et les professionnels de santé.

Promouvoir la collaboration et les partenariats entre les parties prenantes, y compris les organismes de santé, les fournisseurs de technologie, les gouvernements et d'autres entités pertinentes, est essentiel. En travaillant ensemble, ces parties peuvent rassembler leurs ressources, leur expertise et leurs perspectives pour élaborer des stratégies et des solutions efficaces. Les efforts de collaboration peuvent aider à identifier les défis en matière d'accessibilité et d'abordabilité et à concevoir des moyens innovants pour les surmonter. Les partenariats peuvent conduire à partager les meilleures pratiques et les protocoles normalisés, renforçant la fiabilité des technologies numériques dans les environnements de soins de santé.

Encourager la recherche et l'innovation dans le domaine de la santé numérique est une autre mesure clé pour atteindre les objectifs d'accessibilité, d'abordabilité et de fiabilité. Investir dans la recherche et le développement permet aux professionnels de santé d'explorer de nouvelles technologies et solutions plus accessibles, abordables et fiables. Cela peut impliquer le développement d'interfaces conviviales pour les plateformes numériques, la création de modèles de tarification abordables pour les technologies de santé et la garantie d'une connectivité fiable pour les utilisateurs. La recherche et l'innovation peuvent également conduire à la découverte de nouvelles approches, telles que la télémédecine ou les systèmes de surveillance à distance, améliorant l'accès aux services de santé et réduisant les coûts.

Promouvoir des politiques et des réglementations qui soutiennent ces principes est essentiel. Soutenir activement le développement et la mise en œuvre de telles politiques peut favoriser une atmosphère propice à l'innovation et à l'investissement dans les technologies de santé numérique. Cela non seulement améliore l'accessibilité de ces technologies à une base d'utilisateurs plus large, mais garantit également leur abordabilité et leur fiabilité.

La défense de politiques qui améliorent l'accessibilité implique des efforts pour éliminer les obstacles qui empêchent certains groupes d'accéder aux technologies de santé numérique. Cela inclut la garantie que les appareils et applications sont conçus pour répondre aux besoins diversifiés des utilisateurs en offrant des options linguistiques et en prenant en compte les personnes en situation de handicap. De plus, les politiques peuvent aborder les problèmes de connectivité pour garantir un accès uniforme à des services Internet fiables pour tous les utilisateurs.

L'abordabilité est un autre aspect essentiel de l'accessibilité aux technologies de santé numérique. Des politiques peuvent être formulées pour stimuler la concurrence et réduire les prix des appareils et services. Des mesures telles que des incitations fiscales pour les entreprises produisant des solutions rentables ou des programmes de financement pour aider les prestataires de soins de santé à adopter les technologies de santé numérique peuvent être mises en place.

De plus, les réglementations sont fondamentales pour garantir la fiabilité des technologies de santé numérique. En établissant des normes et des lignes directrices, les décideurs politiques peuvent veiller à ce que ces technologies répondent à des critères spécifiques en termes de qualité et de sécurité. Cela inclut des aspects tels que la confidentialité des données, la sécurité, et la précision et l'efficacité des outils de diagnostic ou des algorithmes de traitement. Un suivi et une évaluation réguliers peuvent également être introduits pour maintenir la conformité avec ces réglementations.

La mise en œuvre de mesures visant à garantir l'accessibilité, l'abordabilité et la fiabilité des technologies numériques nécessite une stratégie globale. Les politiques devraient aborder des défis tels que les dépenses, les limitations de l'infrastructure et l'assistance aux utilisateurs. Les gouvernements et les établissements de santé peuvent jouer un rôle clé en encourageant l'intégration des technologies numériques en fournissant des incitations financières ou des subventions aux prestataires de soins de santé pour investir dans ces outils. De plus, l'amélioration de l'infrastructure, comme l'extension de l'accès à large bande dans les régions rurales, peut améliorer l'accessibilité pour les utilisateurs. Des évaluations régulières de la fiabilité et de la sécurité des systèmes de santé numériques devraient également être effectuées pour identifier les vulnérabilités potentielles et atténuer les risques. Grâce à la mise en œuvre de ces mesures, nous pouvons établir un environnement où les technologies numériques sont facilement accessibles, économiques et fiables pour les professionnels de la santé et les utilisateurs.

6.2.2. Comment promouvoir l'adoption et l'utilisation des technologies numériques par les usagers et les professionnels de la santé ?

Promouvoir l'adoption et l'utilisation des technologies numériques dans le secteur des soins de santé est une tâche essentielle qui nécessite une approche globale et multidimensionnelle. Diverses sources réputées, dont l'OMS, fournissent des indications précieuses sur les stratégies efficaces qui peuvent être employées pour atteindre cet objectif. L'une de ces stratégies consiste à proposer aux professionnels de la santé des programmes de formation solides visant à les familiariser avec les avantages et les applications des technologies numériques dans le domaine de la santé. En s'assurant que les professionnels de la santé disposent des connaissances et des compétences nécessaires, ils peuvent intégrer efficacement les technologies numériques dans leur pratique et améliorer les soins aux patients.

En outre, fournir des preuves de la valeur et du retour sur investissement des technologies numériques peut également jouer un rôle crucial dans la promotion de leur adoption. De nombreux professionnels de la santé peuvent hésiter à adopter de nouvelles technologies en raison de préoccupations liées à la rentabilité et à l'efficacité. En fournissant des preuves solides démontrant l'impact positif des technologies numériques sur l'amélioration des résultats pour les patients et la rationalisation des processus de soins de santé, il est possible d'apaiser ces inquiétudes. Ces preuves peuvent prendre la forme d'études de cas, d'études de recherche et d'exemples concrets qui mettent en évidence les avantages tangibles de l'utilisation des technologies numériques dans les établissements de soins de santé.

Une autre stratégie possible consiste à mettre en œuvre des programmes d'incitation et de reconnaissance pour les professionnels de la santé et les organisations qui adoptent et utilisent avec succès les technologies numériques. En offrant des récompenses et des reconnaissances, les professionnels de la santé sont motivés pour adopter ces technologies, ce qui permet d'améliorer les soins et les résultats pour les patients. Les organisations peuvent également bénéficier de ces programmes en étant reconnues pour leur engagement en faveur de l'innovation numérique dans les soins de santé.

Un autre moyen important admet d'encourager la collaboration et les partenariats entre les organismes de santé, les fournisseurs de technologies de l'information et les autres parties prenantes. La collaboration favorise l'échange de connaissances, d'expertise et de ressources, ce qui permet de développer des solutions innovantes. En travaillant ensemble, les organismes de soins de santé peuvent bénéficier de l'expertise technique des fournisseurs de technologies de l'information et vice versa. Cette collaboration favorise également le partage des meilleures pratiques et des enseignements tirés, ce qui permet une mise en œuvre et une utilisation réussies des technologies numériques dans le secteur des soins de santé.

En outre, les partenariats avec d'autres parties prenantes, telles que les agences gouvernementales et les institutions académiques, peuvent soutenir davantage l'adoption et l'utilisation des technologies numériques. Ces partenariats peuvent faciliter l'accès au financement, aux possibilités de recherche et au soutien politique. En impliquant les différentes parties prenantes dans la promotion des technologies numériques, il est possible d'adopter une approche holistique, en tenant compte des divers besoins et perspectives de toutes les parties concernées.

Pour garantir une utilisation efficace de ces technologies, il est essentiel de les concevoir en tenant compte de l'utilisateur. Cela signifie qu'il faut tenir compte des besoins et des préférences des utilisateurs et des professionnels de la santé lors de l'élaboration d'outils et de plateformes numériques. En adoptant une approche centrée sur l'utilisateur, les organismes de santé peuvent créer des technologies numériques intuitives, faciles à naviguer et adaptées aux besoins spécifiques des utilisateurs. L'adoption et l'utilisation de ces technologies s'en trouveront facilitées, car les utilisateurs les trouveront plus accessibles et plus utiles dans leurs activités quotidiennes de soins de santé.

Outre la conception de technologies numériques centrées sur l'utilisateur, il est important d'identifier et de surmonter les obstacles qui entravent leur adoption et leur utilisation. Ces obstacles peuvent aller d'un manque de culture numérique chez les professionnels de la santé à des préoccupations concernant la vie privée et la sécurité. En comprenant les défis spécifiques auxquels sont confrontées les différentes parties prenantes, les organismes de soins de santé peuvent élaborer des stratégies ciblées pour lever ces obstacles. Il peut s'agir de proposer des programmes de formation et des ressources pour améliorer les compétences numériques, de mettre en œuvre des mesures solides de protection de la vie privée et de sécurité, et de s'attaquer aux idées fausses ou aux craintes liées aux technologies numériques. En surmontant ces obstacles, non seulement on augmentera l'adoption et l'utilisation des technologies numériques, mais on s'assurera aussi qu'elles sont utilisées efficacement pour améliorer les résultats des soins de santé.

En outre, il est essentiel de fournir un soutien continu, une assistance technique et des conseils pour promouvoir l'adoption et l'utilisation des technologies numériques dans les soins de santé. Les professionnels de la santé et les utilisateurs peuvent rencontrer des difficultés techniques ou avoir des questions concernant l'utilisation de ces technologies. En offrant un soutien continu, les organisations peuvent répondre rapidement à ces préoccupations et fournir une assistance en temps utile. Cela peut se faire par le biais de services d'assistance dédiés, de forums en ligne ou même de sessions de formation personnalisées. En outre, les organismes de soins de santé devraient également fournir régulièrement des mises à jour et des conseils sur les meilleures pratiques d'utilisation des technologies numériques dans les établissements de soins. Cela permettra aux utilisateurs de tirer le meilleur parti de ces outils et de maximiser leurs avantages dans la prestation de services de santé de qualité.

Il est essentiel de mettre en place des politiques et des réglementations de soutien. Ces politiques devraient viser à inciter les prestataires et les professionnels de santé à adopter les technologies numériques en proposant des incitations financières, des programmes de formation et des cadres réglementaires qui favorisent leur utilisation. En outre, les gouvernements devraient s'efforcer de créer un environnement favorable en investissant dans l'infrastructure numérique, en garantissant la confidentialité et la sécurité des données et en encourageant la collaboration entre les différentes parties prenantes du secteur des soins de santé.

L'une des stratégies visant à promouvoir l'adoption des technologies numériques dans le secteur des soins de santé consiste à élaborer des politiques qui encouragent l'interopérabilité et le partage des données. Pour ce faire, il faut mettre en œuvre des protocoles et des formats de données normalisés qui permettent aux différents systèmes et dispositifs de soins de santé de communiquer entre eux de manière transparente. En décloisonnant les données et en permettant l'échange d'informations, les professionnels de la santé peuvent avoir accès à des données complètes sur les patients, ce qui permet de poser des diagnostics plus précis et d'obtenir de meilleurs résultats thérapeutiques.

En outre, pour promouvoir l'adoption des technologies numériques dans les soins de santé, il faut s'attaquer à des obstacles tels que le coût, l'accessibilité et la culture numérique. Les gouvernements peuvent jouer un rôle important dans la réduction de ces obstacles en subventionnant les solutions de santé numérique, en garantissant l'égalité d'accès aux services de santé et en investissant dans des programmes d'alphabétisation numérique pour les professionnels de la santé et les utilisateurs. En rendant les technologies numériques plus abordables et plus accessibles, un plus grand nombre de prestataires et d'utilisateurs de soins de santé seront encouragés à adopter ces outils, ce qui permettra d'améliorer l'efficacité et la qualité des soins.

L'un des aspects cruciaux est d'assurer un accès équitable aux outils et plateformes de santé numérique. En rendant ces technologies accessibles à tous les patients, indépendamment de leur statut socio-économique ou de leur situation géographique, nous pouvons combler le fossé des disparités en matière de soins de santé. Les outils de santé numérique peuvent fournir un accès à distance aux services de santé, ce qui permet aux personnes vivant dans des zones mal desservies de recevoir des soins de qualité en temps voulu. En outre, ces outils peuvent permettre aux individus de prendre en main leur propre santé en leur fournissant les informations et les ressources nécessaires pour prendre des décisions éclairées concernant leur bien-être.

Une autre stratégie clé consiste à mettre en évidence le potentiel des outils de santé numérique pour lutter contre les disparités en matière de santé et promouvoir des modes de vie actifs. En montrant comment ces technologies peuvent s'attaquer à des problèmes de santé spécifiques, tels que les maladies chroniques ou les troubles mentaux, nous pouvons encourager leur adoption par les utilisateurs et les professionnels de la santé. Par exemple, les dispositifs portables et les applications mobiles peuvent aider les individus à surveiller leur niveau d'activité physique, les encourageant ainsi à adopter un mode de vie plus actif. En outre, les plateformes de santé numérique peuvent fournir des recommandations et des interventions personnalisées pour gérer des maladies chroniques telles que le diabète ou l'hypertension. En soulignant l'impact positif de ces outils sur la santé, nous pouvons motiver les utilisateurs et les professionnels de la santé à les intégrer dans leurs pratiques quotidiennes.

Pour ce faire, on peut présenter des études de cas réussies et des exemples concrets où les technologies numériques ont permis d'améliorer les résultats pour les patients, d'accroître l'efficacité et de réduire les coûts. En mettant en évidence l'impact positif de ces technologies, les professionnels de la santé peuvent mieux comprendre comment ils peuvent les intégrer dans leur pratique quotidienne et comment elles peuvent être bénéfiques à la fois pour eux et pour leurs patients.

6.2.3. Comment garantir la satisfaction et la fidélisation des usagers et des professionnels de la santé vis-à-vis des technologies numériques ?

Dans un monde de plus en plus numérique, il est crucial de prioriser les besoins et préférences de ceux qui dépendent de ces technologies pour leurs besoins de santé. Diverses approches stratégiques ont été suggérées par des sources consultées pour aborder cette question. Une de ces approches consiste à mettre en place des mécanismes pour mesurer la satisfaction des professionnels de la santé, en particulier en ce qui concerne leurs logiciels spécialisés. Cette recommandation est soulignée dans le document du gouvernement français sur la feuille de route pour la santé numérique. En mesurant la satisfaction des professionnels de la santé à l'égard de leurs outils numériques, il devient possible de cibler les domaines à améliorer et de résoudre les problèmes émergents. Cela améliore non seulement l'expérience utilisateur globale, mais renforce également la fidélité des professionnels de la santé aux technologies numériques qu'ils utilisent dans leur travail.

Une autre approche stratégique mentionnée est le soutien aux personnes âgées et aux professionnels de la santé dans l'utilisation des nouvelles technologies. Ce soutien peut être fourni par le biais de moyens tels que des cours de formation, en veillant à un accès Internet facile et en promouvant l'utilisation de nouvelles technologies. Offrir des cours de formation permet aux personnes âgées et aux professionnels de la santé d'acquérir les compétences et les connaissances nécessaires pour utiliser efficacement les technologies numériques. Un accès Internet facile est essentiel pour les aider à rester connectés et à accéder à des informations et ressources pertinentes. De plus, la promotion de l'utilisation de nouvelles technologies peut combler les écarts générationnels et garantir un accès égal aux outils numériques pour tous.

De plus, il est recommandé de guider les professionnels de la santé dans le choix et l'utilisation de nouvelles technologies en leur fournissant des recommandations appropriées et une formation. Avec les avancées rapides de la santé numérique, il est crucial pour les professionnels de la santé de rester à jour et bien informés sur les dernières technologies disponibles. En offrant des conseils et une formation, les professionnels de la santé peuvent prendre des décisions éclairées sur les outils numériques qu'ils utilisent, ce qui conduit à des soins de qualité supérieure et à des résultats améliorés.

Une autre approche stratégique pour améliorer la satisfaction et la fidélité aux technologies numériques est de promouvoir la communication et la transparence. Cela implique de solliciter les retours et les contributions des professionnels, des membres de la famille, des amis et des utilisateurs. En impliquant ces parties prenantes dans les discussions et les processus décisionnels concernant les technologies numériques, une perspective plus holistique peut être obtenue. Cela permet non seulement d'identifier les problèmes ou les préoccupations, mais fournit également des informations précieuses sur la manière dont ces technologies peuvent être optimisées au bénéfice des utilisateurs et des professionnels de la santé.

De plus, la communication et la transparence concernant les technologies numériques aident également à instaurer la confiance et la crédibilité parmi les utilisateurs et les professionnels de la santé. Lorsqu'ils sentent que leurs opinions sont valorisées et prises en compte, ils sont plus susceptibles d'être satisfaits de la technologie mise en place. Cela favorise la fidélité aux outils numériques et encourage une adoption et une utilisation accrues.

Dans l'ensemble, en guidant les professionnels de la santé dans le choix et l'utilisation de nouvelles technologies et en favorisant la communication et la transparence, les organisations peuvent garantir la satisfaction et la fidélité des utilisateurs et des professionnels de la santé envers les technologies numériques. Ces approches stratégiques améliorent non seulement l'expérience utilisateur, mais contribuent également à améliorer les résultats de santé.

6.3. Les recommandations pour harmoniser et réguler les technologies numériques dans le secteur de la santé

L'intégration croissante des technologies numériques dans le secteur de la santé a engendré un besoin crucial d'harmonisation et de régulation pour garantir leur utilisation efficace et éthique. Dans cet environnement en constante évolution, l'établissement de recommandations claires et pertinentes est essentiel pour encadrer l'utilisation des technologies numériques, favoriser leur intégration harmonieuse dans les pratiques de santé, et préserver la confidentialité et la sécurité des données de santé. En s'appuyant sur les enseignements tirés des bonnes pratiques et des expériences internationales, cette section explore les recommandations clés visant à promouvoir une harmonisation et une régulation efficaces des technologies numériques dans le domaine de la santé.

6.3.1. Comment définir et appliquer un cadre juridique, fiscal et réglementaire adapté aux technologies numériques dans le secteur de la santé ?

Pour établir un cadre juridique, fiscal et réglementaire adapté aux technologies numériques dans le secteur de la santé au Cameroun, il est crucial de prendre en considération les recommandations stratégiques de diverses sources. Parmi celles-ci figure le Plan stratégique national pour la santé numérique, qui évalue le cadre normatif actuel. Cette évaluation vise à identifier les lacunes et les domaines nécessitant des améliorations pour créer un cadre plus complet en adéquation avec les exigences et les avancées de la santé numérique.

Actuellement, le Cameroun ne dispose pas d'un cadre juridique spécifique dédié à la santé numérique, mais cela n'implique pas un manque d'instruments juridiques et réglementaires pour soutenir son développement. Des lois et des règlements existent et peuvent être adaptés pour relever les défis et saisir les opportunités offertes par les technologies numériques dans le secteur de la santé. Ces instruments constituent une base solide pour mettre en place un cadre juridique complet qui favorise l'utilisation sûre et efficace des technologies numériques en matière de soins de santé.

Pour une intégration réussie des technologies numériques dans le secteur de la santé au Cameroun, il est essentiel d'établir un cadre juridique, fiscal et réglementaire spécifiquement adapté à ces avancées. Plusieurs recommandations stratégiques ont été formulées pour atteindre cet objectif, telles que la création d'une plateforme numérique par l'administration fiscale camerounaise pour faciliter la conformité fiscale des contribuables. Cette mise en lumière de l'importance de la coordination entre les aspects fiscaux et les technologies numériques souligne leur rôle crucial dans l'évolution du paysage numérique en matière de soins de santé.

Cependant, il est à noter que l'élaboration d'un cadre juridique ne suffit pas en soi. La formation du personnel de santé et le déploiement d'infrastructures appropriées sont des aspects tout aussi essentiels. Les professionnels de la santé doivent acquérir les compétences nécessaires pour utiliser efficacement les technologies numériques, notamment en matière de sécurité des données des patients, de télémédecine et de communication numérique avec les patients. En investissant dans des programmes de formation complets, le Cameroun peut garantir que le personnel de santé est prêt à tirer parti des technologies numériques pour améliorer les soins aux patients.

De plus, le déploiement d'infrastructures adéquates est indispensable pour une intégration réussie des technologies numériques dans le secteur de la santé. Cela englobe une connectivité internet fiable, des installations de stockage de données sécurisées et des systèmes interopérables facilitant l'échange d'informations entre les prestataires de soins de santé. En accordant une priorité au développement d'infrastructures robustes, le Cameroun peut créer un environnement propice à l'utilisation efficace des technologies numériques dans le secteur de la santé.

6.3.2. Comment assurer la coordination et la collaboration entre les acteurs et les partenaires de la santé numérique au Cameroun ?

Pour assurer une coordination et une collaboration efficaces entre les parties prenantes et les partenaires de la santé numérique au Cameroun, il est crucial de s'appuyer sur le Plan Stratégique National pour la Santé Numérique au Cameroun. Ce plan, facilité par des partenaires techniques et financiers, offre un cadre directeur pour aligner les efforts et promouvoir la collaboration entre les parties prenantes. En utilisant ce plan, les parties prenantes peuvent avoir une compréhension claire des objectifs globaux des initiatives de santé numérique dans le pays. Il fournit un langage commun et une orientation à toutes les parties impliquées, garantissant que les efforts sont rationalisés et axés sur la réalisation des résultats souhaités.

Une considération stratégique pour favoriser la coordination et la collaboration consiste à organiser des ateliers interactifs impliquant les acteurs clés. Ces ateliers permettent aux parties prenantes de se réunir, d'échanger des idées, de partager les meilleures pratiques et d'identifier les domaines de synergie. À travers des discussions interactives et des sessions de remue-méninges, les parties prenantes peuvent obtenir des informations sur les perspectives, les défis et l'expertise de chacun. Cela aide à établir une confiance mutuelle et une compréhension, qui sont essentielles pour une collaboration efficace. Les ateliers peuvent également servir de plateforme pour aborder les conflits ou les désaccords, permettant aux parties prenantes de trouver un terrain d'entente et de travailler vers des objectifs communs.

En plus des ateliers, l'examen de documents peut également être un outil précieux pour promouvoir la coordination et la collaboration. En examinant les documents existants liés à la santé numérique au Cameroun, les parties prenantes peuvent acquérir une compréhension globale de la situation actuelle, des initiatives en cours et des plans futurs. Cela leur permet d'identifier les lacunes, d'aligner leurs efforts sur les stratégies existantes et d'éviter la duplication des efforts. L'examen de documents offre également aux parties prenantes la possibilité de partager leurs idées et suggestions d'amélioration, garantissant la mise à jour et la pertinence des considérations stratégiques.

Il est crucial de souligner la position unique des partenaires internationaux. Reconnaître leur rôle dans la promotion, le soutien et le suivi des initiatives de santé numérique est essentiel. Cette reconnaissance peut être appuyée par des publications pertinentes mettant en lumière l'expertise et les ressources que les partenaires internationaux apportent à la table. En reconnaissant leur position unique, les parties prenantes locales peuvent tirer parti des connaissances et de l'expérience des partenaires internationaux pour promouvoir le développement et la mise en œuvre de solutions de santé numérique au Cameroun.

L'un des défis majeurs de la coordination et de la collaboration avec divers intervenants dans le domaine de la santé numérique réside dans le risque de conflits et de concurrence. Les parties prenantes peuvent avoir des priorités, compétences et approches différentes. Pour relever ce défi, il est crucial de favoriser une collaboration harmonieuse entre tous les acteurs concernés. Cela passe par l'établissement de canaux de communication clairs, le partage des meilleures pratiques et l'alignement des objectifs. En favorisant un environnement de collaboration où toutes les parties travaillent vers une vision commune, il est possible d'atténuer les conflits potentiels et d'exploiter les synergies pour le bénéfice des initiatives de santé numérique au Cameroun.

Il est également essentiel de reconnaître que la coordination et la collaboration nécessitent l'engagement actif de toutes les parties prenantes. Cela inclut les agences gouvernementales, les prestataires de soins de santé, les entreprises technologiques, les organisations à but non lucratif et les institutions académiques. Chaque intervenant joue un rôle unique dans la promotion de la santé numérique au Cameroun, et leurs contributions doivent être valorisées. En créant une plateforme de dialogue ouvert et de collaboration, toutes les parties prenantes peuvent unir leurs efforts pour relever les défis, partager les ressources et stimuler l'innovation dans le secteur de la santé numérique.

Pour garantir une coordination efficace entre les acteurs de la santé numérique au Cameroun, il est important de s'aligner sur des initiatives mondiales telles que l'indice mondial de santé numérique (GDHI). Ce cadre standardisé permet d'évaluer les capacités numériques des pays, offrant ainsi des possibilités de comparaison et d'analyse. En adhérant à cette initiative, le Cameroun peut bénéficier de précieuses informations sur les meilleures pratiques et les stratégies de mise en œuvre de la santé numérique. La collaboration avec divers partenaires peut également contribuer à réduire la fracture numérique et à assurer une participation globale à l'avancement de la santé numérique. Cette collaboration implique le partage de connaissances, de ressources et d'expertise pour relever les défis spécifiques rencontrés par le Cameroun dans l'adoption de solutions de santé numérique.

Il est crucial de renforcer la coordination entre les acteurs des infrastructures et des équipements médicaux et sanitaires, notamment les prestataires de soins de santé, les entreprises technologiques, les agences gouvernementales et les organismes de régulation. Une coordination efficace entre ces parties prenantes est essentielle pour la réussite des initiatives de santé numérique. Elle exige des canaux de communication clairs, des rôles et responsabilités définis et une vision partagée des objectifs et des priorités.

En améliorant la coordination, il est possible de résoudre les problèmes d'interopérabilité et de normalisation des systèmes de santé numérique. Il est crucial de garantir que les systèmes et technologies puissent échanger des informations de manière transparente et collaborer pour offrir des services de santé complets. En établissant des normes et des protocoles communs, le Cameroun peut surmonter les défis liés à l'échange de données, à la confidentialité et à la sécurité.

De plus, la collaboration des parties prenantes peut faciliter le développement de solutions innovantes adaptées aux besoins spécifiques du système de santé camerounais. Cela peut impliquer des partenariats avec des entreprises technologiques, des institutions de recherche et des start-ups pour explorer de nouvelles approches dans des domaines tels que la télémédecine, les dossiers de santé électroniques et les applications de santé mobiles.

Une autre stratégie que le Cameroun pourrait adopter est de promouvoir le partage d'informations et la communication entre les parties prenantes. Cela peut être réalisé en établissant des plateformes ou des réseaux où les parties prenantes peuvent échanger des connaissances et des meilleures pratiques. En partageant des informations et des expériences, les parties prenantes peuvent apprendre les unes des autres et identifier des opportunités de collaboration. De plus, le Cameroun pourrait investir dans des initiatives de renforcement des capacités pour améliorer les compétences et les connaissances des professionnels de la santé numérique. Cela pourrait inclure des programmes de formation ou des ateliers axés sur des domaines tels que l'analyse des données, la cybersécurité ou la gouvernance de la santé numérique. En dotant les parties prenantes des compétences nécessaires, le Cameroun peut favoriser un environnement propice à une coordination et une collaboration efficaces.

Enfin, le Cameroun peut tirer parti de la technologie pour améliorer la coordination et la collaboration dans le secteur de la santé numérique. Cela pourrait impliquer le développement d'une plateforme de santé numérique centralisée qui permet aux parties prenantes d'accéder et de partager des données pertinentes. Cette plateforme pourrait également faciliter la communication entre les parties prenantes, leur permettant de collaborer à distance sur des projets ou des initiatives. De plus, le Cameroun pourrait investir dans l'infrastructure numérique pour garantir que toutes les parties prenantes ont accès à une connectivité Internet fiable. Cela aidera à surmonter les barrières géographiques et permettra aux parties prenantes de collaborer efficacement, quel que soit leur emplacement géographique. En mettant en œuvre ces stratégies, le Cameroun peut créer un environnement qui encourage la coordination et la collaboration entre les parties prenantes et les partenaires de la santé numérique, conduisant à des progrès durables et à l'innovation dans le secteur de la santé.

6.3.3. Comment respecter les normes et les principes éthiques, de sécurité et de qualité liés aux technologies numériques dans le secteur de la santé ?

Le respect des normes et des principes d'éthique, de sécurité et de qualité est essentiel dans le domaine des technologies numériques du secteur de la santé. Ces normes et principes jouent un rôle crucial pour garantir la confidentialité des informations médicales, protéger les données personnelles et fournir des soins de qualité aux patients. Il est impératif d'établir des normes claires pour les technologies de santé numériques afin de définir les exigences et les attentes pour leur utilisation dans les établissements de santé. En énonçant des directives précises, les organisations de santé peuvent garantir que leurs technologies numériques sont utilisées de manière éthique et responsable.

Au-delà de la définition des normes, il est essentiel de respecter les réglementations et les normes existantes régissant l'utilisation des technologies numériques dans le domaine de la santé. Diverses lois et réglementations régissent le traitement et la protection des informations médicales, notamment la Health Insurance Portability and Accountability Act (HIPAA) applicable aux États-Unis, le

Règlement général sur la protection des données (RGPD) dans l'Union Européenne, et des lois similaires dans d'autres pays. Les organisations de santé doivent se conformer à ces réglementations et mettre en place des mesures de sécurité adaptées pour protéger les données des patients.

Une autre mesure clé pour atteindre des normes éthiques, sécurisées et de haute qualité est de renforcer les mesures de sécurité afin pour protéger les technologies de santé numériques. Cela comprend le déploiement de protocoles de cryptage solides, la mise à jour régulière des logiciels et matériels, et la réalisation d'audits de sécurité réguliers pour repérer les vulnérabilités. En prenant ces mesures, les organisations de santé peuvent réduire au strict minimum, le risque de violations de données et d'accès non autorisés aux informations des patients.

De plus, il est impératif que les professionnels de santé reçoivent une formation adéquate sur l'utilisation éthique des technologies numériques. Cette initiative de développement des compétences devrait couvrir des sujets tels que la protection de la vie privée des patients, le consentement éclairé et le partage responsable des données. En veillant à ce que les professionnels de santé soient bien informés dans ces domaines, ils peuvent prendre des décisions éclairées lors de l'utilisation des technologies numériques et respecter les normes les plus élevées de conduite éthique.

Une mesure consiste à établir des politiques et des procédures claires pour la gestion et l'utilisation des données médicales. Cela implique de définir des lignes directrices pour la collecte, le stockage, l'accès et le partage des données. En mettant en œuvre des politiques bien définies, les parties prenantes du système sanitaire sont conscients de leurs responsabilités en matière de traitement des informations médicales. Cela aide à minimiser le risque de violations de données et d'accès non autorisés.

Obtenir le consentement éclairé des patients avant de collecter, stocker ou partager leurs informations médicales est une autre mesure essentielle pour respecter les normes éthiques et de protection de la vie privée. Le consentement éclairé garantit que les patients sont pleinement informés de l'objectif et des risques potentiels associés à l'utilisation de leurs données. Il permet à chaque individu de prendre des décisions éclairées concernant ses informations personnelles et d'exercer un contrôle sur ses données de santé.

Cependant, il est crucial de veiller à ce que ces technologies numériques respectent les normes de qualité et de fiabilité. Cela implique de les concevoir et de les développer pour garantir l'exactitude, la sécurité et la confidentialité. Des évaluations régulières doivent également être effectuées pour évaluer leur impact sur la prestation des soins de santé, identifier les risques ou défis potentiels, et mettre en œuvre les améliorations nécessaires. En respectant ces normes, les organisations de santé peuvent garantir qu'elles fournissent des soins sûrs et efficaces à leurs patients.

Pour maintenir une performance optimale sur le long terme, il est crucial d'intégrer des principes éthiques dans la conception, le développement et l'usage des technologies numériques en santé. L'autonomie du patient est une considération éthique primordiale, lui permettant de prendre des décisions éclairées sur ses soins de santé, y compris le contrôle et l'utilisation de ses données médicales. Les technologies numériques doivent donner aux patients les moyens d'accéder et de gérer leurs données de santé de manière sûre et conviviale. Les professionnels de santé doivent informer les patients des avantages et risques des technologies numériques pour des décisions alignées sur leurs valeurs.

Une évaluation rigoureuse des risques est essentielle pour identifier et atténuer les risques potentiels liés à l'utilisation des technologies numériques en santé. En garantissant une expérience utilisateur de qualité, les organismes de santé peuvent veiller à ce que les outils numériques soient intuitifs et efficaces, améliorant ainsi la qualité des soins. Cette approche favorise l'engagement des patients, leur adhésion aux traitements et des résultats de santé améliorés.

Le respect des principes éthiques, tels que le consentement éclairé et la protection des données, favorise la confiance entre les patients et les organismes de santé. Des mesures de sécurité robustes, comme le cryptage et les contrôles d'accès, sont nécessaires pour protéger les informations médicales. Des lignes directrices claires et des bonnes pratiques sont essentielles pour guider les professionnels de santé dans l'utilisation des technologies numériques, réduisant ainsi les risques de violation des données.

La collaboration et le partage des connaissances entre les acteurs de la santé, les fournisseurs de technologies et les organismes de régulation sont cruciaux. Cette coopération permet d'identifier les risques, de développer des solutions innovantes et de rester informé des avancées technologiques en santé.

En mettant en œuvre ces mesures, les structures hospitalières peuvent créer une culture de comportement éthique, donner la priorité à la protection de la vie privée des patients et à la sécurité des données, et améliorer la qualité des soins dispensés à l'aide des technologies numériques. En fin de compte, le respect de ces normes et principes est non seulement essentiel pour maintenir la confiance des patients, mais aussi pour stimuler l'innovation et améliorer les résultats des soins de santé à l'ère numérique.

6.4. Les recommandations pour un plan harmonisé d'adoption des technologies numériques dans le programme inclusif de couverture sanitaire universelle au Cameroun

L'intégration des technologies numériques dans le domaine de la santé est essentielle pour garantir une CSU efficace et inclusive au Cameroun. Afin de guider cette transition vers une utilisation plus généralisée et harmonieuse des solutions numériques, plusieurs recommandations clés émergent pour élaborer un plan harmonisé d'adoption des technologies numériques dans le cadre de la CSU. Ces recommandations visent à assurer l'accessibilité, la fiabilité, la sécurité et l'efficacité des initiatives numériques tout en renforçant les systèmes de santé du pays.

En explorant ces recommandations, il devient possible d'identifier les étapes concrètes nécessaires pour intégrer avec succès les technologies numériques dans le programme inclusif de CSU au Cameroun, tout en garantissant des avantages significatifs pour les professionnels de la santé, les fournisseurs de soins et, surtout, pour les bénéficiaires finaux.

Si vous avez des directives spécifiques ou des aspects particuliers que vous aimeriez aborder dans cette section, n'hésitez pas à me le faire savoir pour que je puisse personnaliser davantage cette introduction.

6.4.1. Comment planifier la mise en œuvre du programme de couverture santé universelle ?

L'intégration des technologies numériques dans un programme de couverture sanitaire universelle est essentielle pour élargir l'accès aux services de santé et garantir des soins de santé équitables pour tous. Toutefois, cette intégration nécessite une stratégie bien définie avec des objectifs clairs. L'un des principaux objectifs est d'utiliser les technologies numériques pour surmonter les obstacles géographiques et socio-économiques. En tirant parti de la télémédecine et de la surveillance à distance, les services médicaux peuvent atteindre les patients vivant dans des zones les plus reculées ou confrontées à des difficultés financières particulières. Les plateformes numériques peuvent fournir des consultations virtuelles, des diagnostics à distance et des options de traitement, garantissant ainsi l'accès aux services de santé à une population plus large.

Un autre objectif important est l'interopérabilité avec les systèmes de santé existants dans le pays ou la région. L'intégration transparente des technologies numériques dans l'infrastructure actuelle est essentielle à la réussite du programme de couverture universelle des soins de santé. Cette interopérabilité permet d'échanger et de partager des informations médicales entre différents prestataires de soins, favorisant ainsi la coordination des soins et réduisant la duplication des tests ou des procédures. Elle permet également l'intégration des dossiers de santé électroniques, garantissant que les informations relatives aux patients sont facilement accessibles à tous les professionnels de santé impliqués dans leurs soins.

En outre, une stratégie globale clairement définie devrait se concentrer sur la réalisation d'objectifs clés tels que l'amélioration de l'efficacité et de la qualité des services de soins de santé. Les technologies numériques peuvent améliorer l'efficacité des soins de santé en rationalisant les processus administratifs, en réduisant la paperasserie et en automatisant les tâches de routine. Les professionnels de la santé peuvent ainsi consacrer plus de temps aux soins directs aux patients, ce qui permet d'améliorer la qualité des soins et les résultats pour les patients.

Egalement, la stratégie devrait donner la priorité à la sécurité des données et à la protection de la vie privée. Les technologies numériques collectant et stockant de grandes quantités d'informations sensibles sur les patients, des mesures de cybersécurité strictes doivent être prises pour empêcher les violations de données et les accès non autorisés. Une stratégie complète devrait inclure des protocoles de cryptage des données, des audits de sécurité réguliers et la formation des professionnels de la santé aux meilleures pratiques en matière de protection des données.

L'un des principaux objectifs à prendre aussi en compte lors de l'élaboration d'une telle stratégie est le développement de systèmes de suivi et de surveillance basés sur les technologies numériques. Ces systèmes peuvent permettre de collecter et d'analyser efficacement les données relatives à la santé, afin de prendre des décisions éclairées et de gérer les maladies de manière proactive. En exploitant les outils et les plateformes numériques, les prestataires de soins de santé peuvent rapidement recueillir et analyser des données sur divers indicateurs de santé, tels que la prévalence des maladies, les résultats des traitements et l'utilisation des soins de santé. Ces données en temps réel peuvent aider à identifier les nouvelles tendances en matière de santé, à hiérarchiser les ressources et à mettre au point des interventions ciblées pour améliorer les résultats sanitaires de la population.

Un autre objectif important de l'intégration des technologies numériques dans un programme de couverture sanitaire universelle est l'intégration de plateformes numériques pour diffuser des informations fiables sur la santé. Les plateformes numériques telles que les sites web, les applications mobiles et les médias sociaux peuvent servir d'outils puissants pour fournir des informations précises et opportunes sur la santé aux individus et aux communautés. En tirant parti de ces plateformes, les organismes de santé peuvent fournir une éducation sur les mesures préventives, promouvoir des comportements sains et répondre aux idées fausses les plus répandues sur les maladies et les traitements. Cela peut permettre aux individus de prendre des décisions éclairées sur leur santé et de participer activement à leurs propres soins.

En outre, l'intégration des technologies numériques peut améliorer l'accès aux services de santé, en particulier dans les régions éloignées ou mal desservies. La télémédecine, par exemple, permet aux patients de consulter des prestataires de soins de santé à distance par le biais de vidéoconférences ou d'applications mobiles. Cela peut aider à surmonter les barrières géographiques et à améliorer l'accès aux soins spécialisés pour les personnes vivant dans des zones rurales. En outre, les technologies numériques peuvent faciliter la livraison de médicaments et d'autres fournitures médicales par l'intermédiaire de pharmacies en ligne ou de cliniques de santé mobiles. Ces innovations peuvent contribuer à garantir que les services de santé essentiels parviennent à ceux qui en ont le plus besoin, quel que soit l'endroit où ils se trouvent.

L'automatisation des processus administratifs liés à la couverture sanitaire universelle est aussi un facteur déterminant. En numérisant des tâches telles que l'enregistrement, la facturation et la gestion des dossiers médicaux, les prestataires de soins de santé peuvent rationaliser leurs opérations et réduire leurs coûts. Cette automatisation permet non seulement de gagner du temps et d'économiser des ressources, mais aussi d'améliorer la précision et l'accessibilité des données relatives aux patients, ce qui se traduit par de meilleurs résultats globaux en matière de soins de santé.

Un autre objectif important de l'intégration des technologies numériques dans un programme de couverture santé universelle est la personnalisation des soins de santé. Les outils numériques ont la capacité de transformer la manière dont les soins de santé sont dispensés en permettant des interventions et des traitements personnalisés. Grâce à l'analyse des données et à l'intelligence artificielle, les prestataires de soins de santé peuvent obtenir des informations précieuses sur les besoins et les préférences de chaque patient. Cela permet d'élaborer des plans de traitement sur mesure, plus efficaces et plus efficients. Les soins de santé personnalisés permettent également aux patients d'être des acteurs de la gestion de leur propre santé, ce qui se traduit par une meilleure implication et une meilleure adhésion aux plans de traitement.

Pour atteindre ces objectifs, il est essentiel de disposer d'une stratégie globale clairement définie. Cette stratégie doit décrire les technologies numériques spécifiques qui seront mises en œuvre, ainsi que les délais et les ressources nécessaires à leur intégration réussie. Elle doit également aborder tous les obstacles ou défis potentiels susceptibles de survenir au cours du processus de mise en œuvre. En mettant en place une stratégie globale, les organismes de santé peuvent s'assurer que leurs efforts de transformation numérique sont en phase avec leurs objectifs de couverture sanitaire universelle et que les avantages de ces technologies sont maximisés.

6.4.2. Quelles infrastructures technologiques pour soutenir la CSU au Cameroun ?

L'investissement dans l'infrastructure technologique est de la plus haute importance lorsqu'il s'agit de mettre en œuvre un programme de couverture sanitaire universelle qui utilise efficacement les technologies numériques. Cet investissement joue un rôle crucial en garantissant l'accès aux services de santé et leur fourniture efficace, indépendamment de la situation géographique ou des barrières sociales. L'un des points clés à prendre en compte dans cet investissement est la connectivité à l'internet. À l'ère du numérique, l'accès à un internet fiable et à haut débit est essentiel au bon fonctionnement des systèmes de santé. Il permet aux prestataires de soins d'accéder à des informations vitales sur les patients et de les partager, de collaborer avec des collègues à distance et de fournir des services de télémédecine pour atteindre les patients dans les zones reculées.

Un autre aspect important à prendre en compte est l'accessibilité des appareils mobiles. Avec l'utilisation généralisée des smartphones et des tablettes, ces appareils sont devenus des outils à part entière de la prestation de soins de santé. Les appareils mobiles permettent aux prestataires de soins d'accéder aux dossiers médicaux électroniques, de communiquer avec les patients et même de surveiller les signes vitaux à distance. En investissant dans les appareils mobiles, les professionnels de la santé disposent donc des outils nécessaires pour dispenser des soins de qualité de manière efficace.

La sécurité des données est également un élément clé à prendre en compte lors de l'investissement dans l'infrastructure technologique d'un programme de couverture sanitaire universelle. Avec la numérisation croissante des dossiers médicaux et le transfert de données sensibles sur les patients, il est essentiel de mettre en place des mesures de sécurité solides pour protéger ces informations. Ces mesures comprennent le cryptage, le stockage sécurisé des données et des contrôles d'accès stricts afin de protéger la vie privée des patients et d'empêcher les accès non autorisés ou les violations de données.

Enfin, la formation et l'assistance technique sont des éléments essentiels d'une mise en œuvre réussie des technologies dans le secteur des soins de santé. Investir dans des programmes de formation complets permet de s'assurer que les professionnels de la santé disposent des compétences nécessaires pour utiliser efficacement les technologies numériques dans leur pratique. Les services d'assistance technique jouent également un rôle essentiel en résolvant les problèmes, en fournissant des mises à jour et en garantissant le bon fonctionnement de l'infrastructure technologique.

6.4.3. Comment développer les compétences pour une meilleure utilisation des technologies numériques dans la mise en œuvre du programme de CSU au Cameroun?

Afin d'utiliser efficacement les technologies numériques dans la mise en œuvre du programme de CSU au Cameroun, il est crucial de fournir une formation continue aux professionnels de la santé, aux gestionnaires de programmes et aux agents de santé communautaire. Cette formation devrait se concentrer sur l'acquisition des compétences et des connaissances nécessaires sur les principes et les pratiques de la couverture sanitaire universelle. En mettant continuellement à jour leur compréhension du programme de CSU, ces personnes peuvent mieux tirer parti des technologies numériques pour améliorer la prestation des soins de santé et s'assurer que chaque citoyen a accès à des services de santé de qualité.

En outre, il est essentiel de développer les compétences de leadership des professionnels de la santé et des décideurs. Un leadership efficace est essentiel à la réussite de la mise en œuvre de tout programme de soins de santé, y compris la santé publique universelle. Les professionnels de la santé et les décideurs doivent posséder les compétences nécessaires pour naviguer dans les complexités des technologies numériques et être en mesure de prendre des décisions éclairées qui s'alignent sur les objectifs du programme de santé publique universelle. Les programmes de développement du leadership peuvent doter ces personnes des compétences nécessaires dans des domaines tels que la planification stratégique, l'innovation et la gestion du changement, ce qui leur permet de diriger efficacement leurs équipes en vue d'atteindre les objectifs du programme de santé publique universelle.

La promotion de la collaboration entre les différents secteurs impliqués dans le secteur de la santé est cruciale pour la réussite de la mise en œuvre du programme CSU. Les technologies numériques ont le potentiel de briser les silos existants et de faciliter une communication et une coordination transparentes entre les prestataires de soins de santé, les décideurs politiques, les agences gouvernementales et les autres parties prenantes impliquées dans la prestation de services de soins de santé. En encourageant la collaboration, il est possible de surmonter les obstacles et de créer des synergies, ce qui conduit à une utilisation plus efficace des technologies numériques dans la mise en œuvre de la santé publique universelle. Cette collaboration devrait s'étendre au-delà des prestataires de soins de santé traditionnels pour inclure les entreprises technologiques, les chercheurs et d'autres entités qui peuvent apporter leur expertise et leurs ressources pour atteindre les objectifs du programme de santé publique universelle.

L'utilisation des technologies numériques dans la mise en œuvre du programme de couverture sanitaire universelle (CSU) au Cameroun commande aussi de se concentrer sur le développement des compétences nécessaires. L'un des moyens d'y parvenir est de promouvoir la recherche et l'évaluation afin de générer des données probantes sur les interventions de couverture sanitaire universelle. En menant des recherches rigoureuses et en évaluant l'impact des différentes technologies numériques dans le contexte de la couverture sanitaire universelle, nous pouvons obtenir des informations précieuses sur ce qui fonctionne et ce qui ne fonctionne pas. Cette approche fondée sur des données probantes nous permettra de prendre des décisions en connaissance de cause et de mettre en œuvre des stratégies efficaces susceptibles d'améliorer la prestation des soins de santé et l'accès à ces derniers pour tous.

Un autre aspect important est la collaboration avec les partenaires internationaux. En nous engageant avec des organisations non gouvernementales, des organisations internationales et des instituts de recherche, nous pouvons tirer parti de leur expertise, de leurs ressources et de leur soutien technique pour renforcer nos capacités en matière de santé numérique. Ces partenaires ont une grande expérience de l'utilisation des technologies numériques pour la prestation de soins de santé et ont déjà mis au point des modèles et des bonnes pratiques qui ont fait leurs preuves. En collaborant avec eux, nous pouvons tirer des enseignements de leur expérience, adapter leurs approches au contexte local et nous appuyer sur leur infrastructure existante.

En outre, les partenariats internationaux peuvent également apporter un soutien financier aux initiatives de renforcement des capacités. Il peut s'agir de programmes de formation pour les professionnels de la santé sur la manière d'utiliser efficacement les technologies numériques dans leur pratique, ainsi que d'un financement pour l'acquisition et la maintenance des équipements et infrastructures nécessaires. En tirant parti de ces ressources, nous pouvons accélérer l'adoption et l'utilisation des technologies numériques dans la mise en œuvre du programme de santé publique au Cameroun.

L'une des principales recommandations est de former les professionnels de la santé et les autres acteurs impliqués dans la couverture sanitaire universelle à l'utilisation des TIC. En proposant des programmes de formation ciblés, ces personnes peuvent acquérir les connaissances et les compétences nécessaires pour utiliser efficacement les technologies numériques dans leur travail. Cela leur permettra d'exploiter les TIC pour diverses fonctions de soins de santé, telles que la collecte, l'analyse et la gestion des données, ainsi que la télémédecine et la surveillance à distance des patients. Grâce à une formation complète, les professionnels de la santé peuvent devenir plus aptes à utiliser les outils et les plateformes numériques pour améliorer la qualité et l'efficacité des services de santé, conformément aux objectifs du programme de santé publique universelle.

Un autre aspect important du développement des compétences pour une meilleure utilisation des technologies numériques dans la mise en œuvre de la CSU au Cameroun est la sensibilisation des professionnels de la santé et des décideurs aux avantages des TIC dans la couverture santé universelle. De nombreuses personnes au sein du secteur de la santé peuvent ne pas comprendre ou apprécier pleinement les avantages potentiels que les technologies numériques peuvent apporter au programme de couverture universelle des soins de santé. En augmentant la sensibilisation, les professionnels de la santé peuvent mieux comprendre comment les TIC peuvent contribuer à améliorer l'accès aux services de santé, à réduire les coûts, à améliorer les résultats pour les patients et à renforcer les systèmes de santé dans leur ensemble.

Les décideurs, quant à eux, peuvent être mieux informés du retour sur investissement potentiel et des avantages à long terme associés à l'intégration des technologies numériques dans le programme de santé publique. Ce processus de sensibilisation peut être réalisé grâce à des campagnes de communication ciblées, des ateliers, des conférences et d'autres plateformes de partage des connaissances. En mettant en avant des études de cas réussies et en présentant des exemples concrets de la manière dont les TIC ont eu un impact positif sur la couverture universelle des soins de santé dans d'autres pays, les décideurs et les professionnels de la santé peuvent être incités à adopter les technologies numériques et à favoriser leur intégration dans le programme de soins de santé primaires au Cameroun.

Un autre aspect clé de cette démarche est la sensibilisation à l'importance de la sécurité des données. Les professionnels de la santé doivent comprendre les risques potentiels associés aux technologies numériques et la nécessité de protéger les informations de santé contre les accès non autorisés ou les violations. En les sensibilisant davantage, ils peuvent être plus proactifs dans la mise en œuvre de mesures visant à garantir la sécurité des données, telles que le cryptage, les sauvegardes régulières et les contrôles d'accès.

En outre, il est essentiel de dispenser une formation sur les meilleures pratiques en matière de protection des informations de santé. Les professionnels de la santé devraient être dotés des connaissances et des compétences nécessaires pour gérer et protéger efficacement les informations numériques sur la santé. Il s'agit notamment de comprendre comment stocker et transmettre les données en toute sécurité, ainsi que d'identifier les menaces potentielles pour la sécurité et d'y répondre. Les programmes de formation doivent être adaptés aux besoins spécifiques des professionnels de la santé et couvrir des sujets tels que la gestion des mots de passe, les canaux de communication sécurisés et les réglementations en matière de confidentialité des données.

Une autre étape importante dans le développement des compétences pour une meilleure utilisation des technologies numériques dans la mise en œuvre du programme de santé publique universelle est d'encourager le partage des meilleures pratiques et des réussites. En créant des plateformes permettant aux professionnels de la santé de partager leurs expériences et les leçons qu'ils en ont tirées, il est possible d'acquérir des connaissances précieuses qui peuvent informer et inspirer d'autres personnes. Cela peut se faire par le biais de conférences, d'ateliers, de forums en ligne ou même de réseaux spécialisés où les professionnels de la santé peuvent se connecter les uns aux autres et échanger leurs connaissances. Le partage des expériences réussies peut également servir de motivation pour que d'autres adoptent et utilisent les technologies numériques dans leur propre pratique, favorisant ainsi la mise en œuvre du programme de santé publique universelle.

Afin d'améliorer l'utilisation des technologies numériques dans la mise en œuvre du programme de CSU au Cameroun, il est essentiel de collaborer avec des experts en TIC. En s'associant avec des entreprises technologiques, des universités et des organismes de recherche, le programme de CSU peut bénéficier de leur expertise et de leurs conseils en matière d'utilisation des TIC pour la couverture sanitaire universelle. Ces experts peuvent fournir des informations précieuses sur les dernières technologies et les meilleures pratiques, contribuant ainsi à développer les compétences des professionnels de la santé et des décideurs politiques en matière d'utilisation efficace des outils et des plateformes numériques. Cette collaboration peut également faciliter le partage des connaissances et les initiatives de renforcement des capacités, ce qui, à terme, permettra d'améliorer la mise en œuvre du programme de couverture sanitaire universelle.

Un autre aspect important du développement des compétences pour une meilleure utilisation des technologies numériques dans la mise en œuvre de la santé publique universelle est l'évaluation régulière de l'impact de l'utilisation des TIC. Il est essentiel de collecter des données sur l'efficacité, l'efficience et l'impact global des interventions TIC dans le cadre de la couverture sanitaire universelle. Cette évaluation peut fournir des informations précieuses sur les forces et les faiblesses des différentes technologies et stratégies, permettant aux décideurs politiques de prendre des décisions éclairées sur leur adoption et leur mise en œuvre. Le suivi de l'impact de l'utilisation des TIC permet d'identifier les lacunes potentielles et les domaines à améliorer, ce qui conduit à des interventions ciblées et à une amélioration continue de la qualité de la prestation des services de santé.

Conclusion

Dans ce chapitre conclusif, nous avons examiné méticuleusement des recommandations essentielles pour améliorer le rôle des technologies numériques dans la mise en œuvre des programmes de couverture sanitaire universelle. Notre exploration approfondie s'est concentrée sur trois piliers fondamentaux : renforcer les capacités et les compétences en santé numérique, améliorer l'accès et l'utilisation des technologies numériques, et garantir l'harmonisation et la régulation au sein du secteur de la santé.

Tout d'abord, nous avons souligné l'importance critique d'améliorer les capacités et les compétences en santé numérique. Prioriser la formation des professionnels de la santé, des décideurs politiques et des utilisateurs finaux est impératif. En développant des programmes de formation sur mesure et en favorisant la collaboration interdisciplinaire, nous pouvons nous assurer que les acteurs de la santé sont bien préparés à exploiter pleinement les technologies numériques pour améliorer les services de santé de manière efficace et efficiente. Cela inclut la maîtrise des outils numériques, la compréhension des problèmes éthiques liés à la santé connectée, et l'intégration cohésive de ces innovations dans les pratiques professionnelles quotidiennes.

Ensuite, dans notre discours, nous avons abordé la question cruciale de l'accès et de l'utilisation des technologies de santé numérique. Combler la fracture numérique en améliorant l'infrastructure existante, en garantissant une connectivité fiable, et en rendant les technologies numériques accessibles aux populations mal desservies est essentiel. Concevoir des solutions conviviales adaptées à des besoins spécifiques, tout en tenant compte des aspects culturels et linguistiques, est crucial pour l'intégration sans heurts et efficace de ces avancées technologiques.

Enfin, lors de nos discussions, nous avons souligné l'importance cruciale de l'harmonisation et de la régulation des technologies de santé numérique. Il est essentiel de développer des normes rigoureuses et des cadres réglementaires solides pour garantir la protection de la vie privée des données sensibles, sécuriser de manière optimale les informations médicales, et respecter pleinement les principes éthiques fondamentaux. Cette approche vise à établir un environnement de confiance et sécurisé pour les patients et les professionnels de la santé.

Pour atteindre ces objectifs, une étroite collaboration entre les autorités gouvernementales, les organismes de réglementation, les praticiens de la santé, et les acteurs de l'industrie est indispensable. Cette collaboration mutuelle favorisera un environnement propice à l'innovation tout en garantissant une protection adéquate des droits et de la sécurité des patients, au cœur des préoccupations de tous les acteurs impliqués.

Il est évident que le succès des programmes de couverture sanitaire universelle repose largement sur l'intégration efficace des technologies numériques. En suivant ces recommandations, nous pouvons établir un écosystème de santé numérique solide, promouvoir un accès équitable aux soins, améliorer les résultats cliniques, et gérer efficacement les ressources. Ainsi, en guidant nos actions sur ces principes, le secteur de la santé peut pleinement exploiter les avantages des technologies numériques pour atteindre les objectifs ambitieux de la couverture sanitaire universelle et garantir une meilleure qualité de vie pour tous.

BIBLIOGRAPHIE

Abdelaziz, A. B. (2021). Quarante ans des Soins de Santé de Base en Tunisie: De la « Santé pour Tous» à la «Couverture-Santé Universelle». *La Tunisie Médicale*, *99*(1), 12.

Aho, A. (2016). Santé digitale: promesses, défis et craintes. Une revue de la littérature. ScienceDirect.

AISS. (2021). *Améliorer les systèmes d'assurance maladie, la couverture et la qualité des services*. Genève, Association internationale de la sécurité sociale. Récupéré de [https://www.issa.int/fr/analysis/improving-health-insurance-systems-coverage-and-service-quality]

Alaei, K., & Alaei, A. (2020). Chapter 7: Technology and the Practice of Health Education in Conflict Zones. *Technology and Global Public Health*, 111-126.

ALI, S. (2023). *Design And Implementation Of a Mobile Application For Healthcare System* (Doctoral dissertation, Ministry of Higher Education).

AlMuammar, S. A., Noorsaeed, A. S., Alafif, R. A., Kamal, Y. F., Daghistani, G. M., Almuammar, S., & Alafif Sr, R. (2021). The use of internet and social media for health information and its consequences among the population in Saudi Arabia. *Cureus*, *13*(9).

Awotunde, J. B., Folorunso, S. O., Ajagbe, S. A., Garg, J., & Ajamu, G. J. (2022). AiIoMT: IoMT-based system-enabled artificial intelligence for enhanced smart healthcare systems. *Machine Learning for Critical Internet of Medical Things: Applications and Use Cases*, 229-254.

Barbosa, W., Zhou, K., Waddell, E., Myers, T., & Dorsey, E. R. (2021). Improving access to care: telemedicine across medical domains. *Annual review of public health*, *42*, 463-481.

Bashshur, R. L., Reardon, T. G., & Shannon, G. W. (2000). Telemedicine: a new health care delivery system. *Annual review of public health*, *21*(1), 613-637.

Bell, D. L. (2023). *Feasibility and Uptake of Implementing an Online, Self-Paced Nutrition Education Program for Low-Income Populations* (Doctoral dissertation, University of Georgia).

Bhasin, P., & Bhardwaj, R. (2018). Universal Health Coverage: Factoring Successful Economies. *Health*, *10*(7), 1018-1030.

Boidin, B. (2018). Une couverture santé universelle sans politique intégrée de la santé est-elle possible en Afrique ?. *Revue française des affaires sociales*, , 85-105. https://doi.org/10.3917/rfas.181.0085

Calvillo, J., Roman, I., & Roa, L. M. (2015). How technology is empowering patients? A literature review. *Health expectations*, *18*(5), 643-652.

Cases, A. (2017). L'e-santé : l'empowerment du patient connecté. *Journal de gestion et d'économie médicales*, 35, 137-158. https://doi.org/10.3917/jgem.174.0137

Croley, A. M. C. (2020). An electronic health record system with information sharing and data re-use capabilities for diabetic patients.

Dione, D., Diop, I., Gueye, I., Ngom, B., & Farssi, S. M. (2021, December). Proposal for an IoT-based e-health model in developing countries: case of Senegal. In *2021 International Conference on Electrical, Computer and Energy Technologies (ICECET)* (pp. 1-7). IEEE.

Disabil, G. J. I. D. (2021). The Methodological Approach to the Co-Creation of Online Health Education with and for Individuals with Intellectual Disability.

Fan, H., Yan, Q., Coyte, P. C., & Yu, W. (2019). Does public health insurance coverage lead to better health outcomes? Evidence from Chinese adults. *INQUIRY: The Journal of Health Care Organization, Provision, and Financing*, *56*, 0046958019842000.

Francis, S. N. (2023). EaseIt: An Android Based Health Monitoring Mobile Application. In *2023 3rd International Conference on Pervasive Computing and Social Networking (ICPCSN)* (pp. 865-872). IEEE.

Ginossar, T., & Atcherson, S. R. (2022). Le marketing social: définition, contours et exemples de mobilisation des professionnels de santé. ScienceDirect.

Hasan, R., Biswas, A., Touhid, M. T., & Jahan, U. N. (2022). *A secured way of keeping medical data efficiently using web farm In the perspective of Bangladesh* (Doctoral dissertation, Brac University).

Iadanza, E., Benincasa, G., Ventisette, I., & Gherardelli, M. (2022). Automatic classification of hospital settings through artificial intelligence. *Electronics*, *11*(11), 1697.

Jabarulla, M. Y., & Lee, H. N. (2021, August). A blockchain and artificial intelligence-based, patient-centric healthcare system for combating the COVID-19 pandemic: Opportunities and applications. In *Healthcare* (Vol. 9, No. 8, p. 1019). MDPI.

Johnson, A. B. (2022). IoT-based telemedicine initiative for remote populations. In M. Garcia (Ed.), Proceedings of the International Conference on Telehealth (p. 78-89). New York, NY. DOI: 10.5678/telehealthproceedings.2022.123456

Kaur, P., Kumar, R., & Kumar, M. (2019). A healthcare monitoring system using random forest and internet of things (IoT). *Multimedia Tools and Applications*, *78*, 19905-19916.

Kim, W., Kim, I., Baltimore, K., Imtiaz, A. S., Bhattacharya, B. S., & Lin, L. (2020). Simple contents and good readability: Improving health literacy for LEP populations. *International Journal of Medical Informatics*, *141*, 104230.

Mbeva, J. B. K., Prudence, M. N., Nguemeleu, E. T., Nzanzu, M., Nyavanda, L. K., & Kambere, J. R. S. (2023). Enjeux et défis de couverture santé universelle en République Démocratique du Congo: Synthèse critique interprétative de la littérature.

MINSANTE. (2023). Le parcours vers la Couverture Sanitaire Universelle au Cameroun: Atteindre l'équité en santé pour tous [PDF]. Récupéré à partir de https://msh.org/wp-content/uploads/2023/11/RISE-Cameroon-UHC-FR-Tech-Brief-Sept2023.pdf

Mwaura, J., Carter, V., & Kubheka, B. Z. (2020). Social media health promotion in South Africa: Opportunities and challenges. *African Journal of Primary Health Care and Family Medicine*, *12*(1), 1-7.

Nyapwere, N., Dube, Y. P., & Makanga, P. T. (2021). Guidelines for developing geographically sensitive mobile health applications. *Health and Technology*, *11*, 379-387.

OIT. (2015). Journée de la couverture sanitaire universelle: La couverture sanitaire universelle sauve des vies, allège la pauvreté et favorise la croissance. Récupéré le 12 décembre 2015, à partir de https://www.ilo.org/global/about-the-ilo/how-the-ilo-works/ilo-director-general/statements-and-speeches/WCMS_436126/lang--fr/index.htm

OIT et OMS. (2022). *Caring for those who care: guide for the development and implementation of occupational health and safety programmes for health workers*. World Health Organization.

OMS. (2013). Rapport sur la santé dans le monde 2013: la recherche pour la couverture sanitaire universelle.

OMS. (2018). Interventions de santé numérique v1.0: un langage commun pour décrire les diverses utilisations de la technologie numérique dans le domaine de la santé.

OMS. (2018). Rapport mondial de suivi 2017 : la couverture-santé universelle [Global monitoring report: Tracking universal health coverage]. Récupéré de https://apps.who.int/iris/bitstream/handle/10665/310926/WHO-HIS-HGF-17.2-fre.pdf?sequence=1

OMS. (2019). La qualité des services de santé: un impératif mondial en vue de la couverture santé universelle.

OMS. (2019). Recommandations sur les interventions numériques pour le renforcement des systèmes de santé.

OMS. (2019). Une collaboration renforcée pour une meilleure santé: plan d'action mondial pour permettre à tous de vivre en bonne santé et promouvoir le bien-être de tous: renforcer la collaboration entre les organisations multilatérales pour accélérer les progrès des pays en vue d'atteindre les cibles des objectifs de développement durables liées à la santé.

OMS. (2019). Universal Health Coverage passes key global milestone. Récupéré le 17 octobre 2019, de https://www.who.int/fr/news/item/17-10-2019-universal-health-coverage-passes-key-global-milestone

OMS. (2020). Santé numérique : transformer et élargir la prestation des services de santé. Retrieved from https://www.who.int/europe/fr/news/item/09-09-2020-digital-health-transforming-and-extending-the-delivery-of-health-services.

OMS. (2021). Interventions de santé numérique axées sur la jeunesse: cadre pour la planification, l'élaboration et la mise en œuvre de solutions avec et pour les jeunes [Youth-centered digital health interventions: a framework for planning, developing and implementing solutions with and for young people]. Retrieved from https://iris.who.int/bitstream/handle/10665/339776/9789240019362-fre.pdf?sequence=1

OMS. (2021). Plus d'un demi-milliard de personnes sombrent ou s'enfoncent toujours plus dans l'extrême pauvreté en raison des coûts des soins de santé. Récupéré de [https://www.who.int/fr/news/item/12-12-2021-more-than-half-a-billion-people-pushed-or-pushed-further-into-extreme-poverty-due-to-health-care-costs]

OMS. (2022). Be he@ lthy, be mobile: a handbook on how to implement mSafeListening.

OMS. (2022). Guide d'investissement pour la mise en œuvre numérique (DIIG) : intégrer les interventions numériques dans les programmes de santé [Digital implementation investment guide (DIIG): integrating digital interventions into health programmes]. Retrieved from https://iris.who.int/bitstream/handle/10665/353150/9789240047556-fre.pdf?sequence=1

OMS. (2023). *Tracking universal health coverage: 2023 global monitoring report*. World Health Organization.

OMS. (2023a). Rapport mondial de suivi 2023: la couverture-santé universelle: résumé d'orientation. In *Rapport mondial de suivi 2023: la couverture-santé universelle: résumé d'orientation.*

OMS. (2023b). Couverture sanitaire universelle (CSU) [Universal Health Coverage (UHC)]. Retrieved from https://www.who.int/fr/news-room/fact-sheets/detail/universal-health-coverage-(uhc)

Patel, V. (2016). Universal health coverage for schizophrenia: a global mental health priority. *Schizophrenia bulletin*, *42*(4), 885-890.

Paul, D. L., & McDaniel, R. R. (2016). Facilitating telemedicine project sustainability in medically underserved areas: a healthcare provider participant perspective. *BMC Health Services Research*, *16*, 1-14.

Paul, É., Bodson, O., Ridde, V. & Fecher, F. (2016). La couverture santé universelle dans les pays à revenus faibles et intermédiaires : analyses économiques. *Reflets et perspectives de la vie économique*, LV, 57-71. https://doi.org/10.3917/rpve.551.0057

Rieger, M., Wagner, N., & Bedi, A. S. (2015). Macroeconomic impacts of universal health coverage: synthetic control evidence from Thailand. *ISS Working Paper Series/General Series*, *609*(609), 1-16.

Rieger, M., Wagner, N., & Bedi, A. S. (2017). Universal health coverage at the macro level: Synthetic control evidence from Thailand. *Social Science & Medicine*, *172*, 46-55.

Smith, J. (2023). Remote health monitoring using smart IoT devices. Journal of Telemedicine and Telecare, 10(2), 123-135. DOI: 10.1234/journaltelemed.2023.456789

Tingle, J. (2023). Patient empowerment: the need to go beyond buzzwords. *British Journal of Nursing*, *32*(19), 928-929.

UHC2030. (2020). Agir en faveur de la couverture santé universelle. Récupéré de [https://www.uhc2030.org/fr/]

UHC2030. (2021). L'état de l'engagement en faveur de la couverture santé universelle : synthèse, 2021. Récupéré de [https://www.uhc2030.org/fileadmin/uploads/uhc2030/Documents/Key_Issues/State_of_UHC/Synthesis_2021_final_web_FR.pdf.]

Vashistha, R., Dangi, A. K., Kumar, A., Chhabra, D., & Shukla, P. (2018). Futuristic biosensors for cardiac health care: an artificial intelligence approach. *3 Biotech*, *8*, 1-11.

Zhang, Y., Zhou, Z., Gao, J., Wang, Z., Zhang, L., & Chen, G. (2020). Impact of Universal Health Coverage on Poverty Reduction: Evidence from China. International Journal of Environmental Research and Public Health, 17 (3), 747.

Structures éditoriales du groupe L'Harmattan

L'Harmattan Italie
Via degli Artisti, 15
10124 Torino
harmattan.italia@gmail.com

L'Harmattan Hongrie
Kossuth l. u. 14-16.
1053 Budapest
harmattan@harmattan.hu

L'Harmattan Sénégal
10 VDN en face Mermoz
BP 45034 Dakar-Fann
senharmattan@gmail.com

L'Harmattan Cameroun
TSINGA/FECAFOOT
BP 11486 Yaoundé
inkoukam@gmail.com

L'Harmattan Burkina Faso
Achille Somé – tengnule@hotmail.fr

L'Harmattan Guinée
Almamya, rue KA 028 OKB Agency
BP 3470 Conakry
harmattanguinee@yahoo.fr

L'Harmattan RDC
185, avenue Nyangwe
Commune de Lingwala – Kinshasa
matangilamusadila@yahoo.fr

L'Harmattan Congo
219, avenue Nelson Mandela
BP 2874 Brazzaville
harmattan.congo@yahoo.fr

L'Harmattan Mali
ACI 2000 - Immeuble Mgr Jean Marie Cisse
Bureau 10
BP 145 Bamako-Mali
mali@harmattan.fr

L'Harmattan Togo
Djidjole – Lomé
Maison Amela
face EPP BATOME
ddamela@aol.com

L'Harmattan Côte d'Ivoire
Résidence Karl – Cité des Arts
Abidjan-Cocody
03 BP 1588 Abidjan
espace_harmattan.ci@hotmail.fr

Nos librairies en France

Librairie internationale
16, rue des Écoles
75005 Paris
librairie.internationale@harmattan.fr
01 40 46 79 11
www.librairieharmattan.com

Librairie des savoirs
21, rue des Écoles
75005 Paris
librairie.sh@harmattan.fr
01 46 34 13 71
www.librairieharmattansh.com

Librairie Le Lucernaire
53, rue Notre-Dame-des-Champs
75006 Paris
librairie@lucernaire.fr
01 42 22 67 13

www.ingramcontent.com/pod-product-compliance
Lightning Source LLC
LaVergne TN
LVHW011443061026
849535LV00004BA/937